Mann und Medizin

Jahrbuch der Medizinischen Psychologie

herausgegeben von
*Elmar Brähler, Monika Bullinger,
Hans Peter Rosemeier, Bernhard Strauß*

Beirat

Claus Buddeberg (Zürich, Schweiz)
Bernhard Dahme (Hamburg)
Martin Eisemann (Umeå, Schweden)
Monika Hasenbring (Bochum)
Uwe Koch (Hamburg)
Ulrike Maschewsky-Schneider (Berlin)
Bernhard Meyer-Probst (Rostock)
Jürgen Neuser (Aachen)

Marianne Ringler (Wien, Österreich)
Jörn W. Scheer (Gießen)
Lothar R. Schmidt (Trier)
Harry Schröder (Leipzig)
Uwe Tewes (Hannover)
Rolf Verres (Heidelberg)
Helmuth Zenz (Ulm)

Band 19

*Elmar Brähler
und Jörg Kupfer (Hrsg.)*
Mann und Medizin

Hogrefe · Verlag für Psychologie
Göttingen · Bern · Toronto · Seattle

Mann und Medizin

herausgegeben von
Elmar Brähler
und Jörg Kupfer

Hogrefe · Verlag für Psychologie
Göttingen · Bern · Toronto · Seattle

Prof. Dr. Elmar Brähler, geb. 1946. 1965-1970 Studium der Mathematik und Physik in Gießen. 1976 Promotion. 1980 Habilitation in Medizinischer Psychologie. Seit 1994 Leiter der Abteilung für Medizinische Psychologie und Medizinische Soziologie der Universität Leipzig.

Dr. Jörg Kupfer, geb. 1961. 1981-1988 Studium der Psychologie in Gießen. 1995 Promotion. Seit 1990 Wissenschaftlicher Assistent an der Abteilung für Medizinische Psychologie der Justus-Liebig-Universität Gießen.

Die Deutsche Bibliothek - CIP - Einheitsaufnahme

Ein Titeldatensatz für diese Publikation ist bei
Der Deutschen Bibliothek erhältlich.

© by Hogrefe-Verlag, Göttingen • Bern • Toronto • Seattle 2001
  Rohnsweg 25, D-37085 Göttingen

http://www.hogrefe.de
Aktuelle Informationen • Weitere Titel zum Thema • Ergänzende Materialien

Das Werk einschließlich aller seiner Teile ist urheberrechtlich geschützt. Jede Verwertung außerhalb der engen Grenzen des Urheberrechtsgesetzes ist ohne Zustimmung des Verlages unzulässig und strafbar. Das gilt insbesondere für Vervielfältigungen, Übersetzungen, Mikroverfilmungen und die Einspeicherung und Verarbeitung in elektronischen Systemen.

Umschlaggraphik: Klaus Wildgrube, Helmut Kreczik
Druck: Kaestner, 37124 Göttingen-Rosdorf
Printed in Germany
Auf säurefreiem Papier gedruckt.

ISBN 3-8017-1160-9

Inhaltsverzeichnis

Seite

Vorwort   7

I. Geschlechtsspezifität von Gesundheits- und Krankheitsverhalten

Männer und Gesundheit   11
E. Brähler, S. Goldschmidt und J. Kupfer

Der alte Mann – körperliche, psychische und soziale Aspekte
geschlechtsspezifischer Entwicklung   34
A. Kruse, E. Schmitt, G. Maier, P. Pfendtner und F. Schulz-Nieswandt

Bewältigung körperlicher Altersveränderungen bei gesunden Männern   54
A. Thiele, A. Degenhardt und C. Jaursch-Hancke

Geschlechtsrollenidentität und Kommunikation   72
D. Alfermann und J. Stiller

Mann und Suizid   90
M. Wolfersdorf

II. Sexualität und Vaterschaft

Aspekte männlicher Sexualität: Zur Soziologie und Psychologie von
Empfängnisverhütung und sexuellen Problemen   109
J. Fichtner

HIV und Aids – Gesellschaftliche Rezeption und Auswirkungen auf das
Sexualverhalten von Männern   128
J. Barth

Unfreiwillige Väter – Die spätere Annahme des Kindes nach einer
ungewollten Schwangerschaft   144
H. Roeder und G. Henrich

III. Fertilität und Infertilität

Zum Zusammenhang von spermiologischen Parametern und psychosozialen
Merkmalen bei Paaren mit Kinderwunsch 163
S. Goldschmidt, K. Seikowski, E. Brähler und H.-J. Glander

Infertilität als Stressor 179
M. Pook und W. Krause

Psychische Auswirkungen neuer Techniken der Reproduktionsmedizin
und Wunsch nach psychologischer Hilfestellung aus der Sicht des Mannes 191
M. E. Beutel, P. Kirchmeyer, W. Weidner, J. G. Herrero, F.-M. Köhn,
I. Schroeder-Printzen, H. Gips und J. Kupfer

Fertilitätsvorsorge und Kinderwunsch bei männlichen Tumorpatienten 208
G. Schreiber, B. Schreiber, B. Hochheim, A. Looks und B. Strauß

IV. Prostatitis und Prostatakarzinom

Krankheitsverlauf bei der chronischen Prostatitis – Eine 5-Jahres-Katamnese 223
E. Brähler, M. Deinhart und W. Weidner

Prostatakarzinom, Krankheitsverarbeitung und Partnerschaft 234
H. J. Berberich und E. Brähler

V. Historischer Beitrag

Rätsel Mann. Zur Krisis des Menschentums 251
L. Paneth

VI. Verzeichnisse

Literaturverzeichnis 257

Verzeichnis der Autorinnen und Autoren 285

Verzeichnis der Gutachterinnen und Gutachter 288

Vorwort

Die Thematik „Mann und Medizin" ist ein vernachlässigter Bereich der medizinpsychologischen, der gesundheitspsychologischen und der medizinsoziologischen Forschung. Bei einer Literaturrecherche in der Datenbank PSYNDEX (1977-1999) ergaben sich für die kombinierten Stichwörter 'Krankheit und Männer' bzw. 'Krankheit und Frauen' für die Frauen fast dreimal so viele Treffer wie für Männer. Bei einem Austausch der Wörter Krankheit durch Gesundheit war die Diskrepanz noch größer. Auf einen Artikel mit den Stichwörtern 'Männer und Gesundheit' kamen ca. 7 für 'Frauen und Gesundheit'. In der Datenbank MEDLINE (1980-2000) waren die Diskrepanzen nicht ganz so groß. Aber auch dort gab es für Frauen bei beiden Suchbegriffen jeweils ca. doppelt so viele Treffer wie für Männer.

Dieser Tatbestand ist umso bemerkenswerter, wenn man bedenkt, dass Männer in Industriestaaten eine um 5-8 Jahre geringere Lebenserwartung als Frauen haben, dass sie häufiger von schweren Erkrankungen betroffen sind und dass ihr Risiko- und Gesundheitsverhalten negativer ist als bei Frauen.

Hierfür gibt es Erklärungsansätze, wie das Fehlen einer Männerbewegung, die sich um männerspezifische Aspekte von Krankheit und Gesundheit bemüht oder die Deutung, dass Krankheit eine narzisstische Kränkung der Männerrolle darstellt, so dass eine Beschäftigung mit diesem Thema von Männern, die ja auch die Hauptgruppe der in der Forschung Tätigen darstellen, vermieden wird. Andererseits erscheint es aber auch evident, dass ein großer Nachholbedarf für diesen Forschungszweig besteht.

Dieser Band stellt den Versuch dar, einige Bereiche des Themengebietes „Mann und Medizin" aufzugreifen und darzustellen. Dabei werden sowohl Themen aufgegriffen, die in den letzten Jahren schwerpunktmäßig erforscht wurden, wie z. B. der Bereich der männlichen Infertilität, aber auch Gebiete, die bisher wenig Beachtung fanden.

Unsere Intention bei der Herausgabe des Bandes ist es, zum einen eine Bestandsaufnahme vorzulegen und zum anderen Interesse an dem Themengebiet auch aus medizinpsychologischer Sicht zu wecken.

Bei allen Autorinnen und Autoren möchten wir uns für die geduldige und gute Zusammenarbeit bedanken. Entscheidenden Anteil am Gelingen des Bandes hatten auch die Gutachterinnen und Gutachter, denen an dieser Stelle herzlich gedankt sei. Unser Dank gilt dem für diesen Band verantwortlichen Reihenherausgeber, Hans Peter Rosemeier, Berlin, der das Begutachtungsverfahren leitete und uns auch sonst bei der Herausgabe des Bandes unterstützte. Schließlich danken wir besonders Frau Barbara Brendel, Leipzig, die die aufwändige und manchmal schwierige Aufgabe übernahm, die Beiträge in eine einheitliche und druckreife Form zu bringen.

Elmar Brähler (Leipzig) und Jörg Kupfer (Gießen)

I. Geschlechtsspezifität von Gesundheits- und Krankheitsverhalten

Männer und Gesundheit

Elmar Brähler, Susanne Goldschmidt und Jörg Kupfer

Zusammenfassung

Geschlechtsspezifische Aspekte in der Medizin werden überwiegend für Frauen abgehandelt und selten aus dem Blickwinkel der spezifischen Situation der Männer betrachtet. Der vorliegende Beitrag will anhand von epidemiologischen Daten Grundlagen und Diskussionsanregungen für das Themenfeld „Männer und Gesundheit" bzw. „Männer und Krankheit" liefern. Es wird auf die Bevölkerungsentwicklung und die Geschlechterrelation eingegangen, die unterschiedliche Lebenserwartung in Deutschland und anderen Ländern von Männern und Frauen, auf die Abhängigkeit der Lebenserwartung von Beschäftigungsstatus und Geschlecht. Weiterhin wird die erhöhte Mortalität der Männer nach ausgewählten Todesursachen analysiert. Darüber hinaus wird das unterschiedliche Gesundheitsverhalten von Männern und Frauen einschließlich Trinkgewohnheiten, Früherkennungsinanspruchnahme, Rauchgewohnheiten und Körpergewicht beschrieben. Es schließt sich eine Beschreibung der unterschiedlichen Morbidität von Männern und Frauen an. Außerdem wird der subjektive Gesundheitszustand und Angaben zu Körperbeschwerden von Männern und Frauen dargestellt. Die Unterschiede werden in den meisten Fällen anhand der Differenz zwischen Ost- und Westdeutschland diskutiert, weil dies den Blick für die Bedeutung von soziokulturellen Einflüssen schärft und eine einseitige biologische Sichtweise verhindert.

Abstract

Questions about gender differences are discussed from a medical view mainly for woman and rarely from the perspective of the particular situation of men. The aim of the following review is to give on the basis of actual epidemiological data suggestions about the field „men and health" or „men and disease" for further discussions. It shows the development of the population with regard to the gender relation and also the different live expectancy of men and women in Germany and other countries. Another topic is the dependant relationship of live expectancy and the status of employment and gender. The heightened mortality of men is presented after selected causes of death. Further different health behaviours of men and women are shown – including drinking habits, the use of early detection of diseases, smoking habits and body weight. Subsequently a description is made about different morbidity rates, subjective health statements and bodily complaints of men and women. Gender differences are also discussed regarding data from East and West Germany, underlining the importance of social and cultural influences. This should prevent a partial biological interpretation.

1. Einleitung

Die Hauptzielgruppe der Gesundheitsförderung bezieht sich auch derzeit immer noch auf Frauen. Wie steht es aber in Fragen der Gesundheit mit den Männern? Helfferich (1995) konstatiert dazu: „Wenn aber der Gedanke eines Zusammenhangs zwischen gesellschaftlicher Situation und Gesundheit aus der Tradition der Frauenbewegung und der Gedanke zur Förderung von Laienkompetenz gegen eine bevormundende Medizin aus der Gesundheitsbewegung späte Früchte in Form einer angemessenen

Gesundheitsförderung und Krankheitsversorgung für Frauen tragen, bleibt nur zu wünschen, dass es bald auch eine Männergesundheitsförderung geben möge. Nötig wäre es schon lange ..." (1995, S. 25).

Gesundheit und Krankheit haben sich längst zu Themenbereichen entwickelt, die im Zusammenhang mit gesellschaftlichen und politischen Einflüssen gesehen werden. Dabei war es vor allem ein Verdienst der Frauenbewegung, das Thema Gesundheit unter dem Blickwinkel gesellschaftlicher Lebensbedingungen zu betrachten und sich für die öffentliche Einrichtung verschiedener Institutionen (z. B. Frauengesundheitszentren, Gründung von Interessen- und Arbeitsgruppen, Tagungen etc.) zu engagieren. Inzwischen hat sich die Frauengesundheitsforschung an Universitäten zu einem angesehenen wissenschaftlichen Forschungszweig etabliert. Es gibt verschiedene empirische Studienergebnisse, die belegen, dass Frauen in der medizinischen Versorgung benachteiligt, objektiv größeren Belastungen ausgesetzt sind und eine schlechtere physische und psychische Verfassung haben. Ergebnisse wie diese wurden unter dem Gesichtspunkt von Geschlechtsrollenstereotypen im medizinischen Gesundheitssystem untersucht und diskutiert (vgl. Böhm, 1987; Stuck, Gloor, Pfluger, Minder & Beck, 1995).

Die Veröffentlichung empirischer Ergebnisse zu Geschlechtsunterschieden zog konsequenterweise die Forderung nach sich, einen Praxisbezug herzustellen, d. h. nach präventiven Maßnahmen zu suchen. Für Modelle und Programme der allgemeinen Gesundheitsförderung entwickelten sich neue Perspektiven. Bei der Entwicklung gesundheitsfördernder Maßnahmen wurde ein multifaktorieller Erklärungsansatz gewählt und die gesamte Lebensweise, d. h. die äußere, objektive sowie die innere, subjektive Situation von Betroffenen berücksichtigt (vgl. Maschewsky-Schneider, Sonntag & Klesse, 1999). Die Diskussion um Gesundheitsförderung basierte allerdings nicht nur auf einem zunehmenden Bewusstsein für gesundheitsbezogene Fragen, sondern entstand gleichermaßen aus der Notwendigkeit, die sich durch Missstände und Grenzen im Versorgungssystem ergaben (vgl. Helfferich, 1995).

Dabei ist zu bemerken, dass die Gesundheitsförderung nunmehr auch verstärkt Zielgruppen wie Kleinkinder und ältere Menschen berücksichtigt. Gesundheitsbezogene Diskussionen über Männer haben in den letzten Jahren in der Öffentlichkeit zunehmend Bedeutung gewonnen, unter geschlechtsspezifischen Gesichtspunkten ist dieser Themenbereich jedoch bisher kaum erforscht. Entsprechend selten findet man in der Literatur Studien, die sich explizit mit gesundheitsbezogenen Fragestellungen bei Männern beschäftigen.

Eine eigene Recherche im Literatursystem PSYNDEX plus belegte dies anschaulich: So gab es für den Zeitraum 1977 bis 9/1999 118 Treffer für die Stichworte „Männer und Krankheit" gegenüber 327 für die Stichworte „Frauen und Krankheit". Für „Männer und Gesundheit" ergaben sich sogar nur 76 Treffer gegenüber 544 bei „Frauen und Gesundheit".

Sonntag und Blättner (1998) ziehen für diese Diskrepanzen drei mögliche Ursachen in Betracht:
- Es fehlt eine Männerbewegung, die quantitativ und qualitativ in ihrem emanzipatorischen Gehalt mit der Frauenbewegung mithalten könnte.

- Männer werden immer noch als die eigentlichen Menschen betrachtet, von denen Frauen abzugrenzen sind, eine differenzierte Darstellung von Männergesundheit scheint also nicht notwendig.
- Gesundheit wird mit Geschlecht so stark in Verbindung gebracht, dass eine Beschäftigung damit Männer in den Ruf mangelnder Männlichkeit bringen würde. Von Seiten der Männer werden Hinweise auf die eigene Krankheit dann oft als narzisstische Kränkung erlebt (vgl. auch Felder & Brähler, 1999).

Unter Einbeziehung des momentanen Forschungsstandes stellen die o. g. AutorInnen die Bedeutsamkeit verschiedener relevanter Aspekte in den Vordergrund, die für eine geschlechtsdifferenzierende Gesundheitsbildung sprechen. So spielen die unterschiedlichen Bedeutungen des eigenen Körpers, unterschiedliche Sozialisationserfahrungen, Erfahrungen mit der Hierarchie der Geschlechter, die geschlechtsspezifisch unterschiedlichen Ausgangspunkte der sozialen Lage und ihre Auswirkungen auf gesundheitliche Chancen und Gesundheitshandeln eine entscheidende Rolle. Ebenso stellt sich der Zusammenhang von Gesundheitskonzepten und Geschlechtsidentität sowie das Aufsuchen bzw. Geben von sozialer Unterstützung für Männer und Frauen unterschiedlich dar.

Es gibt eine Fülle von differenzierten Forschungsfragen sowohl für eine frauenbezogene als auch für eine männerbezogene Gesundheitsbildung. Wenngleich eine Einbeziehung dieser Faktoren in der Analyse und der Diskussion zu unterschiedlichem Gesundheitshandeln von Frauen und Männern ein hoher Stellenwert zukommt, sollen spezielle Aspekte im Rahmen dieses Beitrages nicht im Vordergrund stehen.

Wir möchten vielmehr zu dem Thema „Männer und Gesundheit" mit einem Überblick über neuere statistische Daten zur Epidemiologie der Gesundheitssituation von Männern und Frauen beitragen und eher einen „Ist-Zustand" beschreiben, wie er sich im Zusammenhang mit Gesundheitsdaten zeigt. Dabei sollen insbesondere neuere Ergebnisse zu Ost/West Unterschieden einbezogen werden. Diesem Aspekt kommt u. E. große Bedeutung zu, da die häufig auftretenden Unterschiede in den Gesundheitsdaten von Ost- und Westdeutschen den Blick für die Bedeutung der Sozialisationsbedingungen schärfen und verhindern, vorschnelle Schlüsse hinsichtlich biologischer Sichtweisen zu ziehen.

Für die Darstellung von statistischen „harten Fakten" gibt es verschiedene Vor- bzw. Nachteile. Die epidemiologische Forschung liefert Angaben zur Auftretenshäufigkeit von Erkrankungen und Risikoverhaltensweisen der Bevölkerung. Unberücksichtigt bleibt dabei jedoch, welche – individuellen und gesellschaftlichen – Lebensbedingungen Einfluss haben und als mögliche Erklärungen dieser Datenlage herangezogen werden können. Der Einfluss einzelner intervenierender Variablen bleibt somit ungeklärt. Da die nachfolgenden Zahlen eher ein „grobes Netz" mit Kennwerten bilden, die über einen längeren Zeitraum bedeutsame Tendenzen deskriptiv aufzeigen, sollte man nicht vergessen, dass sie in dieser Funktion nur einen Teilaspekt der Realität darstellen (vgl. Böhm, 1987).

Daten zur größeren Häufigkeit von Beschwerden bei Frauen wurden oftmals zur Grundlage für den Mythos der Frau als dem „schwachen Geschlecht" (Helfferich, 1995) – wie aber sieht es unter diesen Gesichtspunkten für den Mann aus? Dieser Frage soll anhand der Statistiken nachgegangen werden. Die statistischen Daten beziehen sich im folgenden auf die Bevölkerungsentwicklung und Lebenserwartung, die häufigsten Todesursachen, Risikofaktoren und Gesundheitsverhalten von Männern und Frauen sowie die subjektive Morbidität.

2. Bevölkerungsentwicklung

Die Bevölkerung hat in den alten Ländern Deutschlands seit 1947 kontinuierlich zugenommen. Dies kann man zunächst dem Zuzug bzw. der Flucht zuschreiben, später der Folge des Zustroms von Asylbewerbern, Kriegsflüchtlingen sowie der Aufnahme von Aus- und Übersiedlern (vgl. Tabelle 1). Von 1947 bis 1998 stieg die Einwohnerzahl von 47,6 auf 66,7 Millionen. Im Gebiet der früheren DDR, den neuen Ländern, kam es seit 1947 zu einer kontinuierlichen Abnahme der Bevölkerung, sie sank von 19,1 Millionen auf 15,3 Millionen 1998.

Die Gesamtbevölkerung in Deutschland stieg von 66,7 Millionen 1947 auf 78,5 Millionen Mitte der siebziger Jahre, sank bis 1985 auf 77,7 Millionen und wächst seitdem wieder kontinuierlich, z. B. 1998 auf 82,0 Millionen. Der Anteil der Männer an der Gesamtbevölkerung betrug 1871 im damaligen Reichsgebiet 49,1%. Nach den Weltkriegen war der Männeranteil infolge der kriegsbedingten Männerverluste jeweils niedriger als zu deren Beginn. So betrug er 1939 48,9%, 1946 hingegen 44,7%, während er 1998 wieder auf 48,8% gestiegen ist (Daten des Gesundheitswesens, 1999).

Tabelle 1: Bevölkerungsentwicklung in Deutschland – Bevölkerung in 1000 (Quelle: Daten des Gesundheitswesens, 1999)

	gesamt	m		w	
1947 (W)	47645	21594	(45,4%)	26052	(54,6%)
1998 (W)	66747	32539	(48,7%)	34208	(51,3%)
1947 (O)	19102	8263	(43,3%)	10838	(56,7%)
1998 (O)	15290	7465	(48,8%)	7825	(51,2%)

W = Früheres Bundesgebiet (einschließlich Westberlin)
O = Gebiet der früheren DDR (einschließlich Ostberlin)

Abbildung 1 zeigt den Bevölkerungsaufbau in Deutschland zum 31.12.1997 (Daten des Gesundheitswesens, 1999, S. 29).

Der Bevölkerungsaufbau zeigt nicht mehr das Bild einer „Alterspyramide" wie noch zu Beginn des 20. Jahrhunderts, sondern ähnelt eher einer „zerzausten Wettertanne" (vgl. Wemmer & Korczak, 1993).

Männer und Gesundheit 15

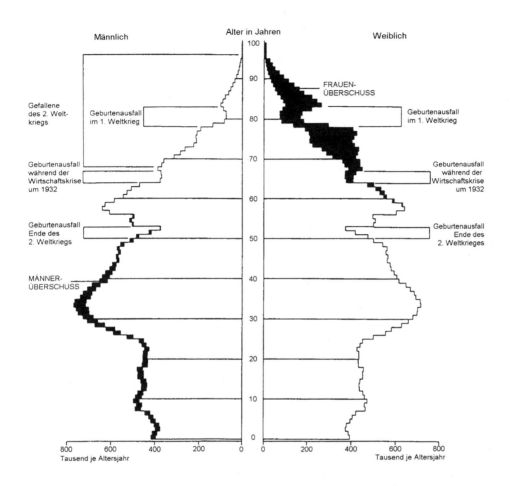

Abb. 1: Altersaufbau der Bevölkerung Deutschlands am 31.12.1997
(Quelle: Statistisches Bundesamt, 1999; Daten des Gesundheitswesens,
1999, S. 29)

Aus dem Altersaufbau der „Alterspyramide" lassen sich folgende geschlechtsspezifische Aussagen treffen:

1. Es wurden mehr Jungen als Mädchen geboren (105 : 100).
2. Die Sterblichkeit von Männern ist in jedem Lebensalter höher als die von Frauen (Daten des Gesundheitswesens, 1999). Dennoch erreicht der Männerüberschuss erst mit ca. 35 Jahren sein Maximum. Dies rührt vom Altersaufbau der ausländischen Bevölkerung her, bei dem ein großer Männerüberschuss zwischen 20 und 40 Jahren vorliegt (BIB-Mitteilungen, 1999, S. 556).

3. In der Altersgruppe bis ca. 55 Jahre gibt es einen Männerüberschuss, bedingt durch den männlichen Geburtenüberschuss: Auf 100 Mädchen werden 105 Jungen geboren, ab 60 Jahren gibt es einen mit zunehmendem Alter deutlicheren Frauenüberschuss. Diese Verteilung erklärt sich hauptsächlich durch die in jedem Lebensalter höhere Sterblichkeit der Männer. Bei den über 70jährigen kommen noch die kriegsbedingten Todesfälle bei Männern hinzu.
4. Der hohe Frauenüberschuss ab ca. 70 Jahren kann bei Geschlechtervergleichen bzgl. Erkrankungen und Krankenhausaufenthalten zu Fehlschlüssen führen, wenn die Altersverteilung nicht berücksichtigt wird (vgl. Sieverding, 1998).

Noch extremer bzgl. der Asymmetrie in der Geschlechterverteilung zeigt sich der Altersaufbau der nicht verheirateten Bevölkerung Deutschlands zum 31.12.1996 (vgl. Abb. 2).

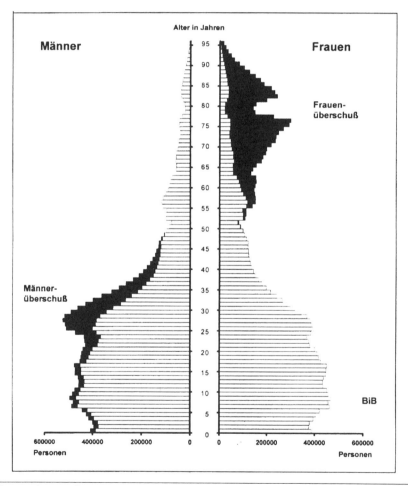

Abb. 2:   Altersaufbau der nichtverheirateten Bevölkerung Deutschland am 31.12.1996 (Quelle: BIB 3/98, S. 56)

Durch die Struktur des Bevölkerungsaufbaus bedingt und durch die Tatsache, dass Männer in der Regel jüngere Partnerinnen wählen, kommt es zu einem sehr „günstigen" Partnerschaftsmarkt für ältere Männer und zu einem sehr ungünstigen für jüngere Männer. Obgleich die Lebenserwartung der Männer praktisch fast überall auf der Welt niedriger ist als die der Frauen, übersteigt die Anzahl der Frauen nicht überall die der Männer (BiB-Mitteilungen, 3/1996, S. 31). Auf der ganzen Welt leben sogar weniger Frauen als Männer. Im Jahre 1995 kamen auf je 100 Männer nur 98,6 Frauen.

Die meisten Länder mit Männerüberschuss befinden sich in weniger entwickelten Regionen. Hier ist die Lebenserwartung so gering, dass trotz höherer Männersterblichkeit der Männerüberschuss bei Geburt zumindest noch teilweise erhalten bleibt. Außerdem gibt es bereits Länder (z. B. Indien und China), wo verstärkt eine geschlechtsspezifische pränatale Selektion stattfindet, d. h. Mädchen eher abgetrieben werden. Darüber hinaus ist die medizinische Versorgung in vielen Ländern für Jungen besser als für Mädchen, so dass die Sterblichkeit der Mädchen höher ist.

3. Lebenserwartung

In Ost- und Westdeutschland haben Männer eine deutlich niedrigere Lebenserwartung als Frauen (vgl. Tabelle 2). Die Lebenserwartung in Ostdeutschland war von ca. 1950 bis 1970 nicht wesentlich von der in Westdeutschland verschieden, entwickelte sich aber bis zur Wende in Ost- und Westdeutschland sehr unterschiedlich.

Seit 1988/1990 nähern sich die Lebenserwartungen der Frauen in Ost- und Westdeutschland wieder einander an, während die Differenz bei den Männern seit 1988/1990 nur ganz gering abgenommen hat. Sie beträgt immer noch 2,3 Jahre gegenüber 1,2 Jahren bei den Frauen.

Tabelle 2: Lebenserwartung bei Geburt (Quelle: Daten des Gesundheitswesens, 1999, 1997)

		1949/1951	1970/1972	1988/1990	1995/1997
West	m	64,56	67,41	72,55	74,07
	w	68,48	73,83	78,98	80,21
		1952/1953	1970	1988/1989	1995/1997
Ost	m	65,06	69,02	70,03	71,77
	w	69,07	73,73	76,23	79,02

Die Lebenserwartung für Männer und Frauen steigt in Ost- und Westdeutschland kontinuierlich seit 1950, wobei der Anstieg bei den Frauen deutlicher ist. Im Zeitraum 1901 bis 1910 betrug die Lebenserwartung in Deutschland für die Frauen 44,3 Jahre, für die Männer 48,8 Jahre. Der Unterschied von 3,5 Jahren hat sich bis heute in Gesamtdeutschland fast verdoppelt. Tabelle 3 zeigt die Lebenserwartung von Männern und Frauen in ausgewählten Ländern. Die höchste Lebenserwartung der Männer findet sich in Japan, Schweden, Australien, Italien, Frankreich und Kanada.

Tabelle 3: Lebenserwartung von Männern und Frauen bei der Geburt in ausgewählten Ländern (Quelle: OECD-Gesundheitsdaten, 1997; Daten des Gesundheitswesens, 1999)

Land	Jahr	Männer	Frauen	Differenz
Deutschland	1995/97	73,6	80,0	6,4
USA	1995	72,5	79,2	6,7
Japan	1996	77,0	83,6	6,6
Kanada	1995	75,3	81,3	6,0
Schweden	1996	76,5	81,5	5,0
Italien	1996	74,6	81,0	6,4
Australien	1995	75,0	80,9	5,9
Spanien	1995	73,4	81,3	7,9
Frankreich	1996	74,0	81,9	7,9
Indien	1986/90	57,7	58,1	0,4
Ägypten	1993	62,9	66,6	3,5
Korea	1995	70,0	76,0	6,0
Mexiko	1996	69,5	76,0	6,5
Türkei	1994	65,4	70,0	4,6

In diesen Ländern werden die Frauen jedoch auch noch älter als die Männer, in Frankreich um 7,9 Jahre, in Schweden immerhin noch um 5,0 Jahre.

Am geringsten ist die Geschlechterdifferenz bei der Lebenserwartung in Indien bei sehr niedrigem Niveau. Ägypten hat eine Differenz von 3,5 Jahren, die der deutschen von Anfang des Jahrhunderts entspricht, allerdings bei relativ höheren Werten (66,6 vs. 62,9 Jahre).

In fast allen in Tabelle 3 aufgeführten Ländern hat die Lebenserwartung kontinuierlich in den letzten Jahren zugenommen. Ein teilweise völlig anderes Bild ergibt sich in den ehemals kommunistischen Ländern Mittel- und Osteuropas. Hier hat die Lebenserwartung teilweise dramatisch abgenommen, vor allem bei Männern. Ein Extrembeispiel ist Russland, wo die Lebenserwartung der Männer zwischen 1990 und 1995 um 6,4 Jahre abgenommen hat (vgl. Tabelle 4).

Die Frauen werden 1995 durchschnittlich 13,6 Jahre älter als die Männer. Auch in einigen anderen Ländern Ost- und Mitteleuropas leben die Frauen 1995 mehr als 10 Jahre länger als die Männer. Die empirischen Daten bestätigen zwar, dass fast immer und überall die Männer früher sterben als die Frauen, doch da diese Differenz sehr unterschiedlich in verschiedenen Ländern ist und sich auch innerhalb weniger Jahre stark ändern kann, ist es nicht einfach zu beantworten, warum die Männer früher sterben.

Möglicherweise werden sie von politischen Transformationsprozessen härter getroffen als die Frauen.

Zu denken ist z. B. in Russland an Mord, Totschlag, Verkehrsunfälle, Suizide, Sucht, schlechterer Zugang zum Gesundheitswesen, Hunger und Notversorgung in psychiatrischen Anstalten und Gefängnissen etc. Auch der Sozialstatus und die Verwitwung haben Einfluss auf die Lebenserwartung.

Tabelle 4: Lebenserwartung bei der Geburt in ehemals kommunistischen Ländern 1990 und 1995 in Jahren
(Quelle: OECD-Gesundheitsdaten, 1997; BIB Mitteilungen, 3/1997)

Land	Männer		Frauen		Differenz / w - m	
	1990	1995	1990	1995	1990	1995
DDR	70,0	71,2	76,2	78,6	6,2	7,4
Bulgarien [1]	68,0	67,3 [2]	74,7	74,9	6,7	7,6
Estland	64,6	61,7 [2]	74,6	74,3 [2]	10,0	12,6
Lettland	64,2	60,7 [2]	74,6	72,9 [2]	10,4	12,2
Litauen [1]	66,6	63,6 [2]	76,2	75,2 [2]	9,6	11,6
Polen	66,7	67,6	76,3	76,4	9,6	8,8
Rumänien [1]	66,6	65,7 [2]	73,1	73,4	6,5	7,7
Russ. Förderation [1]	64,0	57,6 [2]	74,4	71,2 [2]	10,4	13,6
Slowakei [1]	66,0	68,3	75,4	76,5	9,4	8,2
Slowenien	69,5	70,3	77,4	77,8	7,9	7,5
Tschech. Republik	67,5	70,0	76,0	76,9	8,5	6,9
Ukraine [1]	65,9	62,8 [2]	75,0	73,2 [2]	9,1	10,4
Ungarn	65,1	65,3	73,7	74,5	8,6	9,2

[1] 1994
[2] Lebenserwartung 1995 bzw. 1994 gegenüber 1990 gesunken

Die Tabelle 5 zeigt das „Rentenwegfallalter" für 1997 im alten Bundesgebiet und im Vergleich dazu die Lebenserwartung der 60jährigen in der alten Bundesrepublik. (1997 gingen die Frauen mit durchschnittlich 60 Jahren in Rente, die Männer mit 59 Jahren.).

Tabelle 5: „Rentenwegfallalter" 1997 (ursprüngliches Bundesgebiet, bei Verwitwung in Abhängigkeit von Beschäftigungsstatus und Geschlecht)
(Quelle: VDR Statistik Rentenzugang Band 125, Frankfurt/M.: VDR 1998)

	m	w
Arbeiterrentenversicherung	79,7	80,8
Witwen-/Witwerrenten	76,8	81,8
Angestelltenversicherung	77,7	80,8
Witwen-/Witwerrenten	73,4	83,1
Lebenserwartung mit 60 Jahren (1995/97 alte Länder)	78,7	83,1

Sowohl in der Arbeiterrentenversicherung als auch in der Angestelltenversicherung sterben die Frauen früher, während die Männer älter werden. Das „Rentenwegfallalter" von Männern und Frauen in der Arbeiterrentenversicherung differiert weniger als 1 Jahr. Bei den Witwer- bzw. Witwenrenten wird vor allem in der Angestelltenversicherung eine frühe Sterblichkeit verwitweter Männer sichtbar, während die Verwitwung für die Frauen zu keinem bzw. nur leichtem Rückgang der Lebenserwartung führt.

4. Mortalität

1995 starben in Deutschland 410 663 Männer und 473 925 Frauen (Statistisches Bundesamt, 1998). Dies ist zunächst verblüffend, da die Lebenserwartung der Frauen höher ist, mehr Männer geboren werden und mehr Männer einwandern. Die Ursache liegt darin, dass die gesamte Sterblichkeit von den Mortalitätsverhältnissen in den oberen Altersgruppen dominiert wird. In diesen gibt es sehr viele Frauen durch die vor allem männlichen Gefallenen des 2. Weltkrieges (vgl. Abb. 1).

Tabelle 6 zeigt die relative Häufigkeit sämtlicher Todesursachen im früheren Bundesgebiet und den neuen Ländern. Bemerkenswert ist die höhere Mortalität der Männer in jedem Lebensalter. Während bei den Männern die Mortalität bis zum 15. Lebensjahr und bei den über 65jährigen nur moderat erhöht ist, übertrifft sie im Lebensalter von 15 bis 65 Jahren die der Frauen um mehr als das Doppelte.

Tabelle 6: Sämtliche Todesursachen in Deutschland 1997 – Anzahl der Gestorbenen je 100.000
(Quelle: Daten des Gesundheitswesens, 1999)

		Im Alter von ... bis unter ... Jahren				
		< 1	1 - 15	15 - 45	45 - 65	> 65
Früheres Bundesgebiet	m	541	19	126	878	5723
	w	432	15	62	432	4896
Neue Länder u. Berlin/Ost	m	564	21	187	1065	6117
	w	413	15	71	464	5091

In den neuen Ländern ist die Mortalität bei Männern und Frauen in allen Altersgruppen höher als in den alten Ländern, bei den Männern von 15 bis 65 Jahren ist sie besonders erhöht. Schon die erhöhte Sterblichkeit von Jungen im 1. Lebensjahr, z. B. durch den plötzlichen Kindstod und die leicht erhöhte Sterblichkeit von Kindern bis 15 Jahre schlägt für die niedrigere Lebenserwartung der Männer zu Buche. Besonderes Gewicht haben jedoch die stark erhöhten Todesfälle in den Altersgruppen von 15-45 bzw. 45-65 Jahre. Zwei wichtige Aspekte für die frühe erhöhte Sterblichkeit der Männer sind außerdem Selbstmorde und Verkehrsunfälle.

*Tabelle 7: Selbstmorde nach Altersgruppen und Geschlecht für 1995 – Anzahl je
100.000 Einwohner für die neuen Länder und das frühere Bundesgebiet
(Quelle: Daten des Gesundheitswesens, 1997)*

	Insgesamt	< 25 J.	25-60 J.	60-75 J.	> 75 J.
Männer West	21	6	23	29	66
Männer Ost	28	5	34	35	97
Frauen West	8	1	8	12	19
Frauen Ost	9	1	8	15	27

Betrachtet man die Selbstmordraten (siehe Tabelle 7), so ist die Anzahl der Suizide der Männer in allen Altersgruppen weit um das Doppelte höher als bei Frauen. Ein starker Anstieg ist vor allem bei Männern und Frauen ab 60 bzw. ab 75 Jahren zu verzeichnen. Die Selbstmordquote ist für Frauen und Männer der neuen Länder höher als im früheren Bundesgebiet, am stärksten jeweils bei den über 75jährigen.

Da teilweise behauptet wurde, die Selbstmordquote sei in den neuen Ländern seit der „Wende" drastisch angestiegen, ist in Tabelle 8 der zeitliche Verlauf berücksichtigt. Wie ersichtlich wird, lässt sich diese Vermutung nicht bestätigen. Die Mortalitätsrate durch Selbstmorde hat 1990 im Vergleich zu 1980 sogar stärker abgenommen als im früheren Bundesgebiet. Nach der „Wende" ist es in den neuen Ländern zu einem moderaten Rückgang der Suizidrate gekommen, während in den alten Ländern die Werte stagnieren.

*Tabelle 8: Selbstmorde 1970, 1980, 1990 und 1995 getrennt für Männer
und Frauen für das frühere Bundesgebiet und die neuen Länder
je 100.000 Einwohner gleichen Alters
(Quelle: Daten des Gesundheitswesens, 1997)*

Jahr	Früheres Bundesgebiet			Neue Länder		
	Männer	Frauen	Gesamt	Männer	Frauen	Gesamt
1970	29	15	22	40	22	31
1980	28	14	21	44	24	34
1990	22	10	16	35	15	24
1995	21	8	14	28	9	18

In Tabelle 9 ist die Mortalitätsrate bei Verkehrsunfällen nach Altersgruppen für Männer und Frauen dargestellt. Es wird deutlich, dass die Mortalitätsraten der Männer bei fast allen Altersgruppen deutlich über denen der Frauen liegen.

*Tabelle 9: Verkehrsunfälle in Deutschland 1997 – Anzahl je 100.000 Einwohner
(Quelle: Daten des Gesundheitswesens, 1999, S. 199)*

Altersgruppe	m	w	Altersgruppe	m	w
0- 1	1,7	1,8	45-55	12,4	3,8
1- 5	2,8	2,3	55-65	11,7	4,0
5-15	2,8	1,8	65-75	12,3	6,6
15-25	38,5	11,0	75-85	23,1	11,2
25-35	20,1	4,7	> 85	27,3	11,1
35-45	14,0	4,0			

Tabelle 10 zeigt für die alte Bundesrepublik und die neuen Länder getrennt verschiedene Mortalitätsursachen, die ebenfalls stark zur erhöhten Mortalität der Männer zwischen 15 und 45 Jahre beiträgt.

*Tabelle 10: Sterbefälle nach ausgewählten Todesursachen bei 15 bis 45jährigen –
Anzahl je 100.000 Einwohner
(Quelle: Daten des Gesundheitswesens, 1999, S. 174, S. 176)*

	Differenz Männer / Frauen	
	Früheres Bundesgebiet	Neue Länder
Gesamtdifferenz	64	112
Krankheiten des Kreislaufsystems	10	15
Krankheit der Leber	3	15
Verletzungen u. Vergiftungen	35	63
Psychiatrische Erkrankungen	8	8

Wesentliche Beiträge zur erhöhten Mortalität der Männer liefern die schon behandelten Unfälle und Suizide, die sich hinter den psychiatrischen Erkrankungen und Verletzungen verbergen.

Die Erkrankungen des Herz-Kreislaufsystems spielen ebenfalls in dieser Altersgruppe eine bedeutende Rolle für die Geschlechtsdifferenzen.

Im Osten sterben die Männer deutlich häufiger in der Altersgruppe von 15 bis 45 Jahren an Lebererkrankungen, was wohl eine Folge des deutlich erhöhten Alkoholkonsums darstellt (vgl. auch Tabelle 10).

Tabelle 11 enthält analog die Differenzen in der Mortalität bei ausgewählten Sterbeursachen für die Altersgruppe 45-65 Jahre.

In dieser Altersgruppe werden die Geschlechterdifferenzen in der Mortalität im wesentlichen von der erhöhten Sterblichkeit der Männer an Krankheiten des Kreislaufsystems und bösartigen Neubildungen determiniert. Lebererkrankungen, psychiatrische Erkrankungen sowie Verletzungen und Vergiftungen führen wie bei der Altersgruppe der 15-45jährigen zu häufigeren Todesfällen bei Männern. Die Differenzen sind in den neuen Ländern im Vergleich zum früheren Bundesgebiet noch wesentlich stärker bei Lebererkrankungen sowie Verletzungen und Vergiftungen.

In der Altersgruppe der 45-65jährigen tragen auch Erkrankungen der Atmungsorgane zur erhöhten Sterblichkeit bei.

Tabelle 11: Sterbefälle nach ausgewählten Todesursachen – Differenzen Männer/ Frauen bei 45-65jährigen (Quelle: Daten des Gesundheitswesens, 1999, S. 174, S. 176)

	Differenz Männer / Frauen	
	Früheres Bundesgebiet	**Neue Länder**
Gesamtdifferenz	446	601
Krankheiten des Kreislaufsystems (davon Akuter Myokardinfarkt)	186 (81)	233 (119)
Bösartige Neubildung (davon Lungenkrebs, Luftröhre; Bronchien)	100 (70)	136 (89)
Krankheiten des zerebrovaskulären Systems	18	23
Lebererkrankungen	33	68
Psychiatrische Erkrankungen	19	30
Verletzungen und Vergiftungen	36	67
Krankheiten der Atmungsorgane	19	21

5. Gesundheitsverhalten

5.1 Trinkgewohnheiten

Die Tabelle 12 zeigt die Trinkgewohnheiten in Deutschland für 1997. Hier wird ein sehr viel höherer Alkoholkonsum von Männern deutlich. Vor allem bei den Konsumenten von hohem Alkoholkonsum pro Tag ist der Männeranteil mehrfach größer als der Frauenanteil. In den neuen Ländern ist diese Relation noch ausgeprägter.

Besonders deutlich wird dies auch bei Aufschlüsselung der Vieltrinker nach Altersgruppen in der Tabelle 12.

Tabelle 12: Alkoholkonsum > 40 g/Tag nach Altersgruppen 1997
(Quelle: Daten des Gesundheitswesens, 1999)

Altersgruppe	West		Ost	
	m	w	m	w
18-20	4,7	0,6	15,8	0,0
21-24	12,6	0,3	14,8	0,3
25-29	10,3	0,5	17,7	0,0
30-39	12,1	1,7	11,2	0,6
40-49	16,7	3,3	11,9	4,2
50-59	17,4	2,1	26,2	0,8

5.2 Inanspruchnahme der Früherkennung

Tabelle 13 macht deutlich, dass es große Differenzen in der Inanspruchnahme der gesetzlichen Leistungen zur Früherkennung von Krankheiten zwischen Männern und Frauen und zwischen Ost und West gibt. Immer mehr Frauen in Ost- und Westdeutschland nehmen die Vorsorgeuntersuchungen in Anspruch, der Anstieg ist im Osten noch deutlich stärker, so dass hier die Zahlen konvergieren.

Tabelle 13: Inanspruchnahme der gesetzlichen Leistungen zur Früherkennung von Krankheiten – Gesetzliche Krankenversicherung insgesamt, Mitglieder ohne Rentner (in % der Berechtigten)
(Quelle: Daten des Gesundheitswesens, 1999, S. 132)

	Männer		Frauen	
	Früheres Bundesgebiet	Neue Länder	Früheres Bundesgebiet	Neue Länder
1991	14,9	3,4	43,1	22,8
1992	15,6	9,5	45,8	39,5
1993	16,3	11,1	49,8	45,7
1994	13,8	9,9	55,3	51,5
1995	14,4	9,4	61,7	56,3
1996	16,3	11,3	62,9	61,6
1997	16,7	11,4	63,2	63,6

Bei den Männern ist es nur eine kleine Minderheit, die Vorsorgeuntersuchungen in Anspruch nimmt. Im Westen stagniert die Zahl: Nur jeder siebte nimmt daran teil, im Osten ist es noch nicht einmal jeder zehnte. Hier gab es von 1991 zu 1992 einen deutlichen Anstieg, doch dieser setzte sich in den folgenden Jahren nicht fort.

Hier könnte ein Ursachenaspekt zum unterschiedlichen Verlauf der Lebenserwartung in Ost- und Westdeutschland bei Männern und Frauen liegen: die Lebenserwartung steigt in Ostdeutschland bei Frauen etwas schneller. Auch könnte hier ein Ursachenaspekt der unterschiedlichen Lebenserwartung von Frauen und Männern liegen: die Lebenserwartung der Frauen steigt mehr als die der Männer.

In einer repräsentativen Untersuchung haben Laubach und Brähler (2001) erhoben, bei welchen Symptomen der Arzt von den Befragten aufgesucht würde. Es zeigt sich, dass die Männer bei den meisten Symptomen eher seltener zum Arzt gehen würden als die Frauen, vor allem bei Schmerzen im Unterleib, andauernder Traurigkeit, Engegefühl oder Schmerzen in der Brust, fortgesetztem Husten, Blut im Stuhl oder Angstzuständen.

5.3 Rauchgewohnheiten

Dem Zigarettenkonsum wird ein erheblicher Anteil an der Entstehung von Krankheiten des Kreislaufsystems und anderer schwerer Erkrankungen wie z. B. Lungenkrebs zugeschrieben. Neben der Dauer des Rauchens hat vor allem die Höhe des täglichen Konsums Auswirkungen auf das Erkrankungsrisiko.

Tabelle 14: Rauchstatus nach Alter und Geschlecht in Deutschland 1991 (in %) (Quelle: Daten des Gesundheitswesens, 1997, S. 99)

		Männer	**Frauen**
Gesamt	Raucher	39,5	26,7
	Exraucher	33,9	17,6
	Nieraucher	26,6	55,7
25-29 Jahre	Raucher	47,4	41,0
	Exraucher	16,6	19,0
	Nieraucher	36,0	44,0
30-39 Jahre	Raucher	49,3	39,2
	Exraucher	25,8	21,3
	Nieraucher	24,9	39,5
40-49 Jahre	Raucher	40,3	28,4
	Exraucher	31,7	19,0
	Nieraucher	28,0	52,6
50-59 Jahre	Raucher	32,8	16,9
	Exraucher	38,6	14,9
	Nieraucher	28,6	68,2
60-69 Jahre	Raucher	24,9	11,7
	Exraucher	59,7	14,1
	Nieraucher	15,4	74,2

Die Tabelle 14 verdeutlicht, dass es viel mehr Raucher und Exraucher unter den Männern gibt. 55,7% der Frauen gegenüber 26,6% der Männer haben nie geraucht. Bei den Geschlechtern findet eine Konvergenz bei den Jüngeren statt, während Männer zunehmend überhaupt nicht rauchen, steigt bei den Frauen die Zahl der Raucherinnen dramatisch an. Tabelle 15 verdeutlicht, dass die Raucherinnen jedoch durchschnittlich weniger Zigaretten konsumieren als die Männer.

Tabelle 15: Rauchkonsum je Raucher nach Geschlecht (in %)
(Quelle: Daten des Gesundheitswesens, 1997, S. 101)

Rauchkonsum in Zigaretten pro Tag	Männer	Frauen
1- 9	17,8	27,9
10-19	27,6	37,5
10-29	37,2	25,5
≥ 30	17,4	9,1

5.4 Body-Mass-Index

Seit dem Altertum ist bekannt, dass eine übermäßige Ernährung Gesundheitsschäden hervorrufen kann. Besonders Lebensversicherungsgesellschaften haben die Diskussion in Amerika darüber in Gang gebracht (vgl. Hoffmeister & Bellach, 1995) mit gravierenden Folgen einer Zunahme von Essstörungen und Diätwellen, aber paradoxerweise auch mit einem drastischen Anstieg der Zahl der Übergewichtigen. Diese Entwicklung hat mit der üblichen Zeitverzögerung auch den alten Kontinent erreicht.

Die früher propagierten Idealgewichte sind inzwischen obsolet geworden. Andres, Elahi, Tobin, Muller und Braut (1985) haben die in Tabelle 16 dargestellten Werte ermittelt (nach Hoffmeister & Bellach, 1995).

Tabelle 16: Body-Mass-Mittelwerte bei geringster Sterblichkeit nach Altersgruppen und Geschlecht (kg/m²)

	20-29	30-39	40-49	50-59	60-69
Männer	21,4	21,6	22,9	25,8	26,6
Frauen	19,5	23,4	23,2	25,2	27,3

Hoffmeister et al. fanden in einer Hessen-Studie in achtjähriger Beobachtungszeit bei 30-69jährigen die geringsten Sterberaten für Frauen mit einem BMI um 25 kg/m², für Männer mit einem BMI um 27 kg/m². Hoffmeister und Bellach (1995) bilanzieren: „Alles in allem kann man davon ausgehen, dass die Personen mit extremen BMI, jene, die im 5. Quintil liegen, in der Regel jene mit mehr als 30 kg/m², mit einer Verdoppelung der allgemeinen Mortalität und einer Vervielfachung der speziellen Mortalität, insbesondere durch Diabetes, Schlaganfall, Herz-Kreislauf-Erkrankungen, vor allem Myokardinfarkt und speziellen Krebsformen rechnen müssen."

Tabelle 17 zeigt die Häufigkeitsverteilung für verschiedene Bereiche des Body-Mass-Indexes nach Geschlecht und Wohnsitz in Deutschland 1998/99.

Tabelle 17: Body-Mass-Index-Klassen nach Geschlecht und Ost/West-Zugehörigkeit (kg/m²) 1998/99 (Bergmann & Meusink, 1999)

BMI-Wert (kg/m²)	Männer		Frauen	
	West	Ost	West	Ost
≤ 20	1,9	2,8	6,8	5,7
20 < 25	31,3	31,1	41,1	37,4
25 < 30	48,7	45,1	31,1	32,4
30 < 40	17,6	20,5	19,3	23,1
≥ 40	0,7	0,4	1,8	1,4

Die Befunde zum BMI sind nicht eindeutig in der Hinsicht, dass, wie Klotz, Hurrelmann und Eickenberg (1998) annehmen, die erhöhte Sterblichkeit der Männer auf einen erhöhten BMI zurückzuführen ist. Der Ansicht von Klotz et al. (1998) können wir uns daher nicht anschließen.

6. Morbidität

6.1 Hypotonie

Tabelle 18: Subjektive Morbidität der Hypotonie (in %)

Altersgruppe	West		Ost	
	m	w	m	w
25-29	11,6	52,6	1,8	22,8
30-39	16,0	53,3	3,8	25,6
40-49	19,8	49,3	7,5	27,5
50-59	22,2	38,1	6,2	24,6
60-69	21,1	27,9	15,8	13,9
Gesamt	18,4	43,9	6,7	23,1

Die Tabelle 18 zeigt die subjektive Morbidität der Hypotonie (niedriger Blutdruck) in Deutschland (Hoffmeister & Bellach, 1995). Es zeigt sich, dass die Hypotonie eine Beschwerde der Frauen, vor allem der westdeutschen Frauen ist.

Hier könnte ein protektiver Faktor vorliegen, der für die höhere Lebenserwartung der westdeutschen Frauen (gegenüber Männern und gegenüber ostdeutschen Frauen) mit beiträgt.

Im Bericht über den Gesundheitssurvey 1998/99 wird auf die Hypotonie überhaupt nicht mehr eingegangen, sie wird unter „normoton" subsummiert (Thamm, 1999).

6.2 Hypertonie

Tabelle 19 zeigt die Blutdruckklassen nach WHO für den Gesundheitssurvey 1998 (Thamm, 1999).

Tabelle 19: Bluthochdruckklassen nach WHO 1998 (in %), modifiziert. Bundesgesundheitssurvey 1998 – gewichtet (Thamm, 1999)

Blutdruckklassen	Männer			Frauen		
	gesamt	West	Ost	gesamt	West	Ost
normoton	49,7	51,5	42,6	57,9	59,1	53,3
borderline	15,8	15,5	16,8	9,3	9,3	9,1
hyperton	29,7	28,5	34,5	26,9	26,1	30,1
kontrolliert hyperton	4,8	4,5	6,1	5,9	5,5	7,5

Mehr Männer als Frauen zeigen hypertone Werte; die Ostdeutschen zeigen ebenfalls erhöhte Werte gegenüber den Westdeutschen, d. h. die ostdeutschen Männer haben die höchsten Werte.

Seit 1991 ist die Zahl der hypertonen Männer im Osten zurückgegangen, im Westen ist sie jedoch gestiegen.

Hier findet eine Angleichung statt, die jedoch auf hohem Niveau stattfindet. Dies gilt auch analog für die Geschlechter. Die Hypertonie scheint immer noch eine wichtige Ursache für die größere Sterblichkeit der Männer zu sein.

6.3 Gesundheitszustand der Bevölkerung

Tabelle 20 zeigt die subjektiven Angaben zum Gesundheitszustand. Der insgesamt höhere Krankenstand der Frauen wird durch die Altersgruppe über 65 Jahren hervorgerufen, während in allen anderen Altersgruppen eine erhöhte subjektive Morbidität der Männer vorliegt.

*Tabelle 20: Kranke und Unfallverletzte in Deutschland/Selbsteinschätzungen
(Quelle: Daten des Gesundheitswesens, 1999)*

Altersgruppe	m	w
< 15	7,1	6,3
15-40	8,1	8,0
40-65	13,6	12,9
> 65	23,7	26,4
Gesamt	11,7	13,0

Hessel, Geyer, Plöttner, Schmidt und Brähler (1999) ermittelten in einer repräsentativen Untersuchung an 2179 Deutschen bei Männern im Durchschnitt 1,45 aktuell bestehende Erkrankungen (von 36 angebotenen) gegenüber 2,06 bei den Frauen (subjektive Angabe).

Die Anzahl aktueller und/oder früherer Erkrankungen lag bei den Männern im Mittel mit 3,63 Erkrankungen gegenüber 4,79 bei den Frauen ebenfalls signifikant niedriger.

Während Frauen eine ganze Reihe von Erkrankungen signifikant häufiger schildern als Männer, geben Männer lediglich Erkrankungen wie Herzinfarkt und Leberverhärtung bzw. Leberzirrhose häufiger an.

Die Untersuchung erbrachte weiterhin folgende Ergebnisse: Im Vergleich zu Frauen

- geben Männer einen besseren Gesundheitszustand als die Frauen an ($p < 0.001$)
- fühlen Männer sich weniger anfällig gegenüber Krankheiten ($p < 0.001$)
- fühlen Männer sich durch ihren Gesundheitszustand weniger beeinträchtigt bei der Erfüllung alltäglicher Aufgaben ($p < 0.001$)
- achten Männer weniger stark auf ihren Gesundheitszustand ($p < 0.05$)
- glauben Männer weniger als Frauen, dass man seinen Gesundheitszustand selber beeinflussen kann ($p < 0.05$)

In einer weiteren repräsentativen Befragung an ca. 3000 Personen in Deutschland zeigte sich darüber hinaus, dass Männer die seelischen Einflüsse auf die Gesundheit geringer bewerten als Frauen (vgl. Goldschmidt, 1996).

6.4 Körperbeschwerden

Es liegen zahlreiche Untersuchungen darüber vor, dass Frauen über mehr Körperbeschwerden klagen als Männer (vgl. z. B. Brähler & Möhring, 1995; Brähler & Scheer, 1984; Fahrenberg, Hampel & Selg, 1994; Fahrenberg, 1994; Hoffmeister & Bellach, 1995; Kroenke & Spitzer, 1998; Maschewsky-Schneider, 1998; Maschewsky-Schneider et al., 1999). Dieser Befund wird in der Literatur sehr kontrovers diskutiert, es lassen sich dabei jedoch verschiedene Argumentationsstränge erkennen:

Ausgehend von Richter (1974) und Beckmann (1976) wird die höhere Klagsamkeit der Frauen als Ausdruck größerer Leidensfähigkeit und emotionaler Offenheit der Frauen interpretiert, denen gefühlsabwehrende und schwächeverleugnende Männer gegenüberstehen. Auf der anderen Seite gibt es auch Auffassungen, die die höheren Beschwerden als Folge einer objektiv stärkeren Belastung der Frauen deuten (vgl. z. B. Rodenstein, 1980). In einer dritten Interpretationslinie, die Maschewsky-Schneider et al. (1999) verfolgen, werden die unterschiedlichen Beschwerdeäußerungen von Männern und Frauen als methodisches Artefakt diskutiert, das in der Fragebogenkonstruktion begründet ist.

In zahlreichen Untersuchungen hat sich jedoch gezeigt, dass das Ausmaß körperlicher Beschwerden nicht nur vom Geschlecht sondern auch vom Alter abhängig ist. Die gefundenen Alterseffekte sind allerdings nicht ganz so ausgeprägt wie die Geschlechtseffekte (vgl. Brähler & Scheer, 1984; Fahrenberg, 1994; Brähler & Scheer, 1995).

Bei der Betrachtung der vorliegenden Forschungsliteratur zu Geschlechts- und Alterseffekten (nicht nur in Bezug auf Körperbeschwerden, sondern auch bei anderen, mittels Fragebogen erhobenen Variablen), fällt auf, dass empirische Befunde zumeist nur additiv zusammengestellt werden, ohne Berücksichtigung der Kultur bzw. des Landes, in dem diese Befunde erhoben wurden. Offensichtlich wird dabei von der impliziten Annahme ausgegangen, dass die alters- und geschlechtsabhängigen Unterschiede zeitinvariant sind.

Die 1994 erfolgte bundesweite Neunormierung des Gießener Beschwerdebogens (vgl. Brähler, Schumacher & Brähler, 1999) ergab die Möglichkeit, für den Bereich der alten Bundesländer die Daten mit der Normierung von 1975 im Hinblick darauf zu vergleichen, ob sich die Geschlechts- und Altersdifferenzen bei den Körperbeschwerden über den dazwischenliegenden Zeitraum von 19 Jahren geändert haben. Da die Erhebung 1994 auch in den neuen Bundesländern erfolgte, war darüber hinaus ein Vergleich der alten mit den neuen Bundesländern möglich.

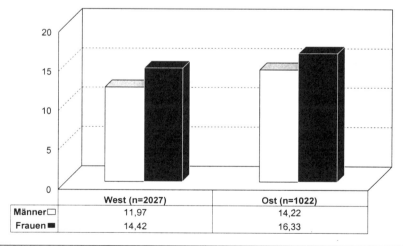

Abb. 3: GBB-Skala Beschwerdedruck in Ost- und Westdeutschland (Brähler, Schumacher & Felder, 1999)

Abbildung 3 zeigt die Körperbeschwerden der Westdeutschen aus der Untersuchung von 1994 im Vergleich mit den zeitgleich erhobenen GBB-Daten von 1022 Ostdeutschen (Brähler et al., 2000).

Die Körperbeschwerden der Männer sind in Ost und West deutlich geringer als die der Frauen, doch die Unterschiede zwischen Ost und West sind fast genau so groß, d. h. die ostdeutschen Männer klagen fast genau so stark wie die westdeutschen Frauen. Die mit einem vergleichbaren Fragebogen erhobenen Beschwerden (v. Zerssen) der Deutschen im Jahre 1991 durch Hoffmeister und Bellach (1995) hatte noch ein niedrigeres Beschwerdeausmaß im Osten gekennzeichnet, bei einer höheren Beschwerdehäufigkeit von Frauen.

Abbildung 4 zeigt den Beschwerdedruck der Westdeutschen 1975 und 1994 im GBB.

Es wird deutlich, dass sich der Geschlechtsunterschied im Beschwerdedruck von 1975 zu 1994 deutlich vermindert hat (Differenz 1975 = 5.32, Differenz 1994 = 2.45).

Die Befunde deuten darauf hin, dass das geringere Ausmaß der Klagsamkeit bei Männern auf Sozialisationseinflüsse zurückgeht und epochenspezifisch sein kann.

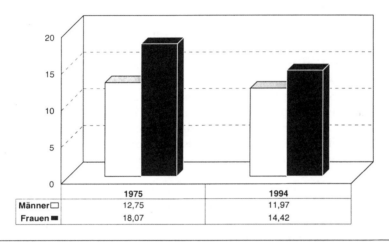

Abb. 4:   *Beschwerdedruck (GBB-Gesamtwert) Westdeutscher 1975 und 1994 (18-60 Jahre; Brähler, Schumacher & Felder, 1999)*

7. Diskussion

Resümiert man die dargestellten aktuellen Daten des Gesundheitswesens, so ergibt sich für die Männer ein düsteres Bild; im Vergleich zu Frauen haben sie eine geringe Lebenserwartung, sterben häufiger an somatischen Erkrankungen wie Herzinfarkt, Krebs der Luftröhre, Lunge oder Bronchien, verunglücken häufiger tödlich durch Verkehrsunfälle und sterben häufiger in Folge eines Suizides. Die Daten weisen bei diesen Aspekten auf gewisse altersabhängige Einflüsse hin. Obwohl es einige Ost/ West Unterschiede gibt, treffen diese Tendenzen gleichermaßen für die Männer der neuen Länder zu. Einschränkend ist anzumerken, dass die Daten lediglich einen sehr begrenzten und kleinen Ausschnitt aus der Fülle der Ergebnisse zu epidemiologischen Angaben darstellen, und z. B. Morbiditätsraten sogenannter „psychischer" Erkrankungen nicht berücksichtigt wurden. Als Fazit der Mortalitätsraten kann man jedoch behaupten, dass Männer weitaus riskanter und gefährlicher leben als Frauen. Auch bei gesundheitsbezogenen Verhaltensweisen sind Männer deutlich auffälliger; sie rauchen und trinken mehr und regelmäßiger. Trotz der Ansicht, selber viel für die Erhaltung bzw. Verbesserung der eigenen Gesundheit tun zu können, nehmen sie z. B. ärztliche Vorsorgeuntersuchungen kaum in Anspruch. Seelische Einflüsse auf die Gesundheit werden eher negiert. Derartige Ergebnisse sind auch aus anderen Studien bekannt (vgl. Felder & Brähler, 1999; Gebhardt & Klimitz, 1983; Maschewsky-Schneider et al., 1999).

Wie lassen sich diese Geschlechtsdifferenzen erklären bzw. genauer gesagt, worauf gehen die vielfach gegen die eigene Person gerichteten, destruktiven Verhaltensweisen der Männer zurück? Je nach Erklärungsansatz werden unterschiedliche soziale oder biologische Faktoren herangezogen und gewichtet (vgl. Kandrack & Segall, 1991).

Dass eine allein biologische Sichtweise die starken Diskrepanzen zwischen Männern und Frauen nicht ausreichend erklärt, zeigen die Daten, bei denen regionale Unterschiede, d. h. Ost-West-Vergleiche mit einbezogen wurden. Deutliche Unterschiede in verschiedenen Angaben von z. B. Männern aus den alten Bundesländern im Vergleich zu Männern aus den neuen Bundesländern belegen vielfach eindrücklich, dass gesellschaftliche und kulturelle Aspekte bei der Erklärung geschlechtsspezifischer Unterschiede im Gesundheitsverhalten ebenfalls eine wichtige Rolle spielen. Neben diesen regionalen Faktoren stellt sich grundsätzlich die Frage, ob es angemessen ist, von ähnlichen Lebensbedingungen für Männer und Frauen auszugehen.

Sinnvoll erscheint es vielmehr, generell von unterschiedlichen Lebensbedingungen von Frauen und Männern auszugehen, die sich auf beide Geschlechter unterschiedlich auswirken. So sind Sonntag und Blättner (1998) der Auffassung, dass z. B. die soziale Lage von Frauen und Männern in ihren Strukturen so unterschiedlich ist, dass ein direkter Vergleich des Gesundheitshandelns im Lebenskontext kaum möglich ist. Neben differentiellen Auswirkungen von umweltbezogenen Aspekten wie z. B. der sozialen Lage oder Arbeitsplatzbedingungen, spielt für Männer die männliche Rollenidentität eine entscheidende Rolle.

Hollstein (1999) spricht in diesem Zusammenhang von einer „Krise" der Männlichkeit, die sich u. a. in verschiedenen Ängsten niederschlägt. So unterdrücken Männer ihre Emotionen und leben kompensatorisch stärker Aggressivität, Kontrolle, Macht und Dominanz aus, um ihre eigene Männlichkeit unter Beweis zu stellen und sogenannte „weibliche" Anteile abzuwehren. Nach Hollstein erleben Männer die Rollenveränderungen der Frauen in den letzten zwanzig Jahren als derart verunsichernd, dass sie sich zu verschiedensten männlichen Reaktionsformen provoziert fühlen. Harrison (1987) sieht die höheren Mortalitätsraten der Männer in Verbindung mit der männlichen Neigung zu aggressiveren Verhaltensmustern, die ebenfalls aus dem ängstlichen Bestreben des Mannes hervorgeht, einen maskulinen Status zu erreichen. Seiner Auffassung nach (Harrison, 1987, S. 40) „wird die männliche Geschlechterrolle für unsere Gesundheit nur dann weniger gefährlich, wenn sie nicht mehr als Gegensatz zur weiblichen Rolle definiert wird und wenn alles als die eine, unverfälscht menschliche Lebensweise betrachtet wird".

Eng in Verbindung mit typischen männlichen Rollenkomponenten (anderen überlegen sein, unabhängig und auf niemanden angewiesen sein, psychisch stabil zu sein ...) scheint gleichermaßen die Berufstätigkeit für Männer einen zentralen Stellenwert für das Identitätserleben zu haben. Die Inanspruchnahme ärztlicher Hilfe ist demnach mit einem unvermeidlichen Verlust an Ansehen und „Männlichkeit" seitens der Mitarbeiter und Vorgesetzten assoziiert und wird daher vermieden (DeHoff & Forrest, 1987; Felder & Brähler, 1999). Sonntag und Blättner (1995) sind in diesem Zusammenhang der Auffassung, dass eine Veränderung der Einstellung von Männern zu gesundheitlichen Aspekten wenn überhaupt, dann am ehesten über den Arbeitskontext erfolgen könnte. Ihre Schlussfolgerungen dazu, zunächst in der Praxis genauer zu recherchieren, unter welchen Bedingungen eine Beteiligung von Männern bisher gelungen ist, erscheint dringend nötig.

Fraglich bleibt, ob Männer bereit sind, gesundheitsbezogene Verhaltensweisen und Einstellungen ändern zu wollen, wenn damit einhergeht, Veränderungen ihrer Identität zu akzeptieren und in ihr Selbstbild zu integrieren. Um die Beteiligung von Männern an der Gesundheitsbildung zu fördern, wäre es wichtig, gesellschaftliche Konstellationen differenzierter in ihrer Bedeutsamkeit und in ihren Auswirkungen auf Männer zu erforschen. Von großem Interesse können dabei auch Ost/West Vergleiche sein. Angesichts der vielen offenen Fragen, die sich in diesem Forschungsbereich stellen, bleibt zu hoffen, dass Männer dies als Herausforderung annehmen, sich zukünftig stärker für ihre Gesundheit einzusetzen und sich im eigenen Interesse für ein anderes, „gesünderes" Selbstverständnis ihrer Gesundheit zu bemühen.

Der alte Mann – körperliche, psychische und soziale Aspekte geschlechtsspezifischer Entwicklung

Andreas Kruse, Eric Schmitt, Gabriele Maier, Pirjo Pfendtner und Frank Schulz-Nieswandt

Zusammenfassung

Den Ausgangspunkt des vorliegenden Beitrags bildet die im Vergleich zu Frauen geringere Lebenserwartung des Mannes. Es wird aufgezeigt, dass die Rangreihe der am häufigsten zum Tode führenden Erkrankungen für beide Geschlechter sehr ähnlich ist und die geringere Lebenserwartung des Mannes nicht mit einer im Vergleich zu Frauen höheren Wahrscheinlichkeit von Erkrankungen einhergeht. Männer leiden häufiger unter akuten und lebensbedrohlichen Erkrankungen, Frauen dagegen häufiger unter chronischen wie auch unter psychischen Erkrankungen, vor allem Depressionen. Im zweiten Teil des Beitrags wird auf geschlechtsspezifische physiologische Veränderungen im Alternsprozess eingegangen, die zu den für Männer und Frauen unterschiedlichen Mortalitätsraten beitragen. Der dritte Teil des Beitrags diskutiert die Bedeutung eines spezifischen Männlichkeitsmusters gesundheitsbezogenen Verhaltens für die aufgezeigten Geschlechtsunterschiede, der vierte Teil beschreibt geschlechtsspezifische Unterschiede in sozialen Beziehungen. Für beide Geschlechter korrelieren unterstützende Beziehungen mit geringen, Probleme und Konflikte in sozialen Beziehungen dagegen mit hohen Belastungswerten. Obwohl die sozialen Beziehungen von Männern nicht die emotionale Tiefe der Beziehungen von Frauen erreichen, finden sich keine Belege für eine geschlechtsspezifische Reaktion von Männern auf spezifische Merkmale sozialer Beziehungen. Studien zur Beziehungsqualität langjähriger Ehen zeigen, dass weder altersgebundene Veränderungen von Geschlechtsrollen noch die Annahme einer Altersandrogynität die Dynamik sozialer Beziehungen älterer Menschen erklären können. Ähnlich erweist sich die Auseinandersetzung mit Verwitwung als geschlechtsunabhängig. Hier erweisen sich vor allem finanzielle Ressourcen, das Alter zum Zeitpunkt der Verwitwung, Netzwerkgröße und Netzwerkqualität als bedeutsame Prädiktoren. Der abschließende Teil des Beitrags behandelt den Übergang in den Ruhestand als im männlichen Lebenslauf besonders bedeutsame Statuspassage und stellt die Frage, inwieweit der Verlust der Berufsrolle von Männern als besonders krisenhaft erlebt wird und welche für eine erfolgreiche Bewältigung dieser Statuspassage protektiven Faktoren identifiziert werden können. Für beide Geschlechter erweisen sich vor allem der Familienstand, der Bildungsstand, finanzielle Ressourcen und Freizeitinteressen als bedeutsame Prädiktoren der Lebenszufriedenheit im Ruhestand, das Geschlecht als solches ist dagegen unbedeutend.

Summary

In the first part of this contribution sex differences in mortality, causes of death and morbidity are reported. Compared to women, men do have a lower life expectancy, but rankings of the significance of lethal diseases are very similiar for both sexes. The lower life expectancy of men does not correspond with a higher probability of illness. Men do suffer more often from acute, life-threatening diseases, women do suffer more often from chronic illness and mental disorders, especially depression. In the second part age-related physiological changes that influence sex specific mortality and morbidity are described. In the third part it is argued for the significance of a specific pattern of manliness in health-related behavior that contributes to an explanation of the described sex differences. In the fourth part we describe sex-differences in social relationships. Men do have smaller social networks and lower levels of social involvement but there is little evidence for the hypothesis that men react to strained relationships in sex-specific ways. Studies on marital relationships indicate that neither age-related changes in sex-roles nor the androgyny-hypothesis can explain for the dynamics of interpersonal relationships in old age. Similarly, studies on coping with widowhood suggest that sex alone is a poor predictor of successful coping, different outcomes are especially due to differences in financial resources, age at widowhood, network size and network quality. The final part is concerned with retirement as a decisive transition in man's developmental status. We assess evidence for the hypothesis that especially in man the loss of the working role is perceived as a psychological crisis. For both sexes family status, education level, financial resources and leisure time activities are predictors of life satisfaction after retirement, whereas sex per se is only a poor predictor.

1. Einleitung

Der vorliegende Beitrag beschäftigt sich mit körperlichen, psychischen und sozialen Merkmalen des alten Mannes. Damit wird ein Thema behandelt, das bislang innerhalb der Alternsforschung nur wenig Aufmerksamkeit erfahren hat. Wir wissen heute mehr über die Lebenssituation der alten Frau als über jene des alten Mannes. Dies ist nicht zuletzt auf die soziologische Lebenslageforschung (vgl. Naegele, 1998; Naegele & Tews, 1993) zurückzuführen, die zeigt, dass mit der für ältere Kohorten typischen weiblichen Normalbiographie spezifische Benachteiligungen verbunden sind, die im Alter ihren Ausdruck in sozialen Problemlagen finden können. Tatsächlich sind soziale Probleme wie Armut oder Isolation im Alter zum überwiegenden Teil Probleme von Frauen (vgl. etwa Backes & Clemens, 1998). Damit scheint eine wissenschaftliche Beschäftigung mit „typisch weiblichen" Entwicklungsprozessen näher zu liegen als die Untersuchung der lebenslangen Entwicklung des Mannes. Aus diesem Grunde soll im folgenden begründet werden, warum männerspezifische Fragestellungen unseres Erachtens die Alternsforschung bereichern und unseren Wissensstand über Entwicklungsprozesse im Lebenslauf erheblich erweitern können.

Innerhalb der Gerontologie besteht heute Einigkeit darüber, dass Altern als ein lebenslanger Prozess aufzufassen und die Lebenssituation im Alter damit Resultat eines lebenslangen Entwicklungsprozesses ist. Wir wissen heute, dass Altern kein schicksalshaft ablaufender, uniformer Prozess ist, dass sich Menschen im Alter nicht nur ebenso voneinander unterscheiden, wie in allen vorherigen Lebensabschnitten auch, sondern dass interindividuelle Differenzen sich mit zunehmendem Alter sogar verstärken (vgl. etwa Baltes & Baltes, 1994). Wir wissen auch, dass sich objektive Merkmale der Lebenssituation nicht einheitlich auf zukünftige Entwicklungsprozesse auswirken, dass sich gerade auch ältere Menschen durch ein hohes Maß an psychologischer Widerstandsfähigkeit (Resilienz) auszeichnen, Belastungen, Rückschläge und Verluste „erfolgreich" verarbeiten und auch unter sehr ungünstigen Umständen eine persönlich zufriedenstellende Lebensperspektive aufrechterhalten können. Die Analyse objektiver Lebenslagemerkmale (etwa Familienstand, Bildungsstand, Einkommen, Haushaltsstruktur oder Wohnsituation) allein erlaubt keine Rückschlüsse auf die psychische Situation oder zukünftige Entwicklungsprozesse (vgl. etwa Staudinger & Freund, 1998; Staudinger, Freund, Linden & Maas, 1996; Thomae, 1983). Männer und Frauen sind wegen unterschiedlicher Geschlechtsrollen im Lebenslauf mit unterschiedlichen Aufgaben und Anforderungen konfrontiert und bilden deshalb möglicherweise auch unterschiedliche Kompetenzen aus. Während Jungen dazu sozialisiert werden, „männliche", d.h. aggressive und kompetitive Verhaltensweisen zu zeigen, die ihrerseits als Barrieren für Intimität angesehen werden, lernen Mädchen vor allem, Gefühle und Befindlichkeiten auszudrücken und sich anderen gegenüber „fürsorglich" zu verhalten (Marini, 1981), woraus nach Gilligan (1982) auch geschlechtsspezifische moralische Orientierungen resultieren. Chodorow (1978) geht davon aus, dass Jungen ebenso wie Mädchen durch die primäre Bindung an die Mutter zunächst eine „feminine Identität" erwerben, mit dieser aber – infolge des Sozialisationsdrucks hin zu einer „maskulinen Identität" – explizit brechen müssen. Da für Mädchen die ursprüngliche Identifikation im wesentlichen erhalten bleibe, falle es diesen schwerer, sich in Abgrenzung von anderen zu definieren, Individualität zu entwickeln, was im Extremfall zu einer Art Verlust des Selbst in überfürsorglichen Beziehungen zu anderen führen könne. Aus strukturalistischer Perspektive ist angenommen worden, dass die für Männer und Frauen aus unterschiedlichen gesellschaftlichen Positionen resultierenden Chancen, Barrieren und Anforderungen sich in ihren Beziehungen zu anderen Menschen widerspiegeln (vgl. etwa Epstein, 1988; Fischer & Oliker, 1983). So konnte gezeigt werden, dass untergeordnete Positionen, die Frauen traditionell nicht nur im beruflichen, sondern auch im familiären Bereich eher einnehmen als Männer (Marini, 1981; Nock & Kingston, 1988; Reskin & Hartmann, 1986), mit einer höheren Bedeutung von Gefühlen und Befindlichkeiten sowie mit einer stärkeren Öffnung in sozialen Beziehungen (self-disclosure) einhergehen (etwa Kollok, Blumstein & Schwarz, 1985). Fischer und Oliker (1983) haben argumentiert, dass die Kindererziehung, die ja nach wie vor vor allem von Frauen geleistet wird, mit spezifischen Chancen, soziale Beziehungen zu knüpfen und zu pflegen, einhergeht.

Gesellschaftliche Definitionen von Geschlechtsrollen tragen auch dazu bei, dass der Alternsprozess für Männer und Frauen unterschiedliche Aufgaben und Anforderungen beinhaltet: Während sich der Mann im traditionellen Verständnis im mittleren und höheren Erwachsenenalter auf die Sicherung des Einkommens der Familie konzentriert, werden der Frau in weit stärkerem Maße häusliche Pflichten zugeordnet. Die Hausfrauenrolle ist für Frauen zumindest eine gleichberechtigte Alternative zur Erwerbstätigkeit, wenn sie nicht gar im Dienste der beruflichen Karriere des Mannes erwartet wird. Die Betreuung und Erziehung von Kindern wird ebenso überwiegend als Aufgabe der Frau verstanden wie die Pflege von Angehörigen. Entsprechend erweisen sich der Auszug der Kinder aus dem Elternhaus und das Eintreten von Hilfs- oder Pflegebedürftigkeit bei Angehörigen vor allem für Frauen als ein wichtiger Einschnitt der persönlichen Entwicklung, wenn nicht gar als ein „kritisches Lebensereignis". Berücksichtigt man zusätzlich die biologischen Veränderungen im Kontext der Menopause und den geschlechtsspezifischen Stellenwert altersgebundener körperlicher Veränderungen (graue Haare und Falten beeinträchtigen die physische Attraktivität von Männern weit weniger als jene von Frauen) so liegt die Annahme nahe, dass sich Frauen früher mit ihrem Älterwerden auseinandersetzen müssen als Männer und – in Verbindung damit – im Alter auch besser damit zurechtkommen können, dass sie nicht mehr jung sind. Darüber hinaus kann angenommen werden, dass gesellschaftliche Erwartungen an die weibliche Geschlechtsrolle bis ins hohe Alter erhalten bleiben: Für Hausfrauen gibt es keinen Ruhestand, die Betreuung und Erziehung der Kinder kann in der weiblichen Großelternrolle ihre Fortsetzung finden. Gerade hier wird die Bedeutung einer männerspezifischen Perspektive deutlich: Das Alter konfrontiert den Mann möglicherweise weit stärker mit der Aufgabe, sich neu zu orientieren, für die Rolle des Ruheständlers gibt es in unserer Gesellschaft wahrscheinlich keine verbindlichen Modelle, woraus sich zum einen besondere Chancen einer „späten Freiheit" (Rosenmayr, 1983), zum anderen aber auch besondere Probleme, eine persönlich zufriedenstellende Lebensperspektive aufrechtzuerhalten, ergeben können.

In diesem Beitrag gehen wir zunächst auf Geschlechtsunterschiede in der Mortalität und Morbidität im Alter ein. Im Zusammenhang mit geschlechtsspezifischen physiologischen Altersveränderungen werden zunächst biologische Ursachen dargestellt, ehe auf ein spezifisches Männlichkeitsmuster, welches sich aus kulturanthropologischer Perspektive herleiten lässt und über biologische Unterschiede hinaus zur Erklärung der beschriebenen Unterschiede beiträgt, eingegangen wird. Danach wenden wir uns der geschlechtsspezifischen Analyse sozialer Beziehungen im höheren Erwachsenenalter und Alter zu, wobei neben der Beschreibung geschlechtsspezifischer Beziehungsmerkmale die Frage, ob Männer weniger sensibel für spezifische Muster sozialer Beziehungen sind als Frauen, sowie die These einer „Altersandrogynität" im Vordergrund stehen. Schließlich beschäftigen wir uns mit der Bewältigung von zwei Entwicklungsaufgaben im männlichen Lebenslauf, von denen die erste (Verwitwung) eher nonnormativer Natur ist, d.h. bei Männern vergleichsweise selten vorkommt, die zweite (Übergang in den Ruhestand) vielleicht als die entscheidende Statuspassage im männlichen Alternsprozess angesehen werden muss.

2. Geschlechtsunterschiede in der Mortalität und Morbidität

Zum Zeitpunkt der Konzeption liegt das Geschlechtsverhältnis Männer zu Frauen bei 1,7:1, zum Zeitpunkt der Geburt nur noch bei 1,05:1. Erst im Erwachsenenalter kommt es zu einem ausgeglichenen Geschlechtsverhältnis, mit zunehmenden Alter nimmt dann jedoch der Männeranteil stark ab (Ory & Warner, 1990; Smith, 1993). In der Bundesrepublik Deutschland kamen 1990 bei den über 60jährigen auf 100 Männer 168, bei den über 80jährigen 258 Frauen, im Jahr 2000 werden es 296 sein. Das Verhältnis von Männern zu Frauen in der Gruppe der 100jährigen liegt heute bei etwa 1:6. Aber auch innerhalb der weiblichen Gesamtbevölkerung ist eine im Vergleich zur männlichen Gesamtbevölkerung deutlichere Alterung zu beobachten: Im Jahre 1961 waren 19,8% der deutschen Frauen und 15,5% der deutschen Männer älter als 60 Jahre, im Jahre 1991 dagegen 24,7% der Frauen und 15,9% der Männer. Die durchschnittliche Lebenserwartung Neugeborener im alten Bundesgebiet lag 1995 für Männer bei 73,53, für Frauen bei 79,81 Jahren. Die 1930 geborenen Männer hatten im Alter von 65 Jahren eine durchschnittliche Lebenserwartung von 14,79, die 1930 geborenen Frauen dagegen von 18,57 Jahren (Statistisches Bundesamt, 1997; vgl. auch Kommission, 1998). Zahlreiche Studien in verschiedenen Ländern und Kulturen belegen eine bei Frauen höhere Lebenserwartung, unabhängig davon, ob man diese für den Zeitpunkt der Geburt oder für Angehörige höherer Altersgruppen berechnet.

Tabelle 1: Sterbefälle 1996 nach Todesursachen und Alter der Gestorbenen, Männer und Frauen im Vergleich (Quelle: Statistisches Bundesamt, 1997)

Todesursache	Gestorbene im Alter von ...bis unter...Jahre			
	25-45 Männer Frauen	45-65 Männer Frauen	65-75 Männer Frauen	75 u. mehr Männer Frauen
Krankheiten des Herz-Kreislaufsystems	3396 1411	31679 10873	45139 32311	95224 205454
Bösartige Neubildungen	3094 3559	33951 22591	34290 26605	36784 51246
Krankheiten der Atmungsorgane	445 225	4012 1535	7772 3836	16358 19476
Selbstmord und Selbstbeschädigung	3008 789	2954 1108	965 640	1176 790
Diabetes mellitus	219 109	1914 1019	2470 3089	3963 11133

Aus *Tabelle 1* geht hervor, dass sich Männer und Frauen nicht in der Rangreihe der häufigsten Todesursachen unterscheiden, Erkrankungen des Herz-Kreislaufsystems sind jeweils mit deutlichen Abstand vor bösartigen Neubildungen (einschließlich des lymphatischen und hämatopoetischen Gewebes) die häufigste Todesursache. Insbesondere bei den Herz-Kreislauf-Erkrankungen, jedoch auch bei den bösartigen Neubildungen und Erkrankungen der Atmungsorgane wird deutlich, dass Frauen im Vergleich zu Männern in höherem Alter an diesen Erkrankungen sterben. Genetische Determinanten sind eine mögliche Ursache für die geschlechtsspezifische Mortalitätsraten. So haben Frauen gerade im Hinblick auf die Herz-Kreislauf-Erkrankungen und die dafür hauptverantwortliche Arteriosklerose einen nachweisbaren Schutz durch ihren Hormonhaushalt. Weiterhin sind auch psychosoziale Einflussfaktoren zu nennen. So ist das Erkrankungsrisiko gerade bei den Herz-Kreislauf-Erkrankungen, aber auch bei den Erkrankungen der Atmungsorgane stark von sogenannten Lifestyle-Faktoren (hier sind vor allem der Genuss von Nikotin und berufliche Belastungen zu nennen) abhängig, die in höheren Altersgruppen bei Männern vergleichsweise häufiger angetroffen werden können.

Die geringere Lebenserwartung für Männer geht nicht auf ein häufigeres Auftreten von Erkrankungen oder auf eine bei Männern stärker ausgeprägte Multimorbidität zurück. Längsschnittstudien belegen für Männer und Frauen keine unterschiedlichen Inzidenzraten, das Auftreten neuer Erkrankungen ist also nicht vom Geschlecht abhängig. Dagegen ist die Prävalenzrate bei Frauen wegen ihrer höheren Lebenserwartung und der geringeren Mortalitätsrate höher (Manton, 1990).

Daten aus den Vereinigten Staaten zeigen, dass Frauen von fast allen chronischen Beeinträchtigungen häufiger betroffen sind als Männer, insbesondere von Störungen des Bewegungsapparates, Verdauungsstörungen, Anämien, Migräne, Erkrankungen der Harnwege und Varizen. Eine Ausnahme bilden die Gicht, der Bandscheibenvorfall sowie Hör- und Seheinbußen. Diese sind bei Frauen seltener. Bezüglich der Rangreihe der häufigsten Erkrankungen finden sich nur geringfügige Unterschiede: Bei Männern sind Höreinbußen gefolgt von Arthritis, Bluthochdruck, Katarakt und ischämischen Herzerkrankungen am häufigsten, bei Frauen Arthritis gefolgt von Bluthochdruck, Höreinbußen, Katarakt und chronischer Sinusitis. Im Vergleich zu Frauen haben Männer höhere Prävalenzraten bei akuten und lebensbedrohlichen Erkrankungen. Auch die Komplikationsraten liegen bei Männern höher (Jette, 1990; Verbrugge, 1989; Huyck, 1990; Manton, 1990; Markides, 1991). In der Berliner Altersstudie (Altersbereich 70-103 Jahre) wurden für Frauen insgesamt mehr medizinische Diagnosen gestellt. Während Frauen stärker zu chronischen Leiden wie Osteoporose, Osteoarthrose und Herzinsuffizienz neigten, traten bei Männern häufiger Herzinfarkte und chronisch obstruktive Lungenerkrankungen auf, also potentiell lebensbedrohlichere Zustände. Bei den Erkrankungen mit der höchsten Prävalenz fanden sich – von wenigen Ausnahmen abgesehen – bei beiden Geschlechtern wiederum die bereits genannten (Baltes, Horgas, Klingenspor, Freund & Carstensen, 1996).

In Untersuchungen zur Selbständigkeit im Alter findet sich bei Männern meist eine höhere funktionelle Kompetenz in der Ausführung von basalen und instrumentellen Aktivitäten des täglichen Lebens (Baltes et al., 1996; Markides, 1991). Mit zunehmenden Alter verschlechtert sich die funktionelle Kapazität bei Frauen, nicht jedoch bei Männern, vor allem bei basalen Aktivitäten (z. B. Baden, Treppen steigen, Anziehen). Auch die Zeit, die mit der Ausführung instrumenteller Aktivitäten (z. B. Einkaufen, öffentliche Verkehrsmittel benutzen) verbracht wird, nimmt bei den Frauen im Alter ab, während sie bei den Männern gleich bleibt. Männer haben zwar eine geringere Lebenserwartung, jedoch ist ihre aktive Lebenserwartung höher (Jette, 1990). Vielleicht ist hier auch ein Grund dafür zu sehen, dass ältere Männer ihren Gesundheitszustand meist subjektiv besser einschätzen als ältere Frauen.

Psychische Erkrankungen sind – mit Ausnahme dementieller Erkrankungen – im Alter seltener als in früheren Lebensabschnitten. Zwar werden häufiger psychische Symptome berichtet, jedoch wird eine eindeutige Diagnose bei den älteren seltener gestellt (George, 1991). Dies ist um so erstaunlicher, als einige bekannte Risikofaktoren für psychische Störungen wie geringer Bildungsstand, schlechterer körperlicher Gesundheitszustand oder geringe Anzahl an Bezugspersonen im Alter eher anzutreffen sind. In der Berliner Altersstudie zeigten fast die Hälfte der 70jährigen und älteren (Helmchen et al., 1996) keinerlei psychischen Symptome, knapp ein Viertel war eindeutig psychisch krank. Frauen klagten dabei häufiger über psychische Störungen. Die Geschlechtsunterschiede gingen vor allem auf Formen milder Depressionen zurück.

3. Geschlechtsspezifische physiologische Veränderungen

Die Beschreibung physiologischer Altersveränderungen ist mittlerweile weit fortgeschritten. Allerdings besteht nach wie vor eine Schwierigkeit zu differenzieren, inwieweit es sich noch um normale Alternsprozesse oder bereits um pathologische Veränderungen handelt. Eine geschlechtsspezifische Betrachtung findet hier nur selten statt. Für allgemeine Veränderungen in Organfunktionen werden in aller Regel keine geschlechtsdifferenzierten Daten geliefert, so dass man von einheitlichen Veränderungen ausgehen muss (Timiras, 1994). Auf der Basis hormoneller, immunologischer und anderer biologischer Faktoren, die im Alternsprozess eine Rolle spielen (Ory & Warner, 1990), lassen sich jedoch Unterschiede zwischen Männern und Frauen finden, die teilweise durchaus Erklärungsansätze für die berichteten Unterschiede in den Mortalitätsraten liefern.

Das Immunsystem nimmt im Alter in seinem Abwehrpotential ab und vermindert seine Fähigkeit, körpereigene Substanzen zu erkennen. Daraus resultieren eine erhöhte Infektionsgefahr, eine Zunahme von Tumoren und ein höheres Risiko für Autoimmunerkrankungen. Frauen scheinen ein höheres immunologisches Potential im Alter zu behalten. Dies würde erklären warum Männer im Alter eher von akuten, lebensbedrohlichen Erkrankungen betroffen sind oder warum bei ihnen manche Erkrankungen komplikationsreicher ablaufen.

Die Einflüsse des weiblichen Geschlechtshormons Östrogen sind für die geringere Anzahl von Herz-Kreislauf-Erkrankungen bei Frauen vor der Menopause mitverantwortlich. Bis zum ca. 50. Lebensjahr sind bei Frauen die Cholesterinwerte niedriger und der HDL-Spiegel höher als bei Männer gleichen Alters (das Lipoprotein gilt als Schutzfaktor gegen koronare Herzerkrankungen). Der positive Effekt von Östrogen auf den Fettstoffwechsel dürfte eine der biologischen Hauptursachen für den beschriebenen Geschlechtsunterschied bei den Todesraten durch Herz-Kreislauf-Erkrankungen sein. Denn nach der Menopause nimmt dieser Vorteil der Frauen kontinuierlich ab, bis dann im höheren Alter das Risiko für Frauen größer ist. Die Veränderungen der Geschlechtshormone beim alten Mann werden dagegen als nur geringfügig beschrieben. Zwar geht der Testosteronspiegel zurück, jedoch liegen über das Ausmaß und die Auswirkungen dieses Rückgangs keine gesicherten Erkenntnisse vor. Auch scheinen hier sehr große interindividuelle Unterschiede zu bestehen. Eine Abnahme der Produktionsleistung und der Funktionsfähigkeit verschiedener Zellen ist als „normale Altersveränderung" anzusehen (Timiras, 1994). Natürlich kann die sexuelle Potenz des alten Mannes und die Fähigkeit, die gesamte Bandbreite sexuellen Vergnügens zu genießen, unter diesen physiologischen Veränderungen leiden. Erschwerend können hierbei die Einflüsse von körperlichen Erkrankungen hinzukommen (Whitbourne, 1991). Tatsache ist jedoch, dass der ältere Mann weitgehend zeugungsfähig bleibt, die Spermatogenese bleibt, wenn auch reduziert, erhalten, ebenso wie die Funktionsfähigkeit der anderen Geschlechtsorgane ist ausreichend. Trotz eines Rückgangs aller Sexualfunktionen ist eine befriedigende Sexualität auch im Alter möglich, wenn man sich auf die physiologischen Veränderungen einstellt.

4. Mortalität, Morbidität und männliches Gesundheitsverhalten

Nachdem sich die soziale Epidemiologie lange Zeit auf die Erforschung biologischer Ursachen für die höhere Lebenserwartung von Frauen konzentriert hat, findet man heute zunehmend Erklärungsansätze, die auch geschlechtsspezifische Sichtweisen der Kranken- und Patientenrolle zu integrieren versuchen. Im Folgenden wenden wir uns der Frage zu, inwieweit sich die geschlechtsspezifischen Mortalitätsraten und

Morbiditätsmuster neben biologischen Unterschieden auch auf ein spezifisches Männlichkeitsmuster zurückführen lassen, das sowohl das gesundheitsbezogene Verhalten von Männern (z. B. Risikoverhalten, Symptomwahrnehmung, Inanspruchnahme medizinischer Versorgung) als auch dessen gesellschaftliche Deutungen und Bewertungen beeinflusst.

Als ein erster Hinweis auf die Bedeutung eines impliziten Männlichkeitsmusters für die Arzt-Patienten-Beziehung lässt sich bereits der Befund deuten, dass männliche Beschwerden überwiegend in rein somatischen Kategorien erfasst werden (Kolip, 1998; Schachtner, 1999). Die bei Frauen höheren Prävalenzraten für psychopathologische und psychosomatische Erkrankungen müssen auch im Kontext von Daten gesehen werden, die auf Zusammenhänge zwischen geschlechtsspezifischer Morbidität, Alter, Erhebungsinstrumenten und sozialem Kontext verweisen (Hardey, 1998; MacIntyre, Hunt & Sweeting, 1996). So kommt es bei gleichen Symptomen zu diagnostischen Verzerrungen: Männer werden eher somatisch orientiert diagnostiziert und therapiert, Frauen eher psychisch und psychosomatisch (Conen & Custer, 1988). Geschlechtsstereotype gehen demnach auch in die Diagnostik ein. Dies stimmt mit dem allgemeinen sozialanthropologischen Befund überein (Lenzen, 1991), wonach der Medizin auch die Funktion zukommt, Menschen dahingehend zu orientieren, dass sie sich medizinisch behandeln lassen. Medizin ist in diesem Sinne eine „mehrfache Wirklichkeit" (vgl. Keller, 1995 zu Vorstellungen der Völker, Heiler und Mediziner über Krankheit und Krankheitsursachen; ferner Lachmund & Stollberg, 1995), gleichermaßen subjektiv und objektiv, patientenzentriert und professionszentriert (vgl. auch Labisch, 1992).

Frauen und Männer haben unterschiedliche Gesundheits- und Krankheitskonzepte. Diese korrelieren mit den traditionellen Geschlechtsrollen: „Bei Frauen stehen psychische Aspekte emotionaler Befindlichkeit und sozialen Wohlbefindens im Vordergrund, für Männer bedeutet Gesundheit in erster Linie Leistungsfähigkeit, Funktionieren und Nicht-Wahrnehmen des Körpers. Männer lernen häufiger bereits in der Kindheit, psychosomatische Störungen und Schmerzen nicht auszudrücken, insbesondere fällt ein riskanter Umgang mit ihrem Körper und ihrer Gesundheit im Jugendalter auf. Diese unterschiedlichen geschlechtsspezifischen Gesundheitskonzepte haben ebenfalls Einfluss auf Diagnoseerstellung und therapeutische Entscheidungen." (Siegrist & Möller-Leimkühler, 1998, S. 106).

Geschlechtsspezifische Gesundheitskonzepte verweisen auf unterschiedliche Sozialisationsbedingungen und -ziele (Hurrelmann, 1988; Kolip, 1998). Die soziale Konstruktion von Geschlechtsspezifitäten erfolgt auf drei Ebenen: (a) die Ebene der individuellen Entwicklung im Lebenszyklus, (b) die Ebene der kulturellen Kontexte von Gesellschaft in einem gesellschaftstypischen und zeitgeschichtlichen Sinne und (c) die Ebene der langfristigen historisch-anthropologischen Pfadentwicklung im Sinne einer säkular übergreifenden Kulturbildung. Zusammenhänge zwischen diesen Ebenen sind vor allem Forschungsgegenstand der Historischen Anthropologie, die hier nicht nachgezeichnet werden kann. Wir müssen uns an dieser Stelle damit begnügen, darauf hinzuweisen, dass etwa psychologisch vermittelten Barrieren bei der Inanspruchnahme von Vorsorgeuntersuchungen ebenso wie Befunde zum Risikoverhalten als integrales und funktionales Element des Erwerbs einer Geschlechtsrolle im Jugendalter, auf implizite Selbstbilder und Prozesse der Wahrnehmung und Bewertung körperlicher Prozesse in Gesellschaftstypen westlicher Prägung verweisen, die nicht losgelöst von langfristigen transsäkularen Formierungspfaden (vgl. etwa von Engelhardt, 1999), die wir (vgl. etwa Klein & Liebsch, 1997) als Zivilisationsprozesse bezeichnen, begriffen werden können. Die in der Annahme eines Männlichkeitsmusters zusammengefassten geschlechtsspezifischen Selbstbilder und körperbezogenen Wahrnehmungen haben nach Wieland (1998) ihren Ursprung im Mittelalter, wo sich ein am Ritterstand orientiertes Bild des männlichen Selbst herausgebildet hat. Das heute aufzeigbare Männlichkeitsmuster kann im Rahmen einer Soziogenese männlicher Mentalität, die hier allerdings in ihrer Korrespondenz zum Wandel der Sozialstruktur auf der Basis indoeuropäischer Kerninstitutionen und vor dem Hintergrund der christlichen Kultursynthese nach dem Ausgang der Spätantike aus Raumgründen nicht nachgezeichnet werden kann, gedeutet werden. Die Kulturanthropologin M. Douglas (1986) hat grundsätzlich zeigen können, wie die „Typik sozialer Einbindung" im Zusammenspiel mit personaler Individuation spezifische Formen von Körpersymbolik und Ritualistik ebenso hervorbringt wie geschlechtsspezifische Tabuisierungen. Andere Forschungstraditionen suchen die Wurzeln eines an heroischer Ehre orientierten individualistischen Männlichkeitsmusters bereits in der agonalen Struktur der homerischen Gesellschaft (vgl. Benedict, 1955; Ulf, 1990). In den Kontext dieser historisch-anthropologischen Tradition gehört der Befund, wonach Gesundheit für Männer in erster Linie Leistungsfähigkeit, Funktionieren und Nicht-Wahrnehmen des Körpers bedeutet. In dieses Bild passt die allgemein bekannte männlichkeitsbezogene Maxime „Indianer kennen keinen Schmerz" ebenso wie die Pseudo-Lebensweisheit „Hysterie – dein Name ist Frau". Folgen wir der entwicklungspsychologischen Gesundheitsforschung, so stützen eine Reihe von Befunden die Thesen eines spezifischen Männlichkeitsmusters. „Eine gewisse Härte gegen sich selbst (...) und im Umgang mit Schmerzen und Leid gehört zum Klischee des gesunden Mannes" (Vogt, 1993, S. 55). Dagegen führt die besonders ausgeprägte Erziehung zur Reinlichkeit und Körperpflege bei Mädchen zu einer erhöhten Sensibilität der Mädchen gegenüber dem Körper und seinen Signalen (z. B. Schmerzen). Im Alter von 10 Jahren halten sich Jungen in der Regel für weniger sensibel im Umgang mit Körper und Schmerzen als Mädchen (Vogt, 1993, S. 56). Dieses Gesundheitskonzept orientiert sich am Idealbild des harten Mannes und implizit an den Idealen des positiven Helden in Mythen und Märchen. Das Männerideal des Kindes findet seine Fortsetzung im Jugendalter und im mittleren Erwachsenenalter. Zahlreiche Untersuchungen belegen, dass Jungen vor dem angedeuteten Sozialisationshintergrund aggressiver und aktiver sind als Mädchen. Vor allem junge Männer zeigen sich dann als erlebnis- und abenteuerorientiert. Der homerische Mann scheint hier mit höchster Evidenz durch. Die dabei zum Ausdruck kommende Risikofreude gehört zu der Männerrolle, die sich Jugendliche nun endgültig zu eigen machen. Rücksichtslosigkeit im Umgang mit dem eigenen Körper stellt eine Dimension dieser Selbstgenese dar.

Bindeglied zwischen der entwicklungspsychologischen Individualebene und der Ebene der Historischen Anthropologie ist der Typus unserer Gesellschaft im zeitgeschichtlichen Sinne. Krankheit ist immer (historisch wie kulturübergreifend: Schipperges, 1985) gesellschaftlich codiert: die biologische Ordnung und die soziale Ordnung stimmen in allen Gesellschaften auf ihre jeweilige Art überein (Herzlich &

Pierret, 1991). In diesem Sinne ist die Erwerbsarbeitszentriertheit unseres Verständnisses von akuter oder chronifizierter Krankheit, von Pflegebedürftigkeit und allgemeiner alltagsfunktioneller Abhängigkeit sinnhafter Teil unseres gesellschaftlichen Selbstverständnisses und reflektiert den technologischen und kulturellen Typus unserer Gesellschaft (Herzlich & Pierret, 1991).

Kontroverser bleibt die Frage, ob sich hier Schnittflächen mit Persönlichkeitstypen abzeichnen, wie sie als Unterscheidung von Verhaltensmustern von Typ-A und Typ-B in Untersuchungen über koronare Herzkrankheiten generiert worden sind. Denn Männer vom Typ-A sind in ihrem Verhalten leistungsorientiert und ehrgeizig, ungeduldig und gereizt, latent aggresiv und feindselig. Typ-B definiert sich – allgemein formuliert – über Gelassenheit und Mäßigung. Die Ermittlung stabiler Persönlichkeitsfaktoren wird allerdings zunehmend kritisch gesehen (Badura, 1993). Dennoch bleiben signifikante Unterschiede im Gesundheits-, Kranken- und Patientenverhalten (dazu allgemein: Schulz-Nieswandt, 1999) zwischen Männern und Frauen bestehen, die sich an prägnanten Unterschieden im Selbstbildprofil verdeutlichen lassen. Die Befunde, die Waller in Anlehnung an den Gesundheitssurvey der DHP-Studie synoptisch darlegt (Waller, 1996, S. 57), belegen das Männlichkeitsmuster (über die Altersgruppen der 25-69jährigen hinweg) im Bereich der riskanten Lebensbedingungen und Verhaltensweisen und in der Minderschätzung der Inanspruchnahme medizinischer Leistungen. Die höhere Prävalenz subjektiver Morbidität bei Frauen spiegelt im Umkehrverhältnis zu diesem Männlichkeitsmuster eine höhere Betroffenheit und Involviertheit, unabhängig davon, wie sich subjektive und objektive Gesundheit jeweils für sich und im Verhältnis zueinander oder in bezug auf die diagnostische und therapeutische Definitionsmacht der Leistungsanbieter erklären lassen. Sicherlich definieren geschlechtsspezifische Variablen nur eine Achse in einem komplexen Typenspektrum (vgl. Faltermaier, Kühnlein & Burda-Viering, 1998) von subjektiven Gesundheitstheorien und von Formen subjektiven Gesundheitshandelns. Geschlechtsspezifität kann keinen reinen Typus des Menschen in seiner Rolle als Gesunder/ Kranker bzw. Patient konstituieren. Man wird hier Sozialschicht- und Milieukontexte nicht unterschätzen dürfen. Und sicherlich wird man auch die Verteilung personaler Ressourcen nicht vereinfacht nach dem binären Code von Mann und Frau abbilden können. Aber innerhalb dieses begrenzten Rahmens kommt der Wirksamkeit von Männlichkeits- bzw. Weiblichkeitsmustern im Gesundheitsverhalten, in der Körpererfahrung und Symptomaufmerksamkeit, im System der Laienmedizin und der privaten Pflegeverhältnissen, in der Früherkennung und Vorsorge, in der Inanspruchnahme akutärztlicher Leistungen signifikante Bedeutung zu.

5. Geschlechtsspezifische Unterschiede in sozialen Beziehungen

Geschlechtsspezifische Unterschiede in sozialen Beziehungen sind durch zahlreiche empirische Untersuchungen belegt: Frauen verfügen nicht nur im allgemeinen über größere soziale Netzwerke (etwa Antonucci, 1990; Veroff, Kulka & Duvan, 1981), sie haben auch mehr persönlich eng vertraute Bezugspersonen (etwa Booth, 1972) und erhalten mehr Unterstützung in Beziehungen zu (ehemaligen) Arbeitskollegen, Bekannten, Freunden und erwachsenen Kindern (Turner & Marino, 1994; Umberson,

1992). Des weiteren wurde mehrfach bestätigt, dass Frauen sowohl in inner- als auch in außerfamiliären Beziehungen mehr Unterstützung leisten (Gerstel & Gallagher, 1993; Vanfossen, 1981)

5.1 Sind Männer weniger sensibel als Frauen?

In einer neueren Studie von Umberson, Chen, House, Hopkins und Slaten (1996) wurden nicht nur Anzahl und Qualität sozialer Beziehungen von Männern und Frauen, sondern auch unterschiedliche Indikatoren des Belastungserlebens in sozialen Beziehungen differenziert erfasst. Die Ergebnisse dieser Studie bestätigen zunächst die Hypothese, dass Männer und Frauen qualitativ unterschiedliche soziale Beziehungen pflegen: Frauen berichteten generell mehr formelle (Besuch von Veranstaltungen, Vereinen und Organisationen sowie religiöse Bindung) und informelle soziale Integration (Treffen von Freunden, Nachbarn und Verwandten) sowie mehr erhaltene Unterstützung durch Freunde und gaben eher an, über eine persönlich eng vertraute Person zu verfügen. Männer berichteten dagegen eine höhere auf Ratschläge und konkrete Hilfen bezogene soziale Integration („advisory integration"; Anzahl der für konkrete Hilfeleistungen zur Verfügung stehenden Personen) und erhielten mehr Informationen über Fragen der Gesundheit (health regulation). Die sozialen Beziehungen von Männern zeichneten sich damit insgesamt weniger durch „Intimität" aus als jene der Frauen. Bezüglich der innerfamiliären Beziehungen berichteten Frauen mehr Unterstützung von erwachsenen Kindern, Männer dagegen mehr Unterstützung durch den Ehepartner. Obwohl die innerfamiliären Beziehungen von Frauen in der Literatur im allgemeinen als belastender als jene der Männer geschildert werden, berichteten Männer mehr Belastungen in den Beziehungen zu Ehepartnern und Eltern. Pflegebeziehungen bestanden bei Frauen häufiger, darüber hinaus waren Frauen durch Pflegebeziehungen sowohl zeitlich als auch emotional stärker in Anspruch genommen als Männer. Während die Daten von Umberson et al. (1996) für qualitativ unterschiedliche Beziehungen bei Männern und Frauen sprechen, belegen sie keine Geschlechtsunterschiede in der Auswirkung der untersuchten Merkmale sozialer Beziehungen. Für beide Geschlechter waren eine höhere formelle und informelle soziale Integration, ein höheres Ausmaß an Unterstützungsleistungen durch Freunde und Bekannte sowie eine höhere auf konkrete Ratschläge bezogene Integration mit einer geringeren Wahrscheinlichkeit depressiver Verstimmungen, ein geringes Ausmaß an Information über gesundheitliche Fragen und erlebte Belastungen in sozialen Beziehungen hingegen mit einer höheren Wahrscheinlichkeit depressiver Verstimmungen assoziiert. Umberson et al. (1996) leiten aus ihren Befunden ab, dass die bei Frauen im Vergleich zu Männern generell höhere Wahrscheinlichkeit depressiver Verstimmungen keinesfalls durch eine erhöhte Sensibilität der Frauen für belastende Aspekte sozialer Beziehungen erklärt werden kann. Die ermittelten Regressionsgleichungen legen den Schluss nahe, dass Frauen durch die Pflege intimerer Beziehungen vielmehr ihre im Vergleich zu Männern stärkere Neigung zu depressiven Verstimmungen in Teilen kompensieren. Anders gesagt, der Geschlechtsunterschied im Merkmal Depression wäre größer, wenn Frauen und Männer ähnlichere soziale Beziehungen pflegen würden.

5.2 Nivellieren sich Geschlechtsrollen im Alter?

Im Zusammenhang mit geschlechtsspezifischen Unterschieden in sozialen Beziehungen ist auch die These einer „Alters-Ein-Geschlechtlichkeit" bzw. „Altersandrogynität" zu diskutieren. Es besteht heute weitgehend Einigkeit darüber, dass im Alter irgend eine Form von Rollenumkehrung, Rollenkonvergenz oder Rollentranszendenz stattfindet. Diese Annahme kann aus unterschiedlicher Perspektive, so auf der Grundlage einer sich vollziehenden Integration von „animus" und „anima" im Sinne von Jung, einer Veränderung von instrumentellen und expressiven Aspekten ehelicher Rollenerwartungen oder einer Feminisierung der männlichen und Maskulinisierung der weiblichen Persönlichkeit begründet werden (vgl. Fooken, 1987, 1995). Damit ist jedoch die Annahme einer Altersandrogynität noch nicht bestätigt. Die Veränderung der Geschlechtsrollen im Alter resultiert nicht notwendigerweise in der Nivellierung von Geschlechtsunterschieden, sie könnte ebenso zu neuen, unter Umständen sogar ausgeprägteren Geschlechtsunterschieden (unter umgekehrtem Vorzeichen) führen. Fooken (1995) hat darauf hingewiesen, dass sich die Veränderung von Geschlechtsrollen im Alter für Männer und Frauen meist in unterschiedlichen sozialen Kontexten vollzieht: der bei Männern zu beobachtende Trend zu einer stärkeren Abhängigkeit im sozialen Netzwerk einer Altersehe, der bei Frauen zu beobachtende Trend zu Autonomie und Durchsetzungsfähigkeit im Kontext des Alleinlebens. Aus diesem Grunde ist die Analyse ehelicher Partnerschaften für die These einer Altersandrogynität von besonderer Bedeutung. Im Rahmen ihrer Studie über Sexualität im Alter konnte Fooken (1991) drei unterschiedliche Beziehungsmuster in der alten Ehe differenzieren: (1.) Ein als „verschmolzene Intimität" bezeichnetes Beziehungsmuster, für das ausgeprägte Gefühle gegenseitiger Nähe und Zugehörigkeit und ein Austausch von Zärtlichkeiten bei gleichzeitiger Betonung der geringen Bedeutung von Sexualität charakteristisch sind. In diesem Beziehungsmuster werden Veränderungen der Partnerschaft insbesondere von Männern reflektiert und positiv bewertet. (2.) Ein als „Bezogenheit und Autonomie" bezeichnetes Beziehungsmuster, das dadurch gekennzeichnet ist, dass beide Partner die Beziehung insgesamt als nah, glücklich und harmonisch erleben, wobei allerdings die Bereiche Zärtlichkeiten und Sexualität als „unstimmig" wahrgenommen werden. Für dieses Beziehungsmuster ist auch ein Streben der Frauen nach Autonomie charakteristisch. (3.) Ein als „nicht-intime Assymmetrie" bezeichnetes Beziehungsmuster, in dem beide Partner ihre Beziehung als eher distanziert und leer erleben. Hier neigen die Frauen zu dominantem Verhalten und zur Bagatellisierung von Problemen, die Männer eher zu einem Lamentieren über konflikthafte Aspekte der Beziehung. Weitere Analysen legen nahe, dass Möglichkeiten zur Herstellung von Intimität in sozialen Beziehungen für Frauen und Männer an unterschiedliche Voraussetzungen gebunden sind. Für Frauen scheinen „traditionell weibliche Lebensentwürfe" die Wahrscheinlichkeit des Erlebens von Intimität zu fördern, für Männer scheint dagegen eher „das Klischee des nach außen gerichteten, sozial expansiven Mannes" dem Erleben von Intimität förderlich zu sein. Insgesamt belegen die Ergebnisse von Fooken (1991, 1995), eine Pluralität von Beziehungsformen, die nicht durch einfache Dichotomisierung von „Geschlechtslosigkeit" versus „Umkehrung von Geschlechtsrollen" abzubilden ist. Die generelle These einer Altersandrogynität lässt sich damit nicht aufrechterhalten. Stattdessen zeigt sich, dass zumindest für ältere Kohorten komplementäre Geschlechtsrollen der erlebten Qualität der Beziehung durchaus förderlich sind. Schließlich ist zu betonen, dass die Analysen von Fooken nahelegen, dass sich auch Altersehen in einem durchaus dynamischen Geschehensfluss befinden (1995), sich Geschlechtsrollen auch im hohen Alter weiter verändern, wobei die Art der Veränderung keinesfalls einheitlich ist, sondern sich vielmehr auf dem Hintergrund einer langjährigen „Beziehungsbiographie" vollzieht.

6. Auseinandersetzung mit dem Verlust des Partners

Die Verwitwung im Alter bedeutet den Verlust einer häufig langjährigen emotional hoch besetzten Beziehung, gleichgültig, wie zufriedenstellend oder konfliktreich sie verlaufen ist (Wagner, Schütze & Lang, 1996; Niederfranke, 1992).

Aufgrund der höheren Lebenserwartung von Frauen, ist die Wahrscheinlichkeit, dass Männer dieses Lebensereignis im Alter bewältigen müssen wesentlich geringer. Verheiratet zu sein und es bis ins hohe Alter zu bleiben, ist für Männer und Frauen über 60 Jahre nicht in gleicher Weise zu erwarten. Während die Mehrzahl der über 60jährigen Männer (76,8%) verheiratet ist, ist die Verwitwung die häufigste Familienstandsform bei den über 60jährigen Frauen (46,4%). Sogar im hohen Alter, bei den über 80jährigen, sind noch mehr als die Hälfte der Männer (55,2%) verheiratet (Frauen 9,8%), während mehr als drei Viertel der Frauen (79,9%) verwitwet sind (Männer 39,3%) (Statistisches Bundesamt, 1997). Neben der höheren Lebenserwartung der Frauen, sind die Altersunterschiede in der Partnerschaft (Frauen sind durchschnittlich etwa 4 Jahre jünger als ihre Partner) sowie (noch) die Folgen des Zweiten Weltkrieges verantwortlich für diese Differenz hinsichtlich der Familienstandsformen im Alter. Im Vergleich zu älteren Frauen haben Männer somit einen „Vorteil" in bezug auf die Lebensqualität bei einem gleichzeitigen „Mortalitäts-Nachteil" (Thompson, 1994).

„Leben im Alter" heißt für die meisten Männer „Leben zu zweit". So wird der Partnerverlust von Männern kaum antizipiert; die meisten Männer sind darauf eingestellt, vor ihrer Partnerin zu sterben. Verwitwung stellt für den Mann im Alter somit eher eine non-normative Entwicklungsaufgabe (vgl. Havighurst, 1963, 1972; Oerter, 1986) dar. Dies wird auch in der Forschung deutlich: Die Verwitwungsforschung hat sich – anders als die Ruhestandsforschung – lange Zeit vor allem auf Frauen konzentriert.

Eine Reihe von Studien konnten dabei nur minimale Unterschiede in bezug auf psychisches Wohlbefinden sowie das Ausmaß und die Zufriedenheit mit sozialen Beziehungen bei Verheirateten und Verwitweten nachweisen (vgl. Lund, 1989; Wagner et al., 1996). Eine Erklärung für diesen Befund mag darin zu sehen sein, dass die Auseinandersetzung mit dem Verlust des Partners als Prozess aufzufassen ist, in dessen Verlauf es der Person nach einer anfänglichen Phase tiefer Trauer gelingt, zu einer neuen Identität und neuen Lebensziele zu finden und neue Aufgaben wahrzunehmen. Dieser Prozess kann jedoch nur mittels längsschnittlicher Untersuchungen erfasst werden. Querschnittsstudien – und diese stellen den größeren Anteil vorliegender Untersuchungen dar – unterschätzen somit möglicherweise die Auswirkungen des Partnerverlustes, sofern sie die Verwitwungsdauer nicht kontrollieren. Daneben könnte sich die Verwitwung bei Männern und Frauen unterschiedlich auswirken. Studien zur Auseinandersetzung mit Verwitwung aus geschlechtsspezifischer Perspektive zeigen jedoch eine sehr heterogene Befundlage.

In einer Reihe von Studien konnten keinerlei Unterschiede in bezug auf Lebenszufriedenheit, Depressivität und/oder psychische Gesundheit nach Verwitwung zwischen Männern und Frauen nachgewiesen werden (zusammenfassend Thompson, Gallagher, Cover, Gilewski & Peterson, 1989). Andere Studien (bspw. Niederfranke, 1992) legen nahe, dass die psychische Belastung für Frauen nach dem Partnerverlust höher ist, da sie zusätzlich mit einer (zum Teil erheblich) schlechteren finanziellen Situation zurecht kommen müssen. Eine Studie von Umberson, Wortman und Kessler (1992) bestätigt diesen Befund. Die Autoren zeigen, dass eine höhere finanzielle Belastung bei verwitweten Frauen mit erhöhter Depressivität einhergeht; für Männer konnte in derselben Untersuchung kein Zusammenhang zwischen diesen Merkmalen ermittelt werden.

Verschiedene Studien zeigen (vgl. zusammenfassend Gass, 1989), dass sowohl das Mortalitäts- als auch Morbiditätsrisiko für Männer nach dem Tod der Partnerin größer ist, insbesondere in den ersten sechs Monaten. Dieser Geschlechtsunterschied geht zum Teil darauf zurück, dass Männer zum Zeitpunkt der Verwitwung im Durchschnitt älter sind als Frauen oder – sofern man Männer und Frauen gleichen Alters miteinander vergleicht – Frauen mehr Zeit hatten, sich an die veränderte Lebenssituation anzupassen und neu zu orientieren. Das in einigen Studien nachgewiesene insgesamt höhere Morbiditätsrisiko Verwitweter (im Vergleich zu Verheirateten) ist bei Männern möglicherweise auch auf Mangelernährung zurückzuführen; da Männer in Aufgaben der Haushaltsführung (insbesondere Kochen) meist über weniger Kompetenzen verfügen als Frauen.

Die Tatsache, dass es Männern in aller Regel zumindest ebenso gut wie Frauen zu gelingen scheint, nach dem Verlust des Ehepartners eine persönlich zufriedenstellende Lebensperspektive (wieder-)herzustellen ist um so bemerkenswerter, als in der Gerontologie eine Reihe geschlechtsspezifischer Unterschiede aufgezeigt werden konnten, auf deren Grundlage für Männer größere Probleme nach dem Verlust des Partners erwartet werden müssten. So ist die Ehefrau häufig die intimste Vertraute des Mannes (zum Teil auch die einzige intime Vertraute des Mannes). Frauen berichten durchschnittlich mehr intime Beziehungen als Männer (das heißt Beziehungen, in denen sie Gefühle und Befindlichkeiten äußern können und emotionale Unterstützung erhalten). Auch sprechen Studien zur Ehe im Alter dafür, dass Frauen ihren Männern mehr emotionale Unterstützung geben, als sie von diesen erhalten. Männer verlieren demnach im Falle einer Verwitwung möglicherweise mehr als Frauen. Auch empfangen Frauen nach dem Verlust des Partners ein höheres Maß an Unterstützung von ihren Kindern (Umberson et al., 1992), so stellt die Mutter-Tochter-Beziehung die engste aller innerfamiliären Beziehungen dar (Rossi & Rossi, 1990). Schließlich haben Männer nach den meisten Studien zu sozialen Beziehungen sowohl vor als auch nach Partnerverlust generell kleinere und weniger aktive soziale Netzwerke als Frauen (Antonucci, 1990; Bengtson, Rosenthal & Burton, 1990), weshalb es ihnen schwerer fallen sollte, Verluste zu kompensieren. Mit diesen Ausführungen sollte hinreichend deutlich geworden sein, dass Männer im Vergleich zu

Frauen nicht nur als privilegiert anzusehen sind (weil sie etwa über ein im Durchschnitt höheres Einkommen, einen höheren Bildungsabschluss oder – zum Beispiel auch infolge einer höheren berufliche Position – über andere Statusvorteile verfügen), sondern dass auch die Lebenslage des alten Mannes geschlechtsspezifische Problemkonstellationen beinhalten kann.

7. Stellt der Übergang in den Ruhestand ein besondere Krise im Lebenslauf des Mannes dar?

Der Übergang in den Ruhestand kann für Männer – anders als für Frauen – als *die* normative Entwicklungsaufgabe im höheren Erwachsenenalter angesehen werden. Für Frauen ist eine kontinuierliche Erwerbstätigkeit über den gesamten Lebenslauf nach wie vor weniger zwingend, ihnen steht – nicht nur im frühen und mittleren Erwachsenenalter – prinzipiell die Alternativrolle der Haus- bzw. Familienfrau zur Verfügung, für die es kein gesellschaftlich wirklich akzeptiertes männliches Äquivalent gibt. Darüber hinaus kann die besondere Bedeutung des Ausscheidens aus dem Berufsleben für Männer damit begründet werden, dass dieses – wiederum anders als für Frauen – den entscheidenden Übergang zur Lebensphase Alter markiert. Während für Frauen der Alternsprozess nicht nur wahrscheinlich stärker mit einem Bewusstsein nachlassender sexueller Attraktivität verbunden ist (Männer heiraten ungleich häufiger erheblich jüngere Frauen als Frauen erheblich jüngere Männer) sondern auch mit biologischen Veränderungen (Menopause) und sich stärker wandelnden Rollenerwartungen (zu nennen wären hier vor allem die im Vergleich zu Männern in der Regel qualitativ anderen Anforderungen, die sich aus dem Auszug von Kindern aus dem Elternhaus oder aus der Geburt von Enkelkindern ergeben) korrespondiert, kann Männern nach dem Verlust der Berufsrolle mehr oder weniger schlagartig bewusst werden, dass sie alt geworden sind. Mit dem Ende der Erwerbstätigkeit entfallen nicht nur berufliche Anforderungen; der Wegfall berufsbedingter Strukturierung des Tages- bzw. Wochenrhythmus, der sozialen Beziehungen zu Kollegen und Vorgesetzten sowie der Gewinn an freier Zeit erfordern von Männern wie von Frauen eine Um- bzw. Neuorientierung in der Lebensgestaltung. Diese fällt Frauen aber möglicherweise leichter, da Erwerbstätigkeit vergleichsweise enger mit der männlichen Geschlechtsrolle verbunden ist, Frauen anders als Männer über sozial akzeptierte Alternativrollen verfügen. Diese Annahme wird durch Ergebnisse einer Untersuchung von Kruse und Schmitt zur psychosozialen Situation älterer Arbeitsloser in den neuen Bundesländern (vgl. Kruse, 1995a) gestützt. Fast die Hälfte der arbeitslosen Männer reagierte auf die erlebten Belastungen in ihrer Lebenssituation mit Niedergeschlagenheit und Resignation, betonte die Ungerechtigkeit des Schicksals und vertrat eine sehr negative Einstellung gegenüber Staat und Gesellschaft. In einer zweiten Gruppe männlicher Arbeitsloser war ebenfalls eine Tendenz zur Resignation erkennbar, allerdings versuchten diese, die bestehende Situation hinzunehmen. Nur ein Drittel der arbeitslosen Männer bemühte sich darum, eine neue (nebenamtliche) Aufgabe zu finden; nur ein Zehntel der arbeitslosen Männer antwortete mit vermehrter sozialer Aktivität und mit ehrenamtlichem Engagement auf die erlebten Belastungen. Die arbeitslosen Frauen antworteten auf erlebte Belastungen dagegen bevorzugt mit der Suche nach einer neuen Aufgabe, wobei diese mit verschiedenen Reaktionen einherging – mit der Pflege sozialer Kontakte, dem Vergleich mit der Lebenssituation anderer Menschen, der Beschäftigung mit der Situation der Kinder und des (Ehe-)Partners, dem Versuch, die Situation hinzunehmen oder dem Engagement für andere Menschen. Die Suche nach einer neuen Aufgabe wurde in der Gruppe der arbeitslosen Frauen dadurch gefördert, dass diese auch vor der Arbeitslosigkeit innerfamiliäre Verpflichtungen wahrgenommen hatten; nach dem Verlust des Arbeitsplatzes wurden diese Verpflichtungen intensiviert. Die arbeitslosen Männer hatten hingegen vor der Arbeitslosigkeit nur wenige Aufgaben im familiären Bereich übernommen; sie sahen auch nach dem Verlust des Arbeitsplatzes in der Familie keinen persönlich bedeutsamen Verantwortungs- und Tätigkeitsbereich.

Die Tatsache, dass der Übergang in den Ruhestand historisch vor allem als Entwicklungsaufgabe des Mannes untersucht worden ist (vgl. etwa Burgess, 1958; Palmore, 1965) geht nicht nur auf die deutlich höhere Erwerbsbeteiligung der Männer zurück, sondern auch auf die Annahme, dass nachberufliche Rollen zum einen Männern in geringerem Umfang zur Verfügung stehen, zum anderen für Männer weniger vorgegeben und definiert sind. Auf die mit der Berufsaufgabe verbundenen physischen, sozialen und ökologischen Veränderungen können vor allem Männer nicht mehr mit routinisierten Verhaltensabläufen reagieren, vor allem Männer können nicht auf kontinuierlich ausgeübte Alternativrollen zurückgreifen (damit ist natürlich nicht gesagt, dass der Übergang in den Ruhestand für Frauen unproblematisch ist!). Eine „erfolgreiche" Neuorientierung im Leben ohne Beruf erfordert in jedem Falle die Aktualisierung individueller Kompetenzen und Ressourcen sowie die Aktivierung von Anregungen und gegebenenfalls die Unterstützungsleistungen aus der sozialen Umwelt (Saup & Mayring, 1995). In diesem Sinne stellen die Anforderungen, die sich aus der Berufsaufgabe ergeben, aus entwicklungspsychologischer Perspektive nicht nur eine persönliche Krise (im Sinne einer Statuspassage, die in hohem Maße mit Belastungen verbunden ist), sondern auch eine Möglichkeit zur Weiterentwicklung (im Sinne von persönlichem Wachstum) dar (vgl. hierzu insbesondere Kruse, 1995b, 1996).

Während ältere Studien häufiger eine geringere Lebenszufriedenheit bei Personen im Ruhestand im Vergleich zu noch Erwerbstätigen ermitteln konnten, zeigt ein Blick in neuere Studien der Ruhestandsforschung (Calasanti, 1996; Maule, Cliff & Taylor, 1996; Vinick & Ekerdt, 1991), dass die Anpassung an die nachberufliche Lebensphase aus Sicht der meisten (männlichen und weiblichen) Erwerbstätigen positiv verläuft; sie sind im Ruhestand nicht weniger mit ihrem Leben zufrieden sind als vor dem Berufsende (Je nach Studie schwankt der Anteil der Unzufriedenen zwischen 10% bis 25%). Dieser Befund spiegelt möglicherweise eine heute positive gesellschaftliche Bewertung des „Ruhestandes" als „späte Freiheit" (Rosenmayr, 1983) sowie eine insgesamt gestiegene Freizeitorientierung wider.

Das Vorhandensein eines Ehe- bzw. Lebenspartners als Quelle emotionaler Nähe und sozialer Unterstützung wirkt sich positiv auf die Zufriedenheit im Ruhestand aus. Hinsichtlich der Aufgabenteilung im Haushalt übernehmen Männer zwar mehr Aufgaben als vor dem Ruhestand, von einer gleichberechtigten Aufgabenteilung zwischen den Geschlechtern kann jedoch nicht die Rede sein (Gradman, 1994). Männer beschreiben sich eher als „Helfer", die ihre Frauen unterstützen; sie nehmen vor allem Aufgaben wie Instandhalten, Reparieren oder Gartenarbeiten wahr (Vinick & Ekerdt, 1991). Die Übernahme der „Helferrolle" gestattet es den Männern, ihre Identität als „Unterstützer der Familie" aufrechtzuerhalten.

Aufgrund erwerbsbiographischer Vorteile – wie höheres Bildungs- und Ausbildungsniveau und höhere berufliche Positionen – sind Männer in Bezug auf finanzielle Ressourcen beim Übergang in den Ruhestand gegenüber Frauen begünstigt, was sich in einigen Studien auch direkt auf die Zufriedenheit mit dem Ruhestand auswirkt (Dorfman, 1992; Seccombe & Lee, 1986). Für den Einfluss der beruflichen Position lässt sich feststellen, dass Arbeiter ihre Situation vor bzw. zu Beginn der nachberuflichen Lebensphase positiver bewerten als Angestellte und Arbeitnehmer in höheren beruflichen Positionen. Langfristig kehrt sich dieser Unterschied jedoch um. Die Identifikation mit dem Beruf ist bei Personen mit höherer beruflicher Positionen stärker ausgeprägt, was den Übergang zunächst erschweren kann. Eine größere Rollenflexibilität, höhere soziale und kommunikative Kompetenz, größere Kontrolle hinsichtlich des Austrittszeitpunktes, sowie höheres Einkommen und besserer Zugang zu sozialen und medizinischen Ressourcen bei Personen in höheren beruflichen Positionen scheinen eine erfolgreiche Neuorientierung dagegen im weiteren Verlauf zu begünstigen (Gradman, 1994; Seccombe & Lee, 1986). Diese Hypothese wird durch eine Untersuchung von Abraham (1993) gestützt. Merkmale der vorherigen Arbeitstätigkeit wie Handlungsspielraum, Kontroll- und Entscheidungsmöglichkeiten, die in der Regel mit höheren beruflichen Positionen einhergehen, erwiesen sich bei der untersuchten männlichen Stichprobe als bedeutsame Prädiktoren für die Anpassung an das Leben ohne Beruf. Personen mit höheren Ausprägungen in diesen Merkmalen kamen im Ruhestand besser zurecht, waren aktiver und hatten mehr Pläne.

Die mit dem Berufsende reduzierten Möglichkeiten, sowohl Anerkennung von anderen als auch Selbstbestätigung zu erfahren, erschweren eine erfolgreiche Neuorientierung um so mehr, je vorzeitiger, unfreiwilliger und unvermittelter der Berufsaustritt erfolgt (z. B. Frühpensionierung aus gesundheitlichen Gründen, Vorruhestand infolge betrieblicher Umstrukturierungsmaßnahmen oder längerer Arbeitslosigkeit). So ist der Anteil jener Männer, die den Übergang in den Ruhestand krisenhaft erleben in Studien mit Männern im vorzeitigen Ruhestand deutlich höher (etwa Niederfranke, 1987). Jedoch hat der Pensionierungsmodus (freiwilliger versus unfreiwilliger Ausstieg) bei Männern nur einen kurzfristigen Einfluss auf die Zufriedenheit im Ruhestand. Freiwillig aus dem Erwerbsleben ausgeschiedene Männer sind zwar ein Jahr nach dem Berufsende deutlich zufriedener mit ihrem Leben, als jene, die den Zeitpunkt des Berufsendes nicht selbst bestimmen konnten. Sechs bis sieben Jahre nach dem Ausscheiden ist der Pensionierungsmodus jedoch kein bedeutsamer Prädiktor der Lebenszufriedenheit.

Hohes Engagement in Freizeitaktivitäten, Interessenvielfalt sowie ein größeres Spektrum an Aufgaben in nachberuflichen Tätigkeitsfeldern (bspw. im Verein, der Gemeinde oder Selbsthilfegruppen) korrelieren sowohl mit einer positiven Einstellung gegenüber dem Ruhestand als auch mit einer besseren Anpassung an die neue Lebenssituation (Lehr & Niederfranke, 1991). Das Freizeitverhalten weist insgesamt eine hohe Kontinuität auf. Nach dem Berufsende werden vorhandene Interessen und Aktivitäten wiederaufgenommen oder zeitlich ausgedehnt. Entgegen den im Vorfeld des Ruhestandes zu ermittelnden Vorsätzen, werden nur selten völlig neue Freizeittätigkeiten aufgenommen (Bossé & Ekerdt, 1981). Long (1987) konnte diesen Befund in einer längsschnittlichen Untersuchung bei Männern bestätigen. Er konnte darüber hinaus deutlich machen, dass zwar die Art der Tätigkeit dieselbe bleibt, deren Funktion sich aber beim Übergang in den Ruhestand verändern kann. So wird bspw. „Gartenarbeit" während der Erwerbstätigkeit als Abwechslung zur Büroarbeit erlebt, während sie im Ruhestand eine Ressource für persönliche Bestätigung und Achtung durch andere darstellt. Dieses Ergebnis konnte im Rahmen des Schweizerischen Nationalfond Projekts zum Übergang in den Ruhestand zum Teil bestätigt werden (Kiefer, 1997): Dort änderte sich die Bedeutung von Freizeitaktivitäten jedoch nur dann, wenn der Wegfall der Erwerbsarbeit als „Verlust" erlebt wird. Bei Personen, bei denen bereits während des Erwerbslebens eine starke Freizeitorientierung erkennbar war, fanden sich keine Hinweise auf eine Neubewertung ausgeübter Freizeitaktivitäten.

Kontrovers ist nach wie vor die Frage, ob sich der Wegfall sozialer Kontakte am Arbeitsplatz negativ auf die Lebenszufriedenheit und Neuorientierung im Ruhestand auswirken. Nach Rosenmayr (1983) kann das Ausscheiden aus dem Erwerbsleben auch als Befreiung von Anforderungen erlebt werden und Chancen eröffnen, neue Beziehungen aufzunehmen und alte zu intensivieren. Bossé, Aldwin, Levenson, Workman-Daniels und Ekerdt (1990) fanden im Rahmen der „Normative Aging Study", dass ältere Arbeitnehmer im Vergleich zu gleichaltrigen Männern im Ruhestand unter ihren Kollegen mehr Vertraute benennen, mit denen sie auch über persönliche Probleme sprechen. In Bezug auf die Zufriedenheit mit den sozialen Beziehungen konnten dagegen keine Unterschiede zwischen Arbeitnehmern und Männern im Ruhestand ermittelt werden. Richardson und Kilty (1991) ermitteln in einer Längsschnittstudie geschlechtsspezifische Unterschiede in Bezug auf die Zufriedenheit mit sozialen Beziehungen beim Übergang in den Ruhestand. Sechs Monate nach dem Berufsende lässt sich bei beiden Geschlechtern ein deutlicher Rückgang der Zufriedenheit mit sozialen Beziehungen ermitteln. Danach steigt die Zufriedenheit bei den Männern wieder an (ohne dass das Ausgangsniveau wieder erreicht wird), während sie bei den Frauen noch etwas weiter absinkt. Weitere Analysen ergaben jedoch, dass das Ausmaß, in dem die berufliche Tätigkeit vermisst wird, in Bezug auf die Zufriedenheit mit den sozialen Beziehungen die entscheidende Prädiktorvariable darstellt. Möglicherweise ist das höhere Ausmaß an Zufriedenheit bei Männern auch im Zusammenhang damit zu sehen, dass für diese die Beziehung zur Ehepartnerin – die im Ruhestand intensiver gelebt werden kann – die wichtigste Quelle sozialer Unterstützung darstellt, während Freundschaften – anders als für Frauen – im Alter an Bedeutung verlieren (Wagner et al., 1996).

Die Befunde der Ruhestandsforschung zeigen schließlich, dass der Verlust der Berufsrolle für die meisten Erwerbstätigen weder objektiv noch subjektiv negative gesundheitliche Folgen hat. Die meisten Befragten geben – gefragt nach der subjektive Einschätzung ihres Gesundheitszustandes – an, keine Veränderungen zu erleben (Abraham, 1993). Der noch in den 60er Jahren postulierte „Pensionierungstod" kann auch angesichts vorliegender epidemiologischer Studien als widerlegt gelten (Ekerdt, Bossé & Goldie, 1983). Betrachtet man die Renten-Neuzugänge in Deutschland sind 1994 27% der Männer und 20% der Frauen aufgrund einer Erwerbs- bzw. Berufsunfähigkeit aus dem Arbeitsleben ausgeschieden. Diese Angaben decken sich in etwa mit den Befunden der Health and Retirement Study (HRS) in den USA (Lorrest, Rupp & Sandell, 1995); in dieser Studie geben 20% der Befragten vor dem Ruhestand an, gesundheitliche Beschwerden zu haben, die ihre Arbeitsfähigkeit beeinträchtigen. Männer und Frauen unterscheiden sich hierbei im übrigen nicht. Es sind bei beiden Geschlechtern eher Personen in körperlich anstrengenden (Arbeiter-)Berufen, die gesundheitliche Probleme äußern. Gerade diese Gruppe profitiert vom Ausstieg aus dem Arbeitsleben: So berichten vor allem Arbeitnehmer, die aufgrund gesundheitlicher Probleme aus dem Erwerbsleben ausgeschieden sind und zuvor eine Tätigkeit unter hoher körperlicher Anstrengung verrichteten, positive Auswirkungen des Ruhestandes auf ihren Gesundheitszustand.

Die Daten der Untersuchung Bilder des Alters und Sozialstruktur (vgl. Schmitt, 2000) sprechen weder für die Annahme, dass die enge Verbindung zwischen männlicher Geschlechtsrolle und Erwerbstätigkeit zu einer ungünstigeren Wahrnehmung älterer Menschen und des Alternsprozesses beiträgt, noch für die Annahme, dass eine Neuorientierung für Männer mit dauerhaften Problemen verbunden ist. In der nach Alter, Geschlecht, alten vs. neuen Bundesländern, Stadt vs. Land, Regionen mit hoher vs. niedriger Arbeitslosigkeit sowie Erwerbstätigkeitsstatus stratifizierten Stichprobe von 1275 Personen fanden sich in den fünf unterschiedenen Altersbild-Dimensionen keine Hinweise auf geschlechtsspezifische Unterschiede. Die Ergebnisse sprechen dafür, dass sich Frauen und Männer in der Wahrnehmung der mit dem Alternsprozess einhergehenden Veränderungen in sozialen Rollen ebenso wenig unterscheiden wie in der Wahrnehmung der Bedeutung des Alters für die soziale Position eines Menschen. Weiterhin wurde deutlich, dass Männer bei sich selbst mehr Potentiale für ein mitverantwortliches Leben und weniger altersgebundene Leistungseinbußen und Verluste wahrnehmen als Frauen, hinsichtlich der Wahrnehmung von Barrieren eines sozialen Engagements fand sich kein Geschlechtsunterschied. Die Konzentration von Männern auf die Ausübung Berufsrolle führt also offensichtlich nicht dazu, dass im Alter für eine persönlich zufriedenstellende Lebensperspektive notwendige Kompetenzen nicht erworben werden. Die Geschlechtsunterschiede in den wahrgenommenen Potentialen waren in der höchsten Altersgruppe (65-75 Jahre) am ausgeprägtesten. Gerade in jener Gruppe, in der man – eine besondere Problematik des Ruhestandes für Männer vorausgesetzt – Geschlechtsunterschiede zugunsten der Frauen erwarten müsste, waren also die Unterschiede in der wahrgenommenen Leistungsfähigkeit zugunsten der Männer am deutlichsten. Die genannten Geschlechtsunterschiede lassen sich im übrigen nicht durch Unterschiede im Bildungsstand, im Einkommen, im Familienstand oder der Haushaltsstruktur erklären; die Hypothese, dass sich in den ermittelten Unterschieden vergleichsweise ungünstigere objektive Lebenslagen der Frauen widerspiegeln, muss also verworfen werden.

8. Schlussbemerkung

Während die Frauenforschung nicht zu leugnende Fortschritte gemacht hat, zum Beispiel im Rahmen der Sozialstruktur- und Lebenslageverteilungsforschung, gibt es bis heute kein speziell an männerspezifischen Lebenslagen, Chancen, Benachteiligungen und Entwicklungen interessiertes Äquivalent, die Erforschung von Lebenslagen und Altersformen des älteren und alten Mannes steht allenfalls am Anfang. Im vorliegenden Beitrag wurde aufgezeigt, dass die gesellschaftliche Definition der männlichen Geschlechtsrolle über biologische Ursachen hinaus zu einer Erklärung der Unterschiede in der Mortalität und Morbidität beitragen kann. Weiterhin wurde deutlich, dass Männer und Frauen qualitativ unterschiedliche Muster sozialer Beziehungen aufweisen, die sich durch geschlechtsspezifische Sozialisationsprozesse erklären lassen. Andererseits ergaben sich keine Hinweise darauf, dass Frauen grundsätzlich anders auf Merkmale sozialer Beziehungen reagieren als Männer. Auch Verwitwung wird von Männern nicht grundlegend anders bewältigt als von Frauen, das Geschlecht als solches hat jenseits von Lebenslagemerkmalen wie Einkommen, Bildungsstand oder die zuletzt eingenommene berufliche Position keinen konsistenten Einfluss auf den Bewältigungsprozess. Die erwähnten Ergebnisse zur Verarbeitung von Belastungen bei älteren Arbeitslosen zeigen, dass sich der Verlust der Berufsrolle für Männer besonders gravierend auswirken kann. Dieses Ergebnis wird aber durch die vorliegenden Befunde zum Übergang in den Ruhestand relativiert. Diese zeigen, dass die Annahme, der Verlust der Berufsrolle erweise sich gerade für Männer als in hohem Maße problematisch, da diese – anders als Frauen – über keine Alternativrollen verfügen, auf die sie sich zurückziehen könnten und sich der gesellschaftliche wie familiäre Status des Mannes vor allem aus seiner Berufstätigkeit ableite, differenziert werden muss: Der Verlust der Berufsrolle wird dann zu einem von Männern besonders intensiv empfundenen Problem, wenn er zu einem Zeitpunkt erfolgt, der mit der männlichen Normalbiographie nicht übereinstimmt. Dagegen stellt ein Ausscheiden aus dem Beruf nach dem Erreichen der Altersgrenze für Männer wie für Frauen lediglich eine Statuspassage dar, die nicht nur bewältigt werden kann, sondern häufig auch begrüßt wird.

Die Befunde zur Bewältigung von Verwitwung und zum Übergang in den Ruhestand machen deutlich, dass sich Männer und Frauen zum Teil ähnlicher sind als eine geschlechtsspezifische Perspektive nahezulegen scheint. Wir leiten daraus die Forderung ab – bei aller Legitimität und Notwendigkeit geschlechtsspezifischer Fragestellungen – den Blick für Gemeinsamkeiten zwischen den Geschlechtern und für Einflussfaktoren von Alternsprozessen und Alternsformen, die Männer und Frauen gleichermaßen betreffen, nicht zu verlieren.

Bewältigung körperlicher Altersveränderungen bei gesunden Männern

Andreas Thiele, Annette Degenhardt und Cornelia Jaursch-Hancke

Zusammenfassung

Diskussionen um ein männliches Klimakterium und um die männliche „midlife crisis" zeigen die Notwendigkeit einer interdisziplinären Zusammenarbeit bei der Erforschung des alternden Mannes. Es werden die Ergebnisse einer Studie an 304 gesunden Männern im Alter von 35-64 Jahren vorgestellt. Untersucht werden Bewältigungsprozesse im Kontext körperlicher und endokriner Altersveränderungen und deren Wechselwirkungen mit Indikatoren der subjektiven Lebensqualität. Folgende Fragen werden analysiert: Gibt es einen direkten Einfluss der körperlichen Leistungsfähigkeit und des Testosterons auf körperliche und psychische Beschwerden? Welche Rolle spielt die subjektive Einschätzung der körperlichen Fitness bei der Beschwerdewahrnehmung? Hängt die Effektivität assimilativer und akkommodativer Bewältigungsstrategien von objektiven und subjektiven körperlichen Ressourcen ab? – Die Ergebnisse zeigen, dass die körperliche Leistungsfähigkeit nur indirekt mit Beschwerden in Zusammenhang stehen. Die objektive Fitness wirkt sich erst vermittelt über die subjektive Wahrnehmung der körperlichen Effizienz auf die Befindlichkeit der Männer aus. Von den zwei untersuchten Bewältigungsstrategien erweist sich die akkommodative Bewältigung als die bedeutsamere Strategie zur Regulation der Befindlichkeit. Nur für diese Bewältigungsdimension kann der postulierte Moderatoreffekt der objektiven und der subjektiven Fitness nachgewiesen werden: Besonders Männer mit geringen objektiven und subjektiven Ressourcen profitieren von akkommodativen Entwicklungsregulationen. Weiter zeigt sich, dass Männer mit hohen Testosteronwerten über mehr Beschwerden klagen. Dieser unerwartete Effekt des Testosteron wird abschließend diskutiert.

Summary

The discussion about a male climacteric and about the male midlife crisis indicates the necessity of an interdisciplinary approach on the ageing male. In this article we report results of a study in 304 healthy males aged 35-64. The study examines effects of age-related bodily and hormonal changes and assimilative and accommodative coping strategies on well-being and subjective fitness. Three questions were posed: Are there direct effects of bodily fitness or testosterone on perceived complaints? How important is the appraisal of the bodily fitness for the perception of complaints? Depends the efficiency of assimilative and accommodative coping strategies on objective or subjective bodily resources? – We find no direct effect of bodily fitness on perceived complaints. The influence of bodily changes on well-being is mediated by the appraisal of fitness. Accommodative coping is compared to assimilative coping the more important predictor for well-being, especially in males with low objective or low subjective bodily resources. Finally we find a higher perception of psycho-vegetative and psychological complaints in males with high levels of testosterone. This not expected correlation of testosterone and complaints is discussed.

1. Interdisziplinäre Erforschung des alternden Mannes

Wie aktuelle Studien der Entwicklungspsychologie des mittleren und höheren Erwachsenenalters gezeigt haben (siehe z. B. Baltes, 1998; Brandtstädter & Greve, 1992), ist Altern nicht nur ein biologischer Prozess, dem der alternde Mensch passiv unterworfen ist und der zwangsläufig mit einer beeinträchtigten Lebensqualität einhergeht. Altern ist wesentlich durch die aktive und psychische Auseinandersetzung des alternden Menschen mit den sich ändernden Bedingungen gekennzeichnet. Daher ist es in der psychologischen Altersforschung selbstverständlich geworden, von einer doppelten Kontextualisierung des Alterns auszugehen (Birren & Birren, 1990). Hierbei werden ergänzend zu Theorien des biologischen Alterns besonders psychische Altersveränderungen hervorgehoben, die sowohl durch biologische als auch durch soziale Bedingungen beeinflusst werden können (Weinert, 1992). Wie die Befunde zum erfolgreichen Altern nahe legen, muss dabei im besonderen Maße das die eigenen Entwicklungsbedingungen wahrnehmende, interpretierende und gestaltende Subjekt Beachtung finden (Brandtstädter, 1989).

So untersuchen auch wir die Bewältigung der körperlichen Altersveränderungen bei Männern, indem wir sowohl objektiv messbare körperliche und endokrine Altersindikatoren als auch subjektive Indikatoren von Wohlbefinden und psychischer Adaptation miteinander in Beziehung setzen. Unser Interesse richtet sich besonders auf die normalen und gesunden Altersveränderungen bei Männern in der Lebensmitte. Zwei in verschiedenen Disziplinen angesiedelte Forschungsansätze haben in der Vergangenheit die Auswirkungen von normalen biologischen Altersveränderungen auf das Befinden und die subjektive Lebensqualität bei Männern in diesem Lebensabschnitt thematisiert:

a) Der medizinische Ansatz zum Klimakterium Virile: Hier wird angenommen, dass bei Männern in der 4. und 5. Dekade, analog zum Klimakterium der Frau, körperliche und psychische Beschwerden durch endokrine Veränderungen, insbesondere der Abnahme des Sexualhormons Testosteron, hervorgerufen werden. Eine erweiterte Auffassung dieses Ansatzes geht davon aus, dass nicht nur endokrine, sondern auch die nicht unmittelbar mit der endokrinen Ebene in Zusammenhang stehenden, allgemeinen körperlichen Leistungseinbußen direkt zu Energieverlust und Beschwerden führen können.

b) Der psychologische Ansatz zur Krise in der Lebensmitte: Dieser Forschungsansatz geht davon aus, dass Männer im mittleren Lebensalter erstmals mit körperlichen Altersveränderungen und Leistungseinbußen konfrontiert sind, was Auswirkungen auf die Bewertung individueller Lebensziele und persönlicher Wert- und Rollenorientierungen haben kann. Es werden Entwicklungsübergänge (Transitions, vgl. z. B. Tamir, 1982) postuliert, die zu krisenhaften Erscheinungen mit Belastungssymptomen führen können.

In den letzten Jahren wird die Forderung erhoben, den medizinischen und den psychologischen Ansatz stärker zu integrieren und Bewältigung im Kontext biologischer Veränderungen aus interdisziplinärer Perspektive zu untersuchen. So kommen Baltes und Baltes (1989) in einer Auseinandersetzung mit dem Forschungsparadigma zum erfolgreichen Altern zu dem Schluss, dass trotz einer in der Psychologie auszumachenden Bevorzugung subjektiver Indikatoren für Altern und Bewältigung auch die objektiven Bedingungen alternder Menschen, wie z. B. die Aspekte der körperlichen Funktionstüchtigkeit und der somatischen und funktionellen Gesundheit in die Analyse mit einbezogen werden sollten. „Die objektiven Aspekte der medizinischen, psychologischen und sozialen Funktionstüchtigkeit sowie die subjektiven Aspekte von Lebensqualität und Lebenssinn bilden also den gordischen Knoten, den es zu lösen gilt, und wir glauben, dass das nur durch Berücksichtigung vielfältiger subjektiver und objektiver Kriterien möglich ist" (Baltes & Baltes, 1989, S. 88).

1.1 Endokrine Altersveränderungen - Das Klimakterium des Mannes

Seit den Veröffentlichungen von A. A. Werner Ende der dreißiger Jahre (z. B. 1939), der bei Männern in der Lebensmitte Symptome wie Hitzewallungen, Schweißausbrüche, Potenzstörungen und Libidoverlust, aber auch psychische Beschwerden wie Nervosität, emotionale Labilität und depressive Verstimmung mit einem zu niedrigen Testosteronspiegel in Verbindung gebracht und als „Klimakterium Virile" gekennzeichnet hat, wurden zum Teil bis heute immer wieder zwei Fragen diskutiert:

1. Gibt es auch bei Männern in der Lebensmitte eine hormonelle Umstellung, die dem Klimakterium der Frau entspricht und die Bezeichnung „Klimakterium Virile" rechtfertigt?
2. Gibt es einen Zusammenhang von nachlassendem Testosteron und klimakterischen Beschwerden und lassen sich die Beschwerden durch Hormonsubstitution behandeln?

Unumstritten ist inzwischen, dass beim Mann keine endokrinen Veränderungen stattfinden, die mit dem weiblichen Klimakterium im Sinne eines vollständigen Rückgangs der Sexualhormonproduktion vergleichbar sind (McKinlay, 1989; Vermeulen, Rubens & Verdonck, 1972; Nieschlag, Kley, Wiegelmann, Solback & Krüskemper, 1973). Repräsentative Erhebungen an großen Stichproben haben vielmehr gezeigt, dass der Testosteronspiegel im Blutserum mit dem Alter linear abnimmt (vgl. z. B. Gray, Feldman, McKinlay & Longcope, 1991). Die zu beobachtenden Altersunterschiede sind dabei zwar wesentlich stärker ausgeprägt, wenn das freie und biologisch aktive Testosteron betrachtet wird. Allerdings ist innerhalb einzelner Altersabschnitte eine große interindividuelle Streuung der Messwerte zu beobachten, so dass immer auch ältere Männer zu finden sind, deren Testosteronwerte noch deutlich über dem Durchschnitt der jüngeren Männern liegen. Verschiedene Autoren kommen daher auf der Grundlage bisher veröffentlichter Befunde zu hormonellen Veränderungen beim Mann zu dem Schluss, dass ein männliches Klimakterium auf biologischer Ebene nicht existiert (McKinlay, 1989; Rolf & Nieschlag, 1998). Von Rolf und Nieschlag (1998) wird z. B. vorgeschlagen, statt der Begriffe Klimakterium Virile, Andropause oder „PADAM" (partial androgen deficiency of the aging male) die Krankheitskategorie „Hypogonadismus" zur Beschreibung einer inadäquaten endokrinen Funktion der Testes sowohl bei alten als auch bei jungen Männern anzuwenden. Allerdings ist davon auszugehen, dass die Wahrscheinlichkeit, an einem Testosterondefizit und somit an Hypogonadismus zu leiden, im Alter deutlich zunimmt. Kaufman und

Vermeulen (1998) schätzen die Anzahl der hypogonadalen Männer im Alter von 40 bis 60 Jahren auf etwa sieben Prozent, bei den über 80jährigen liegt der Anteil schon bei 35% (diesen Schätzungen liegt ein Cut-off-Wert des Gesamttestosterons von 11 nmol/l im Serum zugrunde).

Die Frage nach dem Zusammenhang von Testosteron und altersbezogenen körperlichen und psychischen Beeinträchtigungen ist dagegen weiterhin umstritten. Diese Frage gewinnt aber in jüngster Zeit an Brisanz, da in der andrologischen und endokrinologischen Literatur verstärkt die Möglichkeiten und die positiven Effekte einer Hormonsubstitution bei Männern diskutiert werden (Tenover, 1996; Kaufman & Vermeulen, 1998). Der wahrscheinlich häufigste Anlass, der einen Mann mit klimakterischer Symptomatik zu einem Andrologen/Urologen oder Allgemeinmediziner führt, ist in der Regel das Nachlassen seiner Libido, bzw. Erektionsstörungen und Potenzprobleme. So stützen sich auch die Mehrzahl der Untersuchungen und Deskriptionen des klimakterischen Syndroms beim Mann auf Einzelfälle und kleine klinische Stichproben mit diesen Leitsymptomen (z. B. Henker, 1977). Ohne auf die vielfältigen körperlichen, psychischen und zwischenmenschlichen Bedingungen einzugehen, die ebenfalls sexuelle Störungen auslösen können, sei hier nur darauf hingewiesen, dass Schlussfolgerungen, die aufgrund einer klinischen Inanspruchnahme-Population gefällt werden, Gefahr laufen, zu falschen Generalisierungen zu führen (Thiele, 1998; Thiele & Degenhardt, 1998). So bleibt es weiterhin umstritten, ob normale Altersveränderungen auf endokriner Ebene bei sonst gesunden Männern Auswirkungen auf das subjektive Erleben sexueller, körperlicher und psychischer Beeinträchtigungen haben können. Die normalen endokrinen Veränderungen stehen allerdings in Zusammenhang mit einer Vielzahl anderer biologischer Altersveränderungen. Allein die Kenntnis der eiweißanabolen und der die Proteinsynthese unterstützenden Wirkung der Androgene lässt erwarten, dass eine Abnahme der Androgenkonzentrationen auch im Normalbereich mit Veränderungen der körperlichen Fitness und der Körperproportionen einher gehen kann. Diese „äußeren" Veränderungen sind der Wahrnehmung (und der aktiven Beeinflussung z. B. durch sportliche Aktivität) sehr viel leichter zugänglich, so dass zu erwarten ist, dass erst das Erleben körperlicher Einbußen Auswirkungen auf die psychische Auseinandersetzung mit dem Altern haben wird.

1.2 Erleben körperlicher Leistungseinbußen - Die Midlife Crisis

Für die Psychologie des alternden Mannes ist es somit von Interesse, ob und wie sich objektive Veränderungen, wie z. B. beginnende Veränderungen der körperlichen Leistungsfähigkeit in der Lebensmitte, im psychischen Erleben niederschlagen und Entwicklungsprozesse im Übergang zum höheren Lebensalter beeinflussen können. Zwar ist die psychische Entwicklung im mittleren Erwachsenenalter im wesentlichen gekennzeichnet durch die Auseinandersetzung mit sozialen Rollen und sozialen Übergängen im Familien- und Karrierezyklus (Faltermaier, Mayring, Saup & Strehmel, 1992). Versteht man aber die Verfügbarkeit von Körperkraft und physischer Ausdauer als eine grundlegende Ressource zur Bewältigung beruflicher, sozialer und familiärer Anforderungen (Thiele, 1998; Whitbourne, 1985), so ist zu erwarten, dass

Verluste in diesem Bereich die Realisierung von Lebenszielen und Lebensentwürfen behindern können und Auswirkungen auf das psychische und körperliche Wohlbefinden haben werden. Für einige Autoren beginnt daher das mittlere Lebensalter auch mit der Bewusstwerdung körperlicher Altersveränderungen sowie dem ersten Gewahrwerden von körperlichen Einbußen (Barocas, Reichman & Schwebel, 1983; Peck, 1968).

In diesem Kontext haben die vornehmlich an Männern durchgeführten entwicklungspsychologischen Studien aus den USA (Gould, 1978; Levinson, Darrow, Klein, Levinson & McKee, 1978; Neugarten, 1968; Vaillant, 1977), aber auch populärwissenschaftliche Bestseller (Sheehy, 1976) schon vor 20 Jahren zur Verbreitung des Konzeptes der männlichen „midlife crisis" geführt. Nach Befunden dieser frühen Arbeiten besteht für Männer im 4. und 5. Lebensjahrzehnt eine erhöhte Wahrscheinlichkeit, eine Krisenzeit zu durchleben. Brim (1976), der in einem Review verschiedene Erklärungsansätze für eine „midlife crisis" zusammengefasst hat, sieht dabei in der Auseinandersetzung mit den eigenen Lebenszielen und den aktuellen Rollenanforderungen eine wesentliche Entwicklungsaufgabe dieses Lebensabschnittes. Hierbei können die mit zunehmendem Alter stärker in den Blickpunkt rückenden Veränderungen der körperlichen Leistungsfähigkeit und des äußeren Erscheinungsbildes die Wahrnehmung von Zieldiskrepanzen wesentlich mit beeinflussen. Dies gilt besonders dann, wenn alternde Männer sich an einem männlichen Rollenideal orientieren, welches geprägt ist von Jugendlichkeit, körperlicher Fitness, Stärke und Ausdauer (Alfermann, 1996). Folglich wird das Ergebnis der aktiven Entwicklungsregulationen in der Lebensmitte nicht nur durch die zur Verfügung stehenden objektiven Körperressourcen beeinflusst. Im Schnittpunkt von normativen Geschlechtsrollenerwartungen (zum Rollenstereotyp des Marlboro-Mann siehe z. B. Sieverding, 1997) und objektiven Altersveränderungen hängt vielmehr das Gelingen oder das Scheitern von Adaptationsleistungen wesentlich von der Verfügbarkeit effektiver Bewältigungskompetenzen ab.

1.3 Ressourcenabhängige Bewältigung und Entwicklungsregulation

Die Theorie zur akkommodativen und assimilativen Entwicklungsregulation (Brandtstädter & Renner, 1990; Brandtstädter & Greve, 1992) beschreibt zwei zentrale Bewältigungsstrategien, die zur psychischen Adaptation über die gesamte Lebensspanne beitragen. Assimilative Strategien richten sich dabei unter Ausschöpfung verfügbarer Handlungsmöglichkeiten auf der Ebene des problemlösenden Handelns auf die Veränderung der externen Bedingungen. Hier werden aktiv Lösungen von entwicklungsbezogenen Problemen angestrebt. Ziele werden unter intensiver Nutzung aller verfügbaren Ressourcen weiter verfolgt.

Scheitern aber assimilative Bemühungen z. B. mangels ausreichender Ressourcen oder infolge unüberwindbarer Hindernisse, so können akkommodative Prozesse auf der Ebene der Selbstevaluation zur Reorganisation von Werten und Zielen führen. Besonders bei eingeschränkten Ressourcen ermöglichen akkommodative Umorientierungen also den Aufbau neuer Entwicklungsperspektiven. Als wichtige Facetten akkommodativer Prozesse nennen Brandtstädter und Greve (1992) die Ablösung von blockierten Zielen und die Änderung von Präferenzstrukturen als Voraussetzung für den Aufbau neuer Zielperspektiven.

Diese Theorie der Entwicklungsregulation postuliert folglich ressourcenabhängige Veränderungen in den Bewältigungsstrategien (siehe auch Rothermund & Brandtstädter, 1997). So lässt sich die Hypothese ableiten, dass Männer, die über mehr körperliche Ressourcen – in unserer Studie die allgemeine körperliche Leistungsfähigkeit und der endokrine Status – verfügen, höhere Ausprägungen in der assimilativen Bewältigungsdimension aufweisen, während hingegen bei Männern mit geringeren körperlichen Ressourcen höhere Ausprägungen in der akkommodativen Bewältigungsdimension zu beobachten sind. Neben der subjektiven Verfügbarkeit von psychischen Bewältigungsressourcen ist allerdings im Kontext des erfolgreichen Alterns besonders die adaptive Funktionalität der Bewältigungsstrategien interessant. In der zentralen Hypothese unserer Studie erwarten wir daher moderierende Effekte der objektiven Ressourcen auf den Zusammenhang von Bewältigung und Wohlbefinden: Bei ausreichenden objektiven Ressourcen wird ein stärkerer Einfluss der assimilativen Bewältigung auf die Befindlichkeit vorhergesagt, während umgekehrt bei eingeschränkten objektiven Ressourcen ein stärkerer Einfluss der akkommodativen Bewältigung erwartet wird.

2. Studie an Männern in der Lebensmitte

Das Ziel unserer Studie an gesunden Männern im Alter von 35 - 64 Jahren ist es, die Bewältigungsprozesse im Kontext von somatischen Altersveränderungen und deren Wechselwirkungen mit Indikatoren der subjektiven Lebensqualität zu untersuchen. Dabei interessieren uns folgende Fragen:

1. Welchen Einfluss haben altersbedingte körperliche Veränderungen auf das allgemeine Wohlbefinden, die subjektive körperliche Leistungsfähigkeit und die Verfügbarkeit von Bewältigungsstrategien bei gesunden Männern in diesem Lebensabschnitt? Ein besonderes Anliegen unserer Untersuchung richtet sich auf die Analyse der Bedeutung des endokrinen Parameters „Testosteron" für das Erleben und die Bewältigung männlichen Alterns. Dabei wird im Sinne der Klimakterium Virile - Hypothese erwartet, dass ein Altersdekrement in diesem Hormonparameter auch bei gesunden Männern Auswirkungen auf die Befindlichkeit hat.

2. Welche Rolle spielt die subjektive Einschätzung der körperlichen Ressourcen – das Körperkonzept der eigenen Leistungsfähigkeit und Fitness – für das Beschwerdeerleben? Wir erwarten, dass weniger die objektive körperliche Leistungsfähigkeit sondern viel mehr die subjektive Fitness das Ausmaß an Beschwerdebelastung vorhersagen kann.

3. Ändert sich in Abhängigkeit von objektiven Körperressourcen und deren subjektiven Einschätzung die Effektivität der assimilativen und akkommodativen Bewältigungsstrategien?

2.1 Methode

2.1.1 Studienteilnehmer

Die im folgenden berichteten Befunde wurden an einer Stichprobe von 304 gesunden Männern im Alter von 35 bis 64 Jahren in Zusammenarbeit mit der Deutschen Klinik für Diagnostik (DKD) in Wiesbaden erhoben. Die Datenerhebung fand von August 1994 bis Februar 1995 in der DKD statt. Der Gesundheitsstatus der Männer wurde mittels einer ausführlichen medizinischen Diagnostik bestimmt. Die DKD bietet ambulant medizinische Gesundheitsvorsorgeuntersuchungen an, die sowohl von Privatpersonen als auch routinemäßig von Firmenangehörigen (finanziert durch den Arbeitgeber) in Anspruch genommen werden. Voraussetzung für die Aufnahme zu diesen Vorsorgeuntersuchungen ist, dass der Klient nicht zur Abklärung einer Erkrankung kommt. Die Klienten werden am ersten Tag morgens zur Blutentnahme in das Kliniklabor einbestellt. Dort wurde die Zielgruppe angesprochen und zur Teilnahme an der Untersuchung motiviert. Die Untersuchungsstichprobe setzt sich im wesentlichen aus Männern mit hohem Bildungsabschluss in mittleren und gehobenen Beschäftigungsverhältnissen und Führungspositionen zusammen (Thiele, 1998). Es wurde darauf geachtet, dass sich die Studienteilnehmer gleichmäßig über drei Altersgruppen verteilen: 35-44 Jahre (N=102); 45-54 Jahre (N=100); 55-64 Jahre (N=102).

2.1.2 Erhebungsinstrumente

Objektive Fitness (OF): Als Indikatoren der körperlichen Leistungsfähigkeit und Fitness wurden die Vitalkapazität (VC) – die nach maximaler Inspiration bis zur maximalen Expiration ausgeatmete Luftmenge in Litern – und die Leistung auf dem Fahrradergometer (ERGO) in Watt gemessen. Zusätzlich wurde die Handmuskelkraft mittels eines Handdynamometers (HD) zweimal in direkter Folge an der dominanten Hand bestimmt. Als Messwert geht der Durchschnittswert zwischen erster und zweiter Messung in die Analysen ein. Die drei Indikatoren wurden für die Datenanalysen mittels Faktorenanalyse (PCA, ein extrahierter Faktor) zu einem Maß (den Faktorwerten) der körperlichen Leistungsfähigkeit zusammengefasst. Die Faktorladung für die Vitalkapazität betrug $l = .80$, für die Leistung auf dem Fahrradergometer $l = .80$, für die Handmuskelkraft $l = .62$.

Endokriner Indikator (TESTO): Als endokrinen Parameter haben wir das freie Testosteron im Serum bestimmt. Das Serum wurde den Probanden unter kontrollierten Bedingungen (nüchtern) morgens zwischen 8 und 10 Uhr entnommen. Nach Lagerung bei minus 20 Grad Celsius wurde das freie Testosteron mittels Radioimmunoassay direkt bestimmt (Coat-A-Count Free Testosterone, Diagnostic Product Corporation, Los Angeles, 1994). Das Assay besitzt eine hohe Spezifität (Kreuzreaktionen mit anderen Substanzen: $< 0.1\%$). Die Reliabilität des Analyse-Kits wurde vom Hersteller unter Intraassay- und Interassay-Bedingungen bestimmt. Dabei ließ sich eine hohe Reproduzierbarkeit unter beiden Bedingungen nachweisen (Fehlerprozent $< 5\%$).

Befindlichkeit (B): Die subjektive Beeinträchtigung durch körperliche und psychische Beschwerden wurde über das Klimakterium-Virile-Beschwerde-Inventar (Degenhardt & Schmidt, 1994) erfasst, in welchem insgesamt 30 Beschwerden zusammengefasst sind, deren aktuelle Ausprägung – „Ich leide zur Zeit unter folgenden Beschwerden" – von den Probanden auf einer 4-stufigen Skala (gar nicht, kaum, mäßig, stark) beurteilt werden. Es lassen sich faktorenanalytisch zwei Dimensionen nachweisen: psychovegetative Beschwerden (PV) mit einem Cronbachs Alpha von .84 und psychischer Energieverlust (PE) mit einem Cronbachs Alpha von .88.

Subjektive Fitness (SF): Die subjektive körperliche Leistungsfähigkeit wurde mit einer Skala aus den Frankfurter Körperkonzept-Skalen erfasst (Deusinger, 1998). Die Körperkonzeptskalen beinhalten insgesamt 9 voneinander abgrenzbare Aspekte des Körperkonzeptes. Die 9 Skalen können in Kombination aber auch unabhängig voneinander eingesetzt werden. Die hier verwendete Skala „Selbstkonzept der körperlichen Effizienz und Fitness (SKEF)" besteht aus 10 Items. Das Cronbachs Alpha in unserer Stichprobe beträgt .80 (Beispiel-Items: Ich bin gut im Sport; Ich bin froh über meine körperliche Zähigkeit).

Bewältigung (TEN - FLEX): Assimilative und akkommodative Bewältigungsstrategien sind operationalisiert auf dispositioneller Ebene in dem von Brandtstädter und Renner (1990) konstruierten zweidimensionalen Fragebogen zur Erfassung von „Flexibler Zielanpassung (FLEX)" (akkommodativer Stil) und „Hartnäckiger Zielverfolgung (TEN)" (assimilativer Stil). Der Fragebogen umfasst 30 Items. In unserer Stichprobe wurden aus der 15 Items umfassenden Skala FLEX aufgrund niedriger Trennschärfen 3 Items eliminiert; die Reliabilität für diese verkürzte FLEX-Skala liegt bei einem Cronbachs Alpha von .72 (Beispiel-Item: Ich kann auch den unangenehmen Dingen des Lebens leicht eine gute Seite abgewinnen). Aus der ebenfalls 15 Items umfassenden TEN-Skala musste nur ein Item herausgenommen werden; die resultierende Skala hat eine Reliabilität von einem Cronbachs Alpha = .80 (Beispiel-Item: Wenn ich mir einmal was in den Kopf gesetzt habe, lasse ich mich auch durch große Schwierigkeiten nicht davon abbringen).

2.2 Ergebnisse

2.2.1 Altern, körperliche Ressourcen und Befindlichkeit

In Tabelle 1 sind zunächst die Mittelwerte für alle Variablen in den drei Altersgruppen wiedergegeben. Die hier untersuchten medizinisch gesunden Männer unterscheiden sich, wie erwartet, in den Indikatoren der körperlichen Leistungsfähigkeit und Fitness. Mit zunehmendem Alter sinkt die durchschnittliche Leistung auf dem Fahrradergometer. Ebenso nimmt die Vitalkapazität als Indikator der aeroben Kapazität eines Organismus deutlich über die Altersspanne von 35-64 Jahren ab. In der Handmuskelkraft unterscheiden sich die Männer erst im Alter von 55-64 Jahren von den beiden jüngeren Altersgruppen. Ebenso lässt sich für das freie Testosteron eine Abnahme über die drei Altersgruppen beobachten. Der lineare Altersgradient ($r = -.27$)

des freien Testosterons in unserer Stichprobe ist dabei vergleichbar mit Befunden an repräsentativen Stichproben (vgl. Gray, Feldman, McKinlay & Longcope, 1991).

Tabelle 1: Mittelwerte und Standardabweichungen in den Altersgruppen für die biologischen Funktionsindikatoren, die Indikatoren der psychischen Befindlichkeit und die Bewältigungsdimensionen. In der letzten Spalte der Tabelle finden sich die Produkt-Moment-Korrelationen der Variablen mit dem Alter.

Variable	Gruppe 1: 35-44 Jahre	Gruppe 2: 45-54 Jahre	Gruppe 3: 55-64 Jahre	F	p	$r_{x\,Alter}$
fT (pg/ml)	17.4 ± 3.9	16.6 ± 5.2	14.7 ± 3.8	10.6	0.00	-.27
ERGO (Watt)	210 ± 36	198 ± 33	185 ± 39	12.1	0.00	-.34
VC (Liter)	5.2 ± 0.7	5.0 ± 0.6	4.7 ± 0.7	17.6	0.00	-.40
HD (kg)	43.8 ± 7.6	44.5 ± 7.5	40.1 ± 8.7	8.8	0.00	-.24
PV	7.4 ± 6.1	7.2 ± 5.3	7.7 ± 6.2	0.3	0.78	.02
PE	10.0 ± 6.7	10.7 ± 6.9	11.9 ± 7.2	1.9	0.14	.11
SKEF	43.3 ± 6.6	43.9 ± 6.8	43.4 ± 6.9	0.3	0.73	-.03
TEN	42.8 ± 5.8	42.2 ± 5.4	41.2 ± 6.0	1.94	0.15	-.09
FLEX	34.0 ± 4.2	34.8 ± 4.7	34.7 ± 4.3	0.80	0.45	.05

Legende: fT = Testosteronstatus (pg/ml), ERGO = Ergometerbelastung (Watt), VC = Vitalkapazität (Liter), HD = Handmuskelkraft (kg), PV = Psychovegetative Beschwerden, PE = Psychischer Energieverlust, SKEF = Selbstkonzept körperlicher Effizienz, TEN = Hartnäckige Zielverfolgung, FLEX = Flexible Zielanpassung

Somit bestätigt sich auch für gesunde Männer ein deutliches Altersdekrement in den biologischen Ressourcen. In psychologischen Untersuchungen zum Altern zeigt sich aber immer wieder, dass Verluste und Einbußen nicht zwangsläufig mit subjektiv erlebten Beeinträchtigungen einher gehen müssen. Dieser Befund bestätigt sich auch in unserer Männerstichprobe. Die subjektive Befindlichkeit der Männer bzw. deren Beeinträchtigung durch körperliche und psychische Beschwerden unterscheidet sich trotz der deutlichen altersabhängigen Einbußen in den körperlichen Ressourcen nicht in den drei Altersgruppen. Auch das „Selbstkonzept der körperlichen Effizienz" und die Bewältigungsdimensionen der „Hartnäckigen Zielverfolgung" und der „Flexiblen Zielanpassung" zeigen keine altersabhängigen Veränderungen.

Um die Effekte der somatischen Variablen getrennt vom Effekt des Lebensalters auf die Ausprägung der Befindlichkeit, des Körperkonzeptes und der Bewältigung zu bestimmen, wurden die Faktorwerte der drei Indikatoren der körperlichen Leistungsfähigkeit (ERGO;VC;HD) innerhalb der Altersgruppen am Median geteilt. Ebenso wurden die Werte für Testosteron jeweils innerhalb der drei Altersgruppen am Median geteilt. Die Variablen „körperliche Fitness" und „Testosteronstatus" liegen somit in zweifach gestufter Form mit den Stufen hohe versus niedrige Ausprägung innerhalb der Altersgruppen vor. Die Effekte dieser unabhängigen Variablen wurden varianzanalytisch auf statistische Signifikanz geprüft. Die Ergebnisse dieser Analysen sind in Abbildung 1 und 2 dargestellt. Zur Vergleichbarkeit der Effekte wurden für die graphische Darstellung alle Variablen in Standardwerte mit einem Mittelwert von 100 und einer Standardabweichung von 10 transformiert.

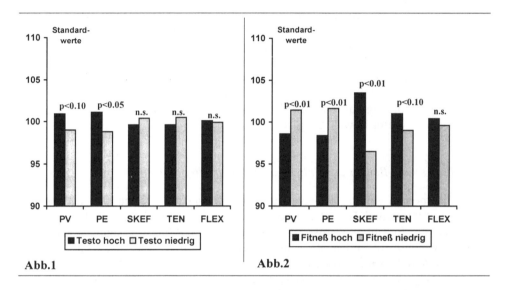

Abb. 1 und 2: *Unterschiede in den Fragebogenskalen (Abkürzungen siehe Legende zu Tab. 1) zwischen Männern mit hohem und niedrigem Testosteronspiegel (TESTO) und zwischen Männern mit hoher und niedriger körperlicher Leistungsfähigkeit (Fitness). Zur Vergleichbarkeit wurden alle Variablen standardisiert (Mittelwert = 100, Standardabweichung = 10).*

Die Effekte des Testosteronstatus auf die Beschwerdewahrnehmung sind für die Beschwerdedimension „psychischer Energieverlust" statistisch signifikant, weisen aber in eine nicht erwartete Richtung: Männer mit höheren Testosteronwerten neigen in etwas stärkerem Maße dazu, über „psychischen Energieverlust" zu klagen. Auch für die Dimension „psychovegetative Beschwerden" lässt sich ein solcher Trend nachweisen. Allerdings sind die Effekte insgesamt eher gering. Einen Einfluss des Testosterons auf die subjektive Fitness findet sich nicht. Ebenso muss die Hypothese über den Einfluss des freien Testosterons auf die psychischen Bewältigungsdimensionen zurückgewiesen werden. Es zeigt sich kein Zusammenhang von Testosteron mit den untersuchten Bewältigungsdimensionen bei gesunden Männern.

Wie schon erwähnt, ist zu erwarten, dass Veränderungen der körperlichen Fitness im Vergleich zu den eher subtilen Veränderungen auf endokriner Ebene sehr viel deutlicher wahrnehmbar sind. Dies bestätigt sich zunächst in dem Effekt der objektiven Fitness auf die Beschwerdewahrnehmung und die subjektive Fitness: Männer, die objektiv weniger leistungsfähig sind, klagen unabhängig vom Alter über mehr körperliche Beschwerden, über einen größeren psychischen Energieverlust und fühlen sich auch subjektiv weniger fit als Männer mit überdurchschnittlicher körperlicher Leistungsfähigkeit. Der direkte Effekt von objektiver körperlicher Leistungsfähigkeit auf die Wahrnehmung körperlicher und psychischer Beschwerden relativiert sich jedoch, wenn gleichzeitig der Einfluss der subjektiven Fitness statistisch kontrolliert wird (siehe Pfadmodell in Abb. 3 und die Darstellungen im nächsten Abschnitt). Signifikante Effekte der objektiven Fitness auf die Ausprägung in den Bewältigungsdimensionen zeigen sich in unserer Studie nicht. Allenfalls lässt sich ein Trend in erwarteter Richtung auf die assimilative Bewältigungsstrategie der „Hartnäckigen Zielverfolgung" ausmachen: Je höher die Fitness, um so stärker ist auch die Ausprägung in dieser Bewältigungsstrategie.

2.2.2 Fitness und Bewältigung als Prädiktoren der Befindlichkeit

Bisher wurden in einem varianzanalytischen Design die Effekte von Lebensalter, objektiver Fitness und Testosteron auf die Befindlichkeit und die subjektive Fitness sowie auf die Bewältigungsressourcen im Sinne von Mittelwertsunterschieden geprüft. In der nun folgenden pfadanalytischen Auswertung werden Kovarianzen der Variablen simultan geprüft. Da es sich in vorausgehenden Pfadanalysen (siehe Thiele, 1998) gezeigt hat, dass das Testosteron keinen weiteren Beitrag zur Varianzaufklärung in den abhängigen Variablen liefert, wird diese Variable nicht weiter berücksichtigt. Im Folgenden werden die „Objektive Fitness" sowie die psychischen Bewältigungsstrategien – „Hartnäckige Zielverfolgung" und „Flexible Zielanpassung" – als Prädiktoren der „Subjektiven Fitness" und der „Beschwerdebelastung" aufgefasst. Zum Zweck der Datenreduktion und zur Kontrolle der Messfehler wurde die Auswertung mit der Methode der linearen Strukturgleichungsmodelle durchgeführt (mit dem Programm LISREL VIII, Jöreskog & Sörbom, 1993). Das Ziel dieser Analyse sind Aussagen über den Zusammenhang der nicht direkt beobachteten latenten Konstrukte, die über Indikatorvariablen operationalisiert sind. Da als Indikatoren für ein latentes Konstrukt mindestens zwei Indikatorvariablen benötigt werden, wurden die Skalen TEN, FLEX und SKEF in zwei äquivalente Subskalen (A und B) geteilt (siehe Abb. 3; Details zur Vorgehensweise finden sich in Thiele, 1998). Die Stärke des Zusammenhanges zwischen den latenten Konstrukten, in Abb. 3 als Kreise dargestellt, ist den standardisierten Regressionsgewichten (β und γ) zu entnehmen.

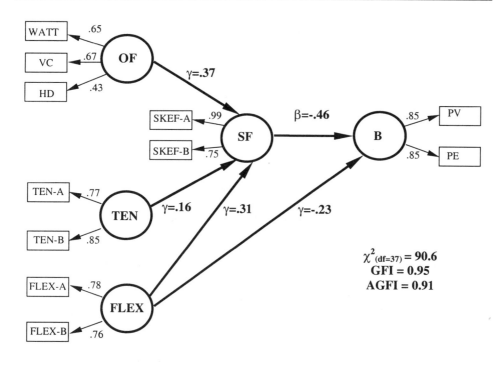

Abb. 3: Pfadmodell zur Vorhersage von „Subjektiver Fitness (SF)" und „Beschwerdebelastung (B)" durch die „Objektive Fitness (OF)" und die Bewältigungsdimensionen „Hartnäckige Zielverfolgung (TEN)" und „Flexible Zielanpassung (FLEX)". Beobachtete Variablen sind als Kästchen dargestellt, latente Variablen als Kreise. Nicht signifikante Pfade wurden auf null fixiert und sind nicht abgebildet.

Bedeutsamster Prädiktor für die Befindlichkeit und die Beschwerdebelastung ist in dieser Analyse die subjektive Fitness (β=-.46). Hierbei bestätigt sich die Hypothese, dass die objektive körperliche Leistungsfähigkeit nicht direkt die subjektive Beeinträchtigung durch körperliche und psychische Beschwerden beeinflusst. Es lässt sich kein direkter signifikanter Pfad der objektiven Fitness auf die Befindlichkeit nachweisen. Der varianzanalytisch nachweisbare Effekt der objektiven Fitness auf die Wahrnehmung von Beschwerden verschwindet, wenn das Selbstkonzept der körperlichen Leistungsfähigkeit – die subjektive Fitness – statistisch kontrolliert wird. Die objektive Ressource wirkt sich somit erst vermittelt über die subjektive Wahrnehmung und Bewertung als erlebte körperliche Effizienz und Fitness ($\gamma_{Of \to SF}$=.37) auf die Befindlichkeit der Männer aus.

Weiter zeigt sich, dass die Fähigkeit zur flexiblen Zielanpassung sowohl mit der subjektiven Fitness als auch mit der Beschwerdewahrnehmung in Zusammenhang steht: Männer, die sich diese adaptive Fähigkeit zuschreiben, fühlen sich mit größerer Wahrscheinlichkeit auch subjektiv leistungsfähiger (γ=.31) und klagen über weniger körperliche und psychische Beschwerden ($\gamma=-.23$). Somit dient den Männern dieser Stichprobe der akkommodative Bewältigungsstil sowohl zur Regulation des Selbstkonzeptes körperlicher Leistungsfähigkeit als auch zur Vermeidung negativer Befindlichkeit. Im Gegensatz dazu hat die assimilative Strategie der „Hartnäckigen Zielverfolgung" in unserer Stichprobe nur einen schwachen, aber dennoch statistisch signifikanten Einfluss ($\gamma=.16$) auf die subjektive Fitness. Die assimilative Strategie zeigt weder direkte funktionale noch dysfunktionale Effekte auf die Beschwerdebelastung.

2.2.3 Psychische Bewältigung im Kontext von Ressourcenverlust

Insgesamt weisen die Ergebnisse in der Gesamtstichprobe darauf hin, dass besonders die Fähigkeit zur flexiblen Zielanpassung als eine entscheidende Bewältigungsressource für Adaptationen bei Männern im mittleren Lebensalter angesehen werden muss. Diese Bedeutung für erfolgreiches Altern im Kontext von körperlichen Leistungseinbußen zeigt sich noch deutlicher in den Moderatoreffekten der objektiven Leistungsfähigkeit und der subjektiven Fitness auf den Zusammenhang von Flexibilität und Befindlichkeit. Wie die bisherigen Befunde zeigen, können Bewältigungsstrategien mögliche negative Auswirkungen von Ressourcenverlusten auf die Befindlichkeit abpuffern. Dabei wird erwartet, dass sich die Effektivität der Bewältigungsstrategien, d.h. deren Einfluss auf die Befindlichkeit, in Abhängigkeit von den objektiven Ressourcen (objektive Fitness), aber vermutlich auch in Abhängigkeit der subjektiven Verfügbarkeit von Ressourcen (subjektive Fitness), verändert. Mit abnehmender körperlicher Leistungsfähigkeit sollte also die Effektivität der akkommodativen Bewältigungsstrategie zur Vermeidung von Beschwerdebelastung zunehmen, während die Effektivität der assimilativen Bewältigungsstrategie abnehmen und sogar dysfunktional werden sollte (positiver Pfadkoeffizient zwischen TEN und B).

Eine einfache und anschauliche Methode, solche Moderatoreffekte nachzuweisen ist die Multi-Sample-Analyse (vgl. Schumacker & Rigdon, 1995). Hierbei wird die Gesamtstichprobe entlang der Moderatorvariable in zwei (oder mehr) Gruppen aufgeteilt, in unserem Falle in Personen mit hoher objektiver Fitness und in Personen mit niedriger objektiver Fitness. Die Zusammenhänge zwischen Prädiktoren und Kriteriumsvariable werden dann für beide Gruppen bestimmt. Im LISREL-Ansatz lässt sich dabei prüfen, ob das Modell, welches unterschiedliche Einflussgewichte in den Teilgruppen vorhersagt, signifikant verschieden ist von dem Modell, welches gleiche Einflussgrößen in den Teilgruppen vorhersagt. Wie die Ergebnisse in Abbildung 4 (obere Hälfte) zeigen, lässt sich nur für die Bewältigungsstrategie der „Flexiblen Zielanpassung" ein signifikanter Moderatoreffekt der objektiven Fitness nachweisen. Bei Männern mit hoher körperlicher Leistungsfähigkeit hat die „Flexible Zielanpassung" nur einen geringen Einfluss auf Beschwerdebelastung ($\gamma=-.14$), während bei Männern mit niedriger Leistungsfähigkeit ein deutlich höherer Zusammenhang zwischen FLEX und Beschwerdebelastung besteht ($\gamma=-.45$). Auch in der Moderatoranalyse lässt sich für beide Teilgruppen kein bedeutsamer Einfluss der „Hartnäckigen Zielverfolgung" nachweisen.

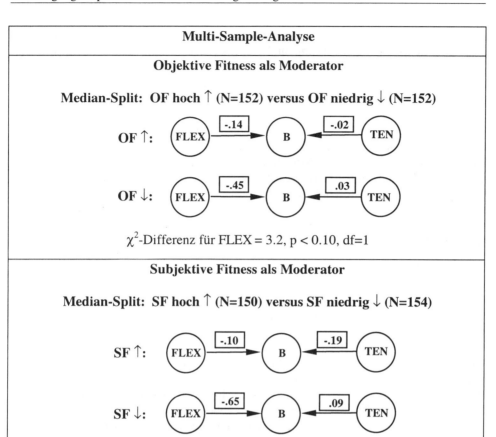

Abb. 4: Ergebnisse der Multi-Sample-Analyse mit objektiver und subjektiver Fitness als Moderatorvariablen. Als Prädiktorvariablen gingen in der Originalarbeit neben TEN und FLEX auch das maskuline und das feminine Selbstkonzept in die Analyse mit ein. Die Werte in der Abbildung entstammen dieser erweiterten Multi-Sample-Analyse (vgl. Thiele, 1998).

Wie schon erwähnt, hängen psychische Reaktionen auf körperliche Veränderungen nicht direkt von den objektiven Verlusten ab, sondern werden in sehr viel stärkerem Maße von der subjektiven Einschätzung der zur Verfügung stehenden Ressourcen beeinflusst. Aus diesem Grunde sollte auch die subjektive Fitness einen deutlichen Moderatoreffekt auf den Zusammenhang von Bewältigung und Beschwerdebelastung haben. Wie in der unteren Hälfte von Abbildung 4 zu sehen, ist dies auch der Fall. In der Gruppe der Männer, die sich subjektiv nur wenig fit einstufen (auch hier wurde die Gesamtstichprobe entlang der Skala zum „Selbstkonzept der körperlichen Effizienz

(SKEF)" am Median in zwei Teilgruppen geteilt), lässt sich ein starker Zusammenhang von flexibler Zielanpassung und Beschwerdebelastung nachweisen (γ=-.65), während bei den Männern mit hoher subjektiver Fitness dieser Zusammenhang unbedeutend ist (γ=-.10). In dieser Analyse zeigt sich auch – zumindest in der Tendenz – der erwartete Moderatoreffekt auf den Zusammenhang von „Hartnäckiger Zielverfolgung" und Beschwerdebelastung.

Da beide Moderatorvariablen als kontinuierliche Variablen vorliegen und daher Dichotomisierungen künstlich sind und einen Informationsverlust im statistischen Sinne bedeuten, haben wir die Moderatoreffekte von subjektiver und objektiver Fitness auf den Zusammenhang von FLEX und Beschwerdebelastung zusätzlich mittels kontinuierlicher Moderatoranalysen geprüft. Dabei bestätigten die Analysen mit einer neuen Methode zur Analyse latenter Moderatoreffekte (LMS-Methode nach Klein, Moosbrugger, Schermelleh-Engel & Frank, 1997) die in den Multi-Sample-Analysen gefundenen Befunde (vgl. Thiele, 1998).

3. Diskussion

3.1 Ressourcenverlust und Bewältigung

Ergebnisse aus Querschnittsstudien können zwar nicht die volle Dynamik von Veränderungsprozessen und deren Bewältigung wiedergeben, da nur Ist-Zustände erfasst werden und Veränderungen über den Vergleich unterschiedlicher Kohorten erschlossen werden müssen. Dennoch können Querschnittsbefunde wichtige Hinweise auf die Auswirkungen möglicher Veränderungen geben, besonders dann, wenn entscheidende Drittvariablen (in unserer Studie vor allem der Gesundheitszustand der Männer) kontrolliert werden und Kohorteneffekte unwahrscheinlich sind. So bestätigt sich auch in unserer Querschnittsstudie an gesunden Männern der Befund, dass zwar über die Altersgruppen hinweg ein deutliches Altersdekrement im physischen und endokrinen Bereich zu beobachten ist, dass aber dennoch kein Unterschied in der Befindlichkeit und der subjektiven Fitness zwischen den untersuchten Altersgruppen besteht. Dagegen konnte gezeigt werden, dass erst die subjektive Wahrnehmung der körperlichen Leistungsfähigkeit mit der Beschwerdewahrnehmung in Zusammenhang steht. Diese Befundlage lässt sich interpretieren, wenn postuliert wird, dass sich psychische Adaptationsprozesse auf zwei Aspekte beziehen. Der erste Aspekt betrifft die Regulation und Stabilisierung des Selbstkonzeptes im Kontext von selbstwertbedrohenden Veränderungsprozessen. Der zweite Aspekt betrifft die Bedingungen der Wahrnehmung körperlicher und psychischer Beeinträchtigungen, wobei hier dem an die veränderten Bedingungen angepassten positiven Selbstkonzept eine entscheidende protektive Funktion zukommt. Das heißt also, dass sich zunächst bei zunehmender Diskrepanz von objektiven Ressourcen und dem Bild, welches eine Person aktuell von sich selbst hat, adaptive Bewältigungsbemühungen auf die Aufrechterhaltung eines adäquaten Selbstbildes richten (vgl. Brandtstädter & Greve, 1992). Entweder werden die altersabhängigen Einbußen in der körperlichen Fitness durch akkommodative Anpassungen (z. B. durch selbstwertdienliche Vergleichsprozesse) kompensiert, oder die objektive Fitness wird durch assimilative Aktivitäten (z. B.

durch Trainingsmaßnahmen) den normativen Selbstkonstruktionen bzw. dem Idealselbst („Ich möchte ein leistungsfähiger und fitter Mann sein.") angepasst. Auf der zweiten Bewältigungsebene wirken sich dann Erfolge oder Misserfolge bei der Regulation der subjektiven Fitness auf die Befindlichkeit aus, wobei auch hier, wie die Befunde dieser Studie zeigen, akkommodative Strategien bei der Wahrnehmung von Beschwerden involviert sind.

Die Bedeutung der akkommodativen Bewältigung im Kontext von körperlichen Leistungseinbußen zeigt sich noch deutlicher in den Moderatoreffekten der objektiven Leistungsfähigkeit und der subjektiven Fitness auf den Zusammenhang von Flexibilität und Befindlichkeit. Während sich für alle anderen Pädiktor-Kriterien-Zusammenhänge in dieser Untersuchung keine überzeugenden Bestätigungen für Moderatoreffekte haben finden lassen (Befunde zum maskulinen und femininen Selbstkonzept siehe Thiele, 1998), nimmt die adaptive Funktionalität der flexiblen Zielanpassung mit abnehmender körperlicher Leistungsfähigkeit zu. Noch deutlicher wird dieser Effekt, wenn nicht die objektive Fitness sondern die subjektive körperliche Leistungsfähigkeit als moderierende Variable in Betracht gezogen wird. Dieser Befund entspricht den Erwartungen, wie sie in der Theorie zur akkommodativen und assimilativen Entwicklungsregulation formuliert sind. Für den Verlust körperlicher Leistungsfähigkeit bedeutet dies, dass insbesondere solche Männer, bei denen sich der Verlust der objektiven Ressourcen deutlich im Selbstkonzept körperlicher Leistungsfähigkeit niederschlägt, ihre Verluste dadurch kompensieren können, dass sie auf akkommodative Bewertungs- und Bewältigungsstile zurückgreifen (vgl. Brandtstädter & Greve, 1992). Diese Optimierungsleistung führt zu einer geringeren Belastung und somit auch zu einer geringeren Beeinträchtigung durch körperliche und psychische Beschwerden.

Die geringe Bedeutung des assimilativen Bewältigungsstils in unserer Stichprobe lässt sich vermutlich darauf zurückführen, dass für Männer in verantwortungsvollen beruflichen Positionen diese Strategie offensichtlich als Grundkompetenz für den sozialen und beruflichen Erfolg dient. Möglicherweise ist der gute ökonomische, gesundheitliche und soziale Status dieser Männer ein besserer Indikator für die entwicklungsregulative Bedeutung der assimilativen Fähigkeiten als die aktuelle Befindlichkeit. Ob situationsunangepasste assimilative Entwicklungsregulationen im Sinne einer typisch männlichen Bewältigungsstrategie (Korrelation zwischen TEN und dem maskulinen Selbstkonzept: r = .56, siehe Thiele, 1998) als eine Bedingung für die viel diskutierte Krise in der Lebensmitte angesehen werden kann, lässt sich anhand unserer Daten nicht beantworten. Für die weitere Forschung kann es dabei von Interesse sein, diese Krisenperspektive mit der normal-psychologischen Perspektive im Rahmen der Theorie zur assimilativen und akkommodativen Entwicklungsregulation zu verknüpfen und Personen in das Untersuchungsdesign mit einzubeziehen, die an typischen Belastungssyndromen oder an Folgeerkrankungen von Stress und Fehladaptationen leiden.

3.2 Hormone und Beschwerden

Bezogen auf endokrine Altersveränderungen zeigen unsere Befunde, dass – zumindest bei gesunden Männern – erlebte körperliche und sexuelle Beeinträchtigungen nicht eindimensional auf somatische und endokrine Ursachen reduziert werden können, wie es im Kontext des „Klimakterium Virile" besonders in populärwissenschaftlichen Darstellungen häufig getan wird (vgl. z. B. Carruthers, 1996, oder Shippen & Fryer, 1998). Die übliche Hypothese lautet dabei: Ein Absinken des Hormonspiegels führt zu psycho-vegetativen oder „klimakterischen" Beschwerden. In unserer Studie haben wir an gesunden Männern allerdings einen umgekehrten Zusammenhang von Hormonstatus und Beschwerdebelastung gefunden. Männern mit höheren Testosteronwerten klagen hier im Durchschnitt über mehr Beschwerden im körperlichen und psychischen Bereich. Die Effektstärke dieses Zusammenhanges ist zwar nur gering, es können aber durchaus stärkere Zusammenhänge erwartet werden, wenn situative Schwankungen des Testosteronspiegels z. B. durch Mehrfachbestimmung über mehrere Messzeitpunkte hinweg, oder durch Einbezug weiterer Steroidhormone, kompensiert werden. Letzteres ist in einer laufenden Folgestudie angezielt. Deutlichere Effekte zeigt ein weiterer Befund unserer Studie (Thiele & Degenhardt, 1998): Männer im Alter zwischen 55-64, die einen überdurchschnittlichen Testosteronspiegel aufweisen, klagen verstärkt über Beschwerden im sexuellen Bereich („Nachlassendes Interesse an der Sexualität", „Impotenz").

Zur Interpretation unserer Befunde gehen wir davon aus, dass der Hormonspiegel eines gesund alternden Mannes über die Lebensspanne hinweg bezogen auf die Altersnorm relativ niveaustabil bleibt; notwendige Längsschnittstudien zur Stützung dieser Annahme existieren bisher noch nicht. Da hohe Testosteronwerte direkt oder indirekt den sexuellen Antrieb (Pirke, 1994), den Aggress (Archer, 1994), das allgemeine Aktivitätsniveau und die Außenorientierung (Daitzman & Zuckerman, 1980; Dabbs, Strong & Milhun, 1997) von Männern steigern können, Androgene aber auch durch anabole Effekte Einfluss auf Körperbau, Muskelkraft, Energie und Ausdauer haben, vermuten wir, dass sich Männer mit einem hohen Sexualhormonstatus aufgrund der körperlichen und psychischen Ausstattung schon seit ihrer Jugend stärker an männlichen Rollenidealen orientieren. Männlichkeitsattribute, wie Sexualität und körperliche Fitness, werden von diesen Männern wahrscheinlich höher bewertet als von Männern mit durchschnittlichen oder unterdurchschnittlichen Testosteronwerten. Eine mit dem Alter natürlicherweise nachlassende Potenz könnte daher von Männern mit überdurchschnittlichem Testosteronstatus als besonders beeinträchtigend erlebt werden, da diese Männer körperliche Altersveränderungen sehr viel stärker wahrnehmen als Männer mit einem niedrigen Sexualhormonspiegel. Es ist wahrscheinlich, dass es diesen Männern, die möglicherweise schon seit der Pubertät der Sexualität und der körperlichen Leistungsfähigkeit eine wichtige Bedeutung für ihr Selbstwertgefühl einräumen, schwerer fällt, sich veränderten Bedingungen anzupassen und ihre durch maskuline Rollenorientierungen geprägte Wertehierarchie zu verändern. Auch Befunde aus anderen Studien legen diese Sichtweise nahe. So scheint schon bei Männern im mittleren Lebensalter der Testosteronstatus negativ mit der Zufriedenheit in der Ehe korreliert zu sein (Julian & McKenry, 1989). In einer Studie von Booth und Dabbs (1991, zitiert nach Edwards & Booth, 1994) zeigt sich, dass

Männer mit einem hohen Testosteronspiegel mit den Partnerinteraktionen weniger zufrieden sind und sich eher wieder scheiden lassen als Männer mit niedrigeren Testosteronwerten. Auch hier gehen die Autoren davon aus, dass Männern mit hohen Testosteronwerten die Flexibilität und Anpassungsfähigkeit fehlt, die für eine Familiengründung und eine langjährige Partnerschaft notwendig sind und kommen zu dem Schluss: „As testosterone decrease with age men may be less pugnacious and more desireable as marital partners" (Booth & Dabbs, 1991, zitiert nach Edwards & Booth, 1994, S. 250).

Diese Überlegungen zum Zusammenhang von hormonellen Veränderungen und psychischem Erleben über die Lebensspanne haben bisher noch in weiten Teilen hypothetischen Charakter. Natürlich sind alternative Erklärungen des Zusammenhangs von hormonellen Veränderungen und psychischem Erleben denkbar. Ein Erklärungsmodell geht davon aus, dass Belastungen und psychischer Stress vermutlich in Interaktion mit der Hypothalamus-Hypophysen-Nebennierenrinden-Achse (Gutberlet & Hellhammer, 1994) den Testosteronspiegel beeinflussen kann. Die Befundlage ist jedoch nicht immer eindeutig. Während gravierende psychophysische Stressoren (z. B. chirurgische Eingriffe oder Kampf- und Trainingseinsätze bei Soldaten) den Testosteronspiegel senken, können körperliche und psychosomatische Belastungen im Alltag eines normallebenden Mannes zu einer Steigerung der Testosteronproduktion führen (Christiansen, Knussmann & Couwenbergs, 1985). Auch Befunde an einer Stichprobe von infertilen Männern zeigen, dass depressivere und ängstlichere Patienten tendenziell höhere Testosteronwerte aufweisen (Hellhammer, Hubert, Freischem & Nieschlag, 1985). Die Autoren vermuten allerdings, dass bei diesen Männern ein eher passiver und zurückhaltender Verhaltens- und Bewältigungsstil die Stressbelastung des Organismus senkt und vermittelt über eine verminderte adrenerge Aktivität den Testosteronspiegel steigen lässt. Solche Zusammenhänge sind bei alternden Männern natürlich nicht auszuschließen. Allerdings gibt es bei den von uns untersuchten gesunden Männern weder Hinweise, dass bezogen auf den subjektiven Energieverlust oder die sexuellen Beschwerden krankheitswertige Symptome vorliegen, noch stehen diese Männer unter einer solchen psychischen Belastung, wie sie z. B. bei infertilen Männern angenommen werden kann. Dem stressinduzierten Einfluss auf den Testosteronspiegel dürfte daher in unserer relativ homogenen Stichprobe eine eher geringe Bedeutung zukommen. Wahrscheinlich ist jedoch, dass verschiedene Erklärungsmodelle nebeneinander Gültigkeit besitzen, aber je nach dem, ob z. B. Infertilität, normales Altern oder Impotenz untersucht werden, einen unterschiedlichen Beitrag zur Erklärung der beobachteten Zusammenhänge von Hormonen und psychischem Erleben leisten. Nebeneinander bestehende sich unterschiedlich verstärkende oder kompensierende Prozesse könnten auch eine Ursache für die häufig heterogene Befundlage der Psychoendokrinologie sein (Christiansen, 1999). Um hier einen besseren Einblick zu bekommen und eventuelle Moderatoren der Zusammenhänge in verschiedenen Anwendungsfeldern oder Lebensabschnitten zu identifizieren, sind daher weitere interdisziplinäre Forschungsanstrengungen notwendig.

Geschlechtsrollenidentität und Kommunikation

Dorothee Alfermann und Jeannine Stiller

Zusammenfassung

Die bisherige Forschung zur Geschlechtsrollenidentität hat zur Erfassung von Maskulinität und Femininität vorwiegend Eigenschaftsskalen benutzt. Diese Skalen waren im übrigen hoch mit psychischer Gesundheit korreliert. Maskulinität und Femininität werden daher als wichtige Korrelate von psychischer (und physischer) Gesundheit angesehen. Aber der Zusammenhang von Verhaltensmaßen der Maskulinität und Femininität mit Trait-Maßen ist unklar. Das Ziel der beiden hier berichteten Studien besteht darin, Trait-Skalen mit Verhaltensmaßen von Maskulinität und Femininität zu vergleichen.

An Studie 1 nahmen Studierende der Universität Leipzig, die sich im Grundstudium befanden, teil. Sie füllten verschiedene Trait- und Verhaltensskalen von Maskulinität und Femininität aus, sowie eine Skala zur Erfassung der Geschlechtsrollenorientierung und Skalen zur Erfassung des sozialen und des allgemeinen Selbstwertgefühls (als Aspekte der psychischen Gesundheit). Die Ergebnisse der Strukturgleichungsanalysen zeigen, dass Maskulinität neben den entsprechenden Maskulinitätsskalen wesentlich durch die Selbstwertskalen erklärt wird, Femininität hingegen vorrangig durch Femininitätsskalen.

In Studie 2 nahmen Studierende des Hauptstudiums an einer Gruppendiskussion in Dyaden teil. Die Gespräche wurden per Video aufgezeichnet und anhand eines Kategorienschemas zur Erfassung von maskulinen und femininen verbalen und nonverbalen Signalen ausgewertet. Die Korrelationen von Fragebogenskalen und Kommunikationsverhaltensweisen sind gering. Die Studie kann daher keinen übergeordneten Faktor der Maskulinität bzw. Femininität nachweisen.

Summary

In the tradition of gender identity research the measurement of masculinity and femininity has been mainly restricted to trait scales. These scales proved to be highly correlated with mental health variables. Masculinity and femininity are therefore regarded as significant correlates of mental (and physical) health. But the relationship of behavioural measures to trait like measures and to correlates of masculinity and femininity is unclear. The purpose of the two studies presented in this paper therefore was to compare trait scales with behavioural measures of masculinity and femininity.

In the first study undergraduate students of the University of Leipzig were administered several scales of masculinity and femininity, a newly developed scale of feminine and of masculine behaviour preferences, a scale of gender-role attitudes, and two scales of social and general self-esteem which measure aspects of mental health. A structural equation analysis showed that the latent variables of femininity and of masculinity could best be described by the respective trait and behavioural scales. In addition masculinity was highly represented by the self-esteem scales.

In the second study, graduate students of the same university who had filled in the trait and the behavioural scales of gender identity participated in a discussion group. The discussion was videotaped and analyzed for the display of feminine or masculine social interaction behaviours. The results show only minor correlations between paper-pencil measures and behavioural measures in the discussion. Therefore, a general factor of masculinity and femininity could not be found.

1. Einleitung

Das Konstrukt und die Messung der Geschlechtsrollenidentität erfuhren in der Psychologie in den siebziger Jahren eine markante Veränderung, die eng mit dem Begriff der Androgynie verknüpft ist (Bierhoff-Alfermann, 1989; Strauß & Möller, 1999). Aus (sozial)psychologischer Sicht bedeutete das Androgyniekonzept, das in den siebziger Jahren durch die Arbeiten von Janet Spence und von Sandra Bem einen großen Aufschwung erfuhr, eine Abkehr von bis dahin gängigen Vorstellungen. Galt es doch lange als unumstritten, dass Maskulinität und Femininität einander ausschließen. Gemeint sind mit Maskulinität Eigenschaften, Verhaltensweisen und Aktivitäten, die als typisch für Männer anzusehen sind, die somit zum männlichen Stereotyp und zur männlichen Rolle gehören. Entsprechend soll Femininität solche Merkmale umfassen, die als typisch für Frauen gelten, die somit zum weiblichen Stereotyp und zur weiblichen Rolle gehören. Das Endziel einer gelungenen Geschlechtsrollenentwicklung wurde darin gesehen, dass weibliche Individuen feminine Charakteristika erwerben, männliche maskuline. Das biologische Geschlecht wurde somit als hoch korreliert mit dem dazu passenden psychologischen Geschlecht, also der Geschlechtsrollenidentität angesehen. Dieses sog. Konvergenzmodell diente als Zielvorstellung in entwicklungspsychologischen, in pädiatrischen und in sexualmedizinischen Praxen. Vor allem bei Jungen wurden Abweichungen vom maskulinen Idealbild („Sissy") als besorgniserregend angesehen und im amerikanischen Sprachgebrauch als „sex-role deviance" bezeichnet. Erst in den siebziger Jahren folgte mit einer Liberalisierung der Geschlechtsrollenerwartungen auch eine Veränderung des Konvergenzmodells, am augenfälligsten sichtbar am Androgyniekonzept.

Im Androgyniekonzept wird die geforderte Konvergenz von biologischem Geschlecht und Geschlechtsrollenidentität verneint. Es basiert stattdessen darauf, dass die *psychologische* Geschlechtsrollenidentität auf (mindestens) *zwei* Dimensionen anzusiedeln sei, nämlich einer Maskulinitäts- *und* einer Femininitätsdimension, und dass jedes Individuum, Mann wie Frau, *unabhängig vom biologischen* Geschlecht auf diesen beiden Dimensionen jeden beliebigen Punkt einnehmen kann. Statt *einer bipolaren* Dimension von Maskulinität und Femininität wurden somit zwei voneinander unabhängige Dimensionen der Geschlechtsrollenidentität postuliert und operationalisiert.

Mit dem Begriff der Androgynie wurde darüber hinaus nicht nur ein weiterer Ausprägungsgrad der Geschlechtsrollenidentität propagiert, sondern auch eine Flexibilisierung der Geschlechtsrollenentwicklung. Das Besondere am Androgyniekonzept ist dabei, dass Menschen eine Geschlechtsrollenidentität entwickeln können und dürfen, die beide Facetten, nämlich die maskuline und feminine enthält. Sie sollen zudem ihre Rollen individuell nach ihren Fähigkeiten und Möglichkeiten übernehmen und gestalten können und nicht nach der sozialen Konstruktion von Geschlecht. Dieser Ansatz ist seitdem vielfach empirisch überprüft, weiterentwickelt und kritisiert worden.

Bei der Messung der Geschlechtsrollenidentität wurde vorwiegend auf Skalen zurückgegriffen, die geschlechtstypische Eigenschaften enthalten und die von den Probanden eine Selbstzuschreibung verlangen (zsf. Lenney, 1991). In verschiedenen Arbeiten ist die Frage aufgeworfen worden, welchen Aspekt von Maskulinität (M) und Femininität (F) Eigenschaftsskalen wie die von Sandra Bem (1974) oder von Spence, Helmreich und Holahan (1979) erfassen, wie groß ihre Gemeinsamkeit ist, und inwieweit sie mit anderen Aspekten von M und F, insbesondere Verhalten und Interessen, zusammenhängen (zsf. Bierhoff-Alfermann, 1989; Signorella, 1999). Zweifelsohne sind Eigenschaften nur eine von verschiedenen Aspekten der Geschlechtsrollenidentität. Andere Aspekte wären vor allem Verhaltensweisen und Interessen, die sich über Kognitionen und Selbstzuschreibungen, sowie über Einstellungen und Präferenzen äußern. Es ist aber nicht zu übersehen, dass Verhaltensskalen, wie z. B. die Sex Role Behavior Scale (SRBS) von Orlofsky (1981), nur selten Verwendung fanden und Eigenschaftsskalen die in der Androgynieforschung beliebteste, d.h. am häufigsten verwendete Variante darstellen. Das mag damit zu tun haben, dass solche Skalen die längste Tradition haben, aber auch damit, dass sie eine starke Vorhersagekraft zu anderen psychologischen Variablen aufzuweisen scheinen. Demgegenüber ist der Zusammenhang zwischen verschiedenen Verhaltens- und Eigenschaftsmaßen häufig unbefriedigend (Orlofsky, 1981).

Das Konstrukt der Geschlechtsrollenidentität ist somit am häufigsten im Sinne eines Eigenschafts-Selbstkonzepts à la BSRI und PAQ erfasst worden. Auch wenn die Kritik an dieser Art von Messinstrumenten Legion ist (die im Jahre 1979 in Band 37 des Journal of Personality and Social Psychology veröffentlichten kritischen Aufsätze dazu sind so aktuell wie eh und je), so ist doch festzustellen, dass sie nicht nur nach wie vor viel verwendet werden, sondern dass sie auch durchaus eine Reihe von Befunden erbracht haben, die die Annahmen des Androgyniekonzepts stützen und die im Sinne einer Konstruktvalidität der Skalen gedeutet werden können. Bisherige Untersuchungen zeigen beispielsweise, dass Maskulinität mit psychischer Gesundheit korreliert (Sieverding, 1999). Dieses Ergebnis ist besonders häufig repliziert worden. Außerdem zeigt sich, dass Androgynie mit einer flexibleren Informationsverarbeitung (Frable & Bem, 1985) und mit offeneren und flexiblen sozialen Einstellungen zusammenhängt (Alfermann, Reigber & Turan, 1999).

Die Geschlechtsrollenidentität erweist sich außerdem als eine vermittelnde Variable bei der Untersuchung von Geschlechterunterschieden, indem sie einen Teil der Variation zwischen den Geschlechtern erklären hilft. Es ist somit nicht nur das biologische Geschlecht, sondern auch die Geschlechtsrollenidentität der Probanden, die zu interindividuellen Unterschieden beiträgt. Dies beruht darauf, dass das biologische Geschlecht zwar eine dichotome und eindeutig bestimmbare Kategorie ist, dass aber innerhalb der Geschlechterkategorien große interindividuelle Unterschiede in der Geschlechtsrollensozialisation auftreten können. Die Geschlechtsrollenidentität, also die Selbstzuschreibung mit maskulinen und femininen Eigenschaften, Interessen und Verhaltensweisen, differiert aber nicht nur innerhalb der Geschlechter, sondern auch zwischen den Geschlechtern. Männer haben eine stärker maskuline Geschlechtsrollenidentität, Frauen eine stärker feminine. Die Geschlechtsrollenidentität wiederum korreliert häufig stärker mit psychologischen Maßen, als es die biologische Geschlechtszugehörigkeit tut. So hat sich z. B. herausgestellt, dass psychische Gesundheit mit einer maskulinen Geschlechtsrollenidentität korreliert, während Femininität nur unwesentlich zu psychischer Gesundheit beiträgt. Die häufig berichteten Geschlechterunterschiede in der Morbidität psychischer und psychosomatischer Erkrankungen (z. B. in Depressivität, im Selbstwertgefühl, in Essstörungen), basieren nach diesen Befunden auf einer niedrigen maskulinen Geschlechtsrollenidentität. So konnte Klingenspor (1994) einen deutlichen Zusammenhang zwischen niedriger Maskulinität und bulimischem Essverhalten von Frauen feststellen. Es war danach weniger ein ausgeprägtes feminines Selbstbild, sondern vielmehr eine fehlende maskuline Identität, die die Entstehung von Bulimie begünstigte.

Das Selbstwertgefühl hat sich in einer ganzen Reihe von Untersuchungen als wichtiger Indikator psychischer Gesundheit bewährt. Dabei zeigt sich mit großer Regelmäßigkeit, dass Selbstwertgefühl mit Maskulinität zusammenhängt. Je mehr also Menschen sich mit maskulinen Eigenschaften wie durchsetzungsfähig oder unabhängig beschreiben, desto höher ist ihr Selbstwertgefühl (Bierhoff-Alfermann, 1989). Auch im Gesundheitsverhalten lassen sich Zusammenhänge mit der Geschlechtsrollenidentität feststellen. So fanden wir an einer repräsentativen Stichprobe von 3000 Frauen in der BRD, dass Nikotinkonsum mit einer maskulinen Geschlechtsrollenidentität korreliert. Frauen mit einer ausgeprägten maskulinen Selbsteinschätzung rauchten signifikant häufiger als Frauen mit einer niedrigen maskulinen oder hohen femininen Geschlechtsrollenidentität (Alfermann, 1993).

Nun ist, wie bereits erwähnt, M und F bisher vorwiegend über Eigenschaftsskalen erfasst worden. Andererseits aber ist nachzuvollziehen, dass Maskulinität bzw. Femininität nicht nur geschlechtstypische Eigenschaften beinhalten, sondern auch andere Aspekte, wie z. B. Interessen, Einstellungen, Verhalten und verbale bzw. nonverbale Kommunikationsweisen (Huston, 1983; Ruble & Martin, 1998). Huston (1983) hat für die Gesamtheit dieser geschlechtstypischen Dimensionen den Begriff der Geschlechtsrollenorientierung (gender role orientation) vorgeschlagen, den wir in früheren Arbeiten übernommen haben (z. B. Bierhoff-Alfermann, 1989). Es gibt allerdings gute Gründe, die Selbstzuschreibung von maskulinen und femininen Attributen mit dem Begriff der Geschlechtsrollenidentität zu belegen, in Anlehnung an den im englischsprachigen Sprachraum inzwischen gebräuchlichen Begriff der gender identity. Dies deshalb, weil es sich mit den vorliegenden Messinstrumenten um Selbstbeschreibungen handelt. Daran möchten wir mit dem Begriff der Geschlechtsrollenidentität anknüpfen, der hier als äquivalent zum Begriff des Selbstkonzepts verstanden wird. Da bei der Messung der Geschlechtsrollenidentität Personen sich selbst beschreiben sollen, also ein Bild von sich wiedergeben, ist somit der Begriff der Geschlechtsrollenidentität naheliegender als der der Geschlechtsrollenorientierung.

Im folgenden möchten wir zunächst eine Untersuchung vorstellen, die Geschlechtsrollenidentität mit unterschiedlichen Messinstrumenten erfasst hat. Darauf aufbauend folgt eine Studie, die im Rahmen einer Verhaltensbeobachtung das Kommunikationsverhalten von Männern und Frauen in einer dyadischen Interaktionssituation zum Gegenstand hat. Dazu haben wir in Studie 1 zunächst verschiedene Fragebogeninventare zur Erfassung von unterschiedlichen Aspekten der Geschlechtsrollenidentität an Studierenden angewendet und auf ihre Zusammenhänge getestet. Dabei diente das Selbstwertgefühl als Kontrollvariable zur Überprüfung von Zusammenhängen der Skalen mit psychischer Gesundheit. Sodann wurden die Skalen in Studie 2 an einer neuen Stichprobe eingesetzt und mit dem Kommunikationsverhalten dieser Probanden korreliert. Das Ziel beider Studien war die Überprüfung der Hypothese, dass Maskulinität und Femininität Konstrukte darstellen, die sich sowohl über Eigenschaftsskalen wie über Verhaltensindikatoren abbilden lassen. Darüber hinaus sollte in Studie 2 überprüft werden, inwieweit der Kontext geschlechtstypisches Verhalten beeinflusst.

2. Studie 1

Was passiert, wenn man nicht nur die hinlänglich bekannten Eigenschaftsskalen zur Messung von M und F verwendet, sondern darüber hinausgehende Operationalisierungen von M und F? Wie interkorrelieren Skalen zur Erfassung von geschlechtstypischem Verhalten (MV und FV) und geschlechtstypischer Eigenschaften und von Geschlechtsrolleneinstellungen? Findet sich dann eine Superdimension von M und F? Findet sich der hinlänglich nachgewiesene Zusammenhang von Selbstwertgefühl und Maskulinität auch bei Verwendung von Verhaltensskalen? Lassen sich Maskulinität und Femininität als latente Variablen in einem Strukturgleichungsmodell mittels der verwendeten paper-pencil-Skalen abbilden? Dazu soll im folgenden eine Untersuchung an Studierenden vorgestellt werden.

2.1 Methode

Stichprobe

An der Untersuchung nahmen N = 204 Studierende der Sportwissenschaft des ersten Studienjahres an der Universität Leipzig teil (106 weiblich, 97 männlich). Das Durchschnittsalter beträgt 20.8 Jahre (SD = 2.03).

Material

Zur Erfassung der *Geschlechtsrollenidentität* wurden Eigenschafts- und Verhaltensskalen eingesetzt. Das Selbstbild geschlechtstypischer Eigenschaften wurde mittels der deutschen Version des EPAQ mit den vier Subskalen positive Maskulinität (M+, 8 Items), positive Femininität (F+, 8 Items), negative Maskulinität (M-, 9 Items) und negative Femininität (F-, 7 Items) verwendet (Runge, Frey, Gollwitzer, Helmrich & Spence, 1981). Abweichend von der Originalversion wurden sechsstufige (anstelle von fünfstufigen) Likertskalen verwendet, um der Antworttendenz zur Mitte entgegenzuwirken.

Die Erfassung des geschlechtstypischen Verhaltens erfolgte mit zwei Subskalen typisch maskulinen (MV-Skala, 29 Items) und femininen Verhaltens (FV-Skala, 39 Items). Sie wurden von Athenstaedt (1999) entwickelt und enthalten in der hier verwendeten vorläufigen Version 68 Items mit geschlechtstypischen Verhaltensweisen und Aktivitäten. Beispiele für Items der MV-Skala sind „über politische Themen diskutieren", „Auto waschen", oder „jemandem Feuer geben". Beispiele für Items der FV-Skala sind „auf gepflegtes Äusseres achten", „Staub wischen", „eigene Schwächen zugeben". Die Befragten werden gebeten, sich auf den vorgelegten Verhaltensweisen zu beschreiben. Die Items sind auf siebenstufigen Likertskalen (1 = ist für mich vollkommen untypisch bis 7 = ist für mich völlig typisch) zu beantworten und lassen sich faktorenanalytisch wie erwartet zwei voneinander unabhängigen Dimensionen zuordnen (Athenstaedt, 1999).

Zur Erfassung der *Geschlechtsrolleneinstellungen* fand die Skala der „normativen Geschlechtsrollenorientierung (NGRO)" von Athenstaedt (in Druck) Verwendung. Diese Skala enthält 29 Items, die auf jeweils siebenstufigen Likertskalen von 1 (trifft überhaupt nicht zu) bis 7 (trifft völlig zu) zu beantworten sind. Die Skala ist eindimensional und erfasst die Einstellung zur traditionellen bzw. männlich dominierten (hoher Skalenwert) vs. gleichberechtigten (niedriger Skalenwert) Rollenverteilung der Geschlechter. Beispielitems sind „Es ist angenehmer, einen männlichen Vorgesetzten zu haben als einen weiblichen"; „Frauen sind für den finanziellen Unterhalt der Familie genauso verantwortlich wie Männer". Je höher der Wert auf der Skala, desto traditioneller ist die Geschlechtsrolleneinstellung.

Das *Selbstwertgefühl* wurde mit zwei Subskalen der Frankfurter Selbstkonzeptskalen (FSKN) von Deusinger (1986) erhoben, die das leistungsbezogene Selbstwertgefühl (FSAL) und das soziale Selbstwertgefühl (FSKU) erfassen. Die zehn bzw. sechs Items werden auf sechsstufigen Likertskalen von 1 (trifft gar nicht zu) bis 6 (trifft sehr zu) beantwortet; Beispielitems sind „Es ängstigt mich nicht, mit anderen Menschen zusammenzutreffen" (FSKU); „Ich bin mit meinen eigenen Leistungen zufrieden" (FSAL).

Durchführung der Untersuchung

Die Befragten erhielten die genannten Skalen in einer Gruppensitzung. Dabei wurden zuerst die MV- und FV-Skalen, sodann die EPAQ-Skalen, die NGRO- und die FSKU- und FSAL-Skalen vorgegeben. Innerhalb der Messinstrumente wurden die Items in gemischter Reihenfolge präsentiert.

Zur Überprüfung der Reliabilität der Messinstrumente wurden außerdem fünf Wochen nach dieser Erhebung Wiederholungsmessungen durchgeführt. Aus dieser Erhebung konnten N = 82 Fragebögen der Erstmessung zugeordnet werden.

2.2 Ergebnisse

Testgüte der verwendeten Skalen

Zunächst überprüften wir die Homogenität der verwendeten Skalen. Dazu wurden Itemanalysen mit punktbiseriellen Korrelationen und Cronbachs alpha berechnet. Aufgrund der Trennschärfekoeffizienten und/oder der Länge der Skalen erwies es sich als sinnvoll, bei einigen Skalen eine Kürzung um einzelne Items vorzunehmen. Dies betrifft die positive und die negative Maskulinitätsskala (M+ und M-) des EPAQ, die Verhaltensskalen MV (Kürzung auf 21 Items) und FV (Kürzung auf 29 Items), die Einstellunggsskala NGRO (Kürzung auf 29 Items) sowie die Skalen FSAL und FSKU. Bei M+ und M- musste jeweils ein Item eliminiert werden (M+: „unabhängig"; M-: halte mich an keine Grundsätze). Bei der FSAL-Skala wurde ein Item aufgrund negativer Trennschärfe eliminiert („Wenn ich so zurückdenke, kann ich mich an mehr Erfolge als an Misserfolge erinnern"), bei der FSKU-Skala erweisen sich zwei Items als wenig trennscharf („es ängstigt mich nicht, mit fremden Menschen zusammenzutreffen"; „ich sollte höflicher zu anderen sein"). Bei den so gekürzten Skalen liegen alle alpha-Werte in einem guten bis sehr guten Bereich (Tab. 1). Die Retest-Koeffizienten liegen bis auf die Werte für M+ und FSKU im zufriedenstellenden Bereich.

Die weiteren Berechnungen erfolgten mit den gekürzten Skalen. Zum Zweck der Vereinheitlichung und Vergleichbarkeit der Ergebnisse wurden die Skalenwerte in Form von Durchschnittswerten über alle Items berechnet. Diese Werte liegen somit jeweils im Skalenbereich der verwendeten Likertskalen von 1 bis 6 bzw. 7.

Tabelle 1: Itemanzahl, alpha- und Retest-Koeffizienten der verwendeten Skalen (Studie 1)

Skala	M+	M-	F+	F-	MV	FV	NGRO	FSAL	FSKU
Items	7	8	8	7	21	29	24	9	4
alpha (n = 204)	0.71	0.72	0.73	0.68	0.84	0.88	0.89	0.84	0.70
Retest (n = 82)	0.55	0.79	0.69	0.76	0.73	0.77	0.76	0.73	0.63

Geschlechterunterschiede

Entsprechend der Konstruktion der Skalen und übereinstimmenden bisherigen Befunden in der Literatur erwarten wir Geschlechterunterschiede auf den Skalen zur Erfassung der Geschlechtsrollenidentität, wobei Frauen höhere Werte auf den F-Skalen und Männer auf den M-Skalen erreichen sollten. Außerdem ist zu erwarten, dass Frauen auf der Skala zur Erfassung der Geschlechtsrolleneinstellungen (NGRO) progressivere Einstellungen (= niedrigere Werte) als Männer erreichen müssten. Dies ist ein typischer Befund bisheriger Untersuchungen (Alfermann, 1996, S. 49). Auf den Skalen des Selbstwertgefühls sind hingegen keine Geschlechterunterschiede zu erwarten, da es sich bei der vorliegenden Stichprobe um junge Männer und Frauen mit vergleichbar hohem Bildungsniveau handelt. Major, Barr, Zubek und Babey (1999) konnten in einer Metaanalyse amerikanischer Studien keine Geschlechterunterschiede im Selbstwertgefühl von Akademikern bzw. Akademikerinnen feststellen.

Die Ergebnisse entsprechen diesen Annahmen (Tab. 2), wobei die eta^2-Werte unterschiedlich hoch ausfallen, am höchsten in der FV-Skala und den Geschlechtsrolleneinstellungen, am niedrigsten in der M+-Skala. Keine Unterschiede finden sich wie erwartet im Selbstwertgefühl.

Tabelle 2: Geschlechterunterschiede auf den verwendeten Skalen (Studie 1)

Skala	M1	M2	SD1	SD2	F(1, 193)	eta²
M+	4.0	4.2	0.57	0.63	7.65**	0.04
M-	2.4	2.8	0.61	0.70	22.66***	0.11
F+	4.8	4.4	0.47	0.58	26.22***	0.12
F-	3.0	2.8	0.70	0.65	4.49*	0.02
MV	3.0	3.6	0.85	0.83	25.41***	0.12
FV	4.4	3.5	0.70	0.71	66.91***	0.26
NGRO	2.8	3.8	0.67	0.94	61.29***	0.24
FSAL	4.6	4.8	0.56	0.56	1.79	
FSKU	4.4	4.4	0.79	0.77	< 1	

Anmerkungen: M1 = Mittelwert Frauen, SD1 = Standardabweichung Frauen; M2 = Mittelwert Männer, SD2 = Standardabweichung Männer. *p < .05; **p < .01; ***p < .001.

Interkorrelationen

Wie sich aus Tabelle 3 erkennen lässt, sind die Korrelationen der Eigenschafts- und Verhaltensskalen von Maskulinität und Femininität niedrig bis mittelhoch, allerdings leicht unterschiedlich je nach Geschlecht. Dies entspricht in etwa den Ergebnissen von Athenstaedt (1999), die zwischen F+ und FV Korrelationen von .24 (Frauen) und .51 (Männer) berichtet, sowie zwischen M+ und MV Korrelationen von .41 (Frauen) und .30 (Männer). MV und FV korrelieren in unserer Untersuchung mit .49 (Frauen) bzw. .53 (Männer), in der von Athenstaedt wurden Interkorrelationen von .41 und .28 (Frauen) bzw. von Null und .39 (Männer) gefunden. Die Interkorrelationen der EPAQ-Skalen bestätigen die Ergebnisse früherer Untersuchungen: M+ und F+ korrelieren um Null, M+ und F- sowie M- und F+ korrelieren negativ in mittlerer Höhe (Bierhoff-Alfermann, 1989). Ähnlich wie in früheren Untersuchungen findet sich eine bedeutsame positive Korrelation von M+ mit dem leistungsbezogenen und dem sozialen Selbstwertgefühl, eine negative Korrelation von F- mit diesen beiden Skalen, sowie eine positive Korrelation von F+ mit FSKU, der Skala zur Erfassung des sozialen Selbstwertgefühls (vgl. Alfermann, 1994; 1999). Der Zusammenhang der Geschlechtsrolleneinstellungen mit der Geschlechtsrollenidentität fällt je nach Geschlecht unterschiedlich aus. Er lässt sich dahingehend zusammenfassen, dass Frauen und Männer mit einem stärker geschlechtsuntypischen Selbstbild (Männer mehr feminin, Frauen mehr maskulin) weniger traditionelle Geschlechtsrolleneinstellungen äußern. Dieser Befund deutet darauf hin, dass Selbstbild und Einstellungen durchaus Zusammenhänge aufweisen, die aber nur dann sichtbar werden können, wenn man die Ergebnisse beider Geschlechter getrennt betrachtet.

Tabelle 3: Produkt-Moment-Korrelationen der verwendeten Skalen getrennt nach Geschlecht (Studie 1)

	M+	M-	F+	F-	MV	FV	NGRO	FSAL	FSKU
M+	-	0.05	-0.03	-0.60	0.16	-0.10	-0.16	0.53	0.40
M-	0.12	-	-0.31	0.08	0.17	0.07	0.02	-0.04	0.00
F+	-0.03	-0.38	-	0.05	0.06	0.27	0.05	0.00	0.33
F-	-0.57	0.17	-0.05	-	-0.03	0.17	0.26	-0.42	-0.27
MV	0.22	0.07	0.12	-0.16	-	0.49	-0.32	0.04	0.08
FV	0.18	-0.04	0.37	-0.11	0.53	-	-0.02	-0.31	0.00
NGRO	0.00	0.22	-0.35	0.15	-0.03	-0.40	-	-0.16	0.03
FSAL	0.50	-0.13	-0.04	-0.39	-0.02	0.07	-0.12	-	0.26
FSKU	0.44	0.02	0.14	-0.38	0.27	0.33	-0.05	0.39	-

Anmerkungen: n = 106 Frauen (oberhalb der Diagonalen), n = 97 Männer (unterhalb der Diagonalen); Korrelationen ab 0.31 sind signifikant mit p < .001

Strukturgleichungsmodell

Wie eingangs erläutert bestand ein Ziel der vorliegenden Untersuchung darin zu überprüfen, ob Maskulinität und Femininität als latente Variablen sich den hier erhobenen Variablen herleiten lassen. Zu dem Zweck wurden Strukturgleichungsanalysen (EQS) mit dem Programm für Windows 5.6 nach Bentler (1997) gerechnet. Da sich in einer Reihe von Variablen Geschlechterunterschiede gezeigt hatten, wurden die Analysen getrennt für Männer und Frauen durchgeführt. Die Strukturgleichungsmodelle für die hier interessierende männliche Stichprobe sind in Abb. 1 (Femininität) und Abb. 2 (Maskulinität) dargestellt. Der Comparative Fit Index für Femininität beträgt 0.927 (Chi² (2, n = 102) = 3.623, p > .10). Dies deutet darauf hin, dass vier Skalen das latente Konstrukt Femininität hinreichend abbilden. Die Skalen von F+, FV, FSKU sowie NGRO tragen in bedeutsamer Weise zum Konstrukt der Femininität bei. Somit ist sowohl die Eigenschaftsskala (F+) wie die Verhaltensskala (FV) von Femininität im Modell vertreten. Dabei ist auffallend, dass in der EQS-Lösung für Männer (Abb. 1) FV mehr (.96) als bei den hier untersuchten Frauen (.34) mit der latenten Variable Femininität korrespondiert. Auch die negative Beziehung von NGRO mit Femininität spricht dafür, dass geschlechtsuntypische Verhaltensweisen diagnostisch relevanter sind als geschlechtstypische: Je femininer, also geschlechtsuntypischer, sich Männer beschreiben, desto stärker ihre egalitäre Einstellung, und desto stärker wird durch beide Variablen auf das Konstrukt der Femininität vorhergesagt.

Wie sieht die EQS-Lösung für Maskulinität aus? Die beste Modellanpassung gelingt wiederum mit vier Variablen. Maskulinität lässt sich am besten durch M+, MV, FSAL und FSKU bestimmen (CFI = .985; Chi² (2, n = 102) = 2.93; p > .10). Das bedeutet ähnlich wie zuvor bei Femininität, dass sowohl die Verhaltens- wie die (positive) Eigenschaftsskala jeweils einen bedeutsamen Beitrag zum Konstrukt Maskulinität leisten. Auch die beiden Skalen zur Erfassung des Selbstwertgefühls spielen eine gewichtige Rolle. Frühere korrelative Befunde, wonach das soziale Selbstwertgefühl (FSKU) sowohl mit Femininität wie mit Maskulinität zusammenhängt (Alfermann, 1994) finden in dieser Untersuchung Bestätigung. Ebenso zeigt sich aber auch, dass das Selbstwertgefühl vorwiegend mit Maskulinität korrespondiert. Dies gilt vor allem für das leistungsbezogene Selbstwertgefühl, das in unseren Analysen keinen bedeutsamen Pfad zu Femininität aufweist und deshalb dort zu keiner verbesserten Modellanpassung geführt hat (Abb. 1).

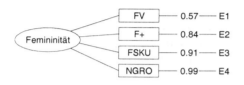 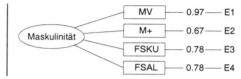

Abb. 1: Vier-Variablenmodell für Femininität (Männer)

Abb. 2: Vier-Variablenmodell für Maskulinität (Männer)

2.3 Schlussfolgerungen

In der vorliegenden Untersuchung sollte überprüft werden, ob das Konstrukt der maskulinen bzw. femininen Geschlechtsrollenidentität sich anhand verschiedener Indikatoren abbilden lässt. Zu dem Zweck wurden Variablen gemessen, von denen wir annehmen konnten, dass sie Maskulinität und Femininität definieren: die Geschlechtsrollenidentität, gemessen über Eigenschafts- und über Verhaltensskalen, das Selbstwertgefühl, und die Geschlechtsrolleneinstellungen. Dazu wurde zunächst die Reliabilität (Tab. 1) und die Konstruktvalidität der Messinstrumente (Tab. 2 und 3) für eine Stichprobe von Studierenden überprüft. Die Geschlechterunterschiede entsprechen dem zu erwartenden Muster. Die Interkorrelationen der Skalen deuten ebenfalls darauf hin, dass die verwendeten Skalen für die hier untersuchte Probandengruppe Gültigkeit besitzen. Die Strukturgleichungsanalyse zeigt, dass Maskulinität vorwiegend durch vier manifeste Variablen definiert wird: positiv bewertete maskuline Eigenschaften, maskuline Verhaltensweisen, das leistungsbezogene sowie das soziale Selbstwertgefühl. Die Ergebnisse bestätigen bisherige Befunde, wonach Maskulinität und Selbstwertgefühl einen bedeutsamen gemeinsamen Anteil aufweisen. Femininität wird ebenfalls durch vier Variablen definiert: positiv bewertete feminine Eigenschaften, feminine Verhaltensweisen, (egalitäre) Geschlechtsrolleneinstellungen und das soziale Selbstwertgefühl. Bisherige Befunde, wonach Femininität nur unwesentlich mit einem hohen Selbstwertgefühl korreliert, aber auch nicht negative Zusammenhänge aufweist (vgl. Whitley, 1983), lassen sich nach der vorliegenden Untersuchung dahingehend erweitern, dass es vorwiegend die Komponente des sozialen Selbstwerts ist, die positiv mit Femininität zusammenhängt. Diese Komponente teilt somit einen bedeutsamen gemeinsamen Anteil mit Femininität.

Darüber hinaus lässt sich zeigen, dass die maskulinen bzw. femininen Verhaltens- und Eigenschaftsskalen zum Konstrukt von Maskulinität und Femininität jeweils einen eigenständigen Beitrag leisten, der allerdings höher für die Eigenschaftsskalen ausfällt. Beide Skalen messen außerdem neben einem gemeinsamen auch einen hohen spezifischen Anteil am Konstrukt. Dabei fällt dieser gemeinsame Anteil für Femininität (F+/FV) höher aus als für Maskulinität (M+/MV). Dies lässt sich auch aus den Korrelationen erkennen. Athenstaedt (1999) berichtet für Maskulinität zwar leicht höhere Korrelationen als hier gefunden, aber auch in ihrer Untersuchung bleibt ein bedeutsamer Anteil spezifischer Varianz.

Keine bedeutsame Rolle bei der Definition der Geschlechtsrollenidentität spielten in unserer Untersuchung die Skalen zur Erfassung negativ bewerteter Eigenschaften. Sie mussten im Strukturgleichungsmodell unberücksichtigt bleiben, weil sie zu einer verschlechterten Modellanpassung führten. Da sie jeweils hohe negative Korrelationen mit den gegengeschlechtlichen positiven Eigenschaftsskalen aufweisen, wird ihr Beitrag durch die positiven Skalen modifiziert und tendiert gegen Null.

3. Studie 2

Die Selbstbeschreibung der Geschlechtsrollenidentität mit paper-pencil-Verfahren wie in Studie 1 ist eine beliebte Variante, um Maskulinität und Femininität zu messen. Ein anderes mögliches Verfahren könnte die systematische Verhaltensbeobachtung darstellen. So zeigt sich in frühen Studien zum Zusammenhang von Geschlechtsrollenidentität und nonverbalem Verhalten, dass eine maskuline Identität mit entsprechend typisch männlichen nonverbalen Kommunikationsformen wie Distanz und Unterbrechungen korrespondiert. Entsprechend ist Femininität mit typisch weiblichen Kommunikationsweisen wie Lächeln und Ansehen des Partners verknüpft (LaFrance, 1981; LaFrance & Carmen, 1980). Die Geschlechtsrollenidentität äußert sich somit auch in entsprechenden nonverbalen und verbalen Kommunikationsformen.

Studien, die Geschlechterunterschiede im verbalen und nonverbalen Verhalten in Interaktionsgruppen überprüften, ohne zugleich auch die Geschlechtsrollenidentität zu berücksichtigen, konnten z. T. deutliche Unterschiede zwischen Männern und Frauen in verbalen und nonverbalen Kommunikationssignalen aufzeigen (Crawford, 1995; Hall & Halberstadt, 1986; Henley, 1977). Insbesondere nonverbales Verhalten weist robuste und vergleichsweise große Effektgrößen auf. Betrachtet man die bisherigen Forschungsergebnisse unter dem Gesichtspunkt von typisch männlichen nonverbalen Verhaltensweisen, so wird übereinstimmend berichtet, dass Männer im Vergleich zu Frauen weniger lächeln, weniger den Blickkontakt zur Gesprächspartnerin/zum Gesprächspartner pflegen, während des Gesprächs weniger bestätigende Hinweise geben (nicken; zustimmende Unterbrechungen wie hm hm), häufiger unterbrechen/ins Wort fallen, und mehr Dominanz in ihrer Körperhaltung zeigen. Ein Grund dafür ist nach Ellyson, Dovidio und Brown (1992) darin zu sehen, dass Frauen und Männer unterschiedliche Kommunikationsstrategien verwenden, die sich aus sozialen Rollenerwartungen herleiten lassen. Männer haben dominant und kompetent zu sein, drücken sich demnach mehr in direkter und konkreter Weise aus, während bei Frauen der indirekte und personal-emotionale Weg bevorzugt wird. Diese Verhaltensmuster sind somit nicht auf biologische Determinanten zurückzuführen, sondern vielmehr durch geschlechtsstereotype Rollenerwartungen erlernte Kommunikationssysteme im Kindesalter (vgl. Maccoby, 1990). Aus dieser Entwicklung gehen Frauen mit mehr „Nachteilen" heraus, als das bei Männern der Fall ist. Ihre Kommunikationsmuster unterstützen eine eher partnerschaftliche Interaktion, während Männer aufgrund ihres Kommunikationsverhaltens stärker Macht und Dominanz betonen. Das wird auch bei der Betrachtung des Kontextes innerhalb der Interaktion als einen weiteren wichtigen Faktor bestätigt. Hier zeigen Männer sowohl bei maskulinen als auch neutralen Diskussionsthemen signifikant häufiger stereotypes nonverbales Verhalten als Frauen, jedoch nicht bei femininer Themenstellung (Ellyson et al., 1992). In gemischtgeschlechtlichen Gruppen werden dabei größere Geschlechterunterschiede gemessen und die Interaktion auch komplexer erlebt, als dies in gleichgeschlechtlichen Interaktionsgruppen der Fall ist.

Unter Berücksichtigung des Forschungsstands zum Zusammenhang von Geschlechtsrollenidentität und Kommunikationsverhalten zum einen und Geschlechterunterschieden im Kommunikationsverhalten zum anderen sollte in Studie 2 die Frage untersucht werden, inwieweit das Kommunikationsverhalten mit der Geschlechtsrollenidentität zusammenhängt[1]. Danach müssten typisch männliche Verhaltensweisen mit Maskulinität korrelieren, typisch feminine hingegen mit Femininität. Zu dem Zweck wurden männliche und weibliche Studierende in einer dyadischen Gesprächssituation beobachtet. Die Diskussion fand in einer gleich- oder gemischtgeschlechtlichen Dyade statt. Dabei wurde erwartet, dass Geschlechtsrollenidentität und Kommunikationsverhalten korrelieren. Darüber hinaus erwarteten wir Geschlechterunterschiede entsprechend dem bisherigen Forschungsstand. Diese Unterschiede müssten sich im Vergleich gleichgeschlechtlicher Dyaden weniger deutlich zeigen als im Vergleich gemischtgeschlechtlicher Dyaden.

3.1 Methode

Stichprobe

An Studie 2 nahmen 54 Studierende der Sportwissenschaft des 3. Studienjahres der Universität Leipzig teil (25 weiblich, 29 männlich). Das durchschnittliche Alter beträgt 23.3 Jahre (SD = 2.7). Die Zusammensetzung der Dyaden beruhte auf freier Auswahl des Gesprächspartners/der -partnerin im Vorfeld der Untersuchung. Voraussetzung hierfür war, dass beide Partner miteinander bekannt waren. Damit sollte die Kommunikationssituation als weniger künstlich erlebt werden. Sieben Dyaden waren gemischtgeschlechtlich (7 Männer, 7 Frauen), elf waren gleichgeschlechtlich männlich (22 Männer) und neun gleichgeschlechtlich weiblich (18 Frauen).

---

[1] Wir danken Ursula Athenstaedt, Universität Graz, für wertvolle Hinweise bei der Durchführung von Studie 2.

Material

Für die Beurteilung nonverbaler und verbaler Kommunikationsweisen wurde auf solche zurückgegriffen, die eindeutig kodierbar sind und für die in der Literatur typische Geschlechterunterschiede postuliert werden (vgl. LaFrance, 1981; Ickes, 1981). Im einzelnen handelt es sich um sieben Verhaltensweisen. Als typisch weiblich gelten die (höhere) Frequenz des *Lächelns,* des *Nickens* und der verbalen *Unterstützung* (hm, ja, aha) aus der Zuhörerposition; sowie die (seltenere) Häufigkeit von *Redeunterbrechungen* (ins Wort fallen, nicht ausreden lassen), die (längere) Dauer des *Blickkontakts,* und eine geschlossene (vs. offene) *Beinstellung,* die während der Interaktion gemessen wurden. Außerdem wurde der zeitliche Anteil am Gespräch (*Redezeit*) gemessen.

Zusätzlich wurden die bereits in Studie 1 verwendeten Skalen zur Erfassung der *Geschlechtsrollenidentität* (F+ und M+, F- und M-, FV und MV) verwendet, um den Zusammenhang von Geschlechtsrollenidentität und Beobachtungsmaßen untersuchen zu können.

Durchführung der Untersuchung

Die Verhaltensbeobachtung war für alle Teilnehmerinnen und Teilnehmer Bestandteil sportpsychologischer Lehrveranstaltungen. Vorgeblich sollte in der Untersuchung Problemlösen in Dyaden beobachtet werden. Über das eigentliche Ziel der Untersuchung wurde erst nach deren Beendigung im Rahmen der Lehrveranstaltungen berichtet. Jedes Beobachtungssetting dauerte 45 Minuten pro Dyade. Die Diskussion beschränkte sich jedoch auf 15 Minuten, die per Video aufgezeichnet wurde. Es standen drei Diskussionsthemen zur Wahl, von denen angenommen wurde, dass sie für die Zielgruppe von Interesse waren. Jede Gesprächsdyade musste sich für ein Thema kurz vor der Videoaufzeichnung entscheiden. Die Aufnahme erfolgte getrennt für jeden Probanden über zwei Viodeokameras. Um Versuchsleitereffekte zu minimieren, fand die Diskussion und Videoaufzeichnung unter Ausschluss der Versuchsleiterin statt. Im Anschluss erhielt jede Dyade die Skalen aus Studie 1 in einem anderen Raum präsentiert. Dabei wurde vorgeblich eine zusätzliche Untersuchung zur Selbstbeschreibung durchgeführt. Diese vermeintliche Unabhängigkeit von Beobachtung und Befragung wurde dadurch verstärkt, dass die Daten durch eine weitere Versuchsleiterin[2] erhoben wurden.

Auswertung

In jeder Interaktionsaufzeichnung blieben die ersten drei Minuten aufgrund von Störgrößen, wie z. B. die Wahrnehmung der Videokameras oder die Fokussierung der Aufmerksamkeit auf das gerade ausgesuchte Diskussionsthema, unberücksichtigt. Insgesamt gingen die dann folgenden acht Minuten in die Auswertung ein. Dadurch

---

[2] Wir danken Sabine Würth für die Mithilfe bei der Erhebung der Daten.

wurde die beobachtete Zeitdauer für jede Dyade auf insgesamt acht Minuten standardisiert. Bei der Auswertung der Videoaufzeichnungen wurde auf Kriterien der systematischen Verhaltensbeobachtung zurückgegriffen (Faßnacht, 1995). Die Codierung der Beobachtungsdaten erfolgte durch zwei trainierte Beobachterinnen[3], die unabhängig voneinander auswerteten. Die Interrater-Reliabilität liegt zwischen .85 (lächeln) und .98 (Beinposition) und kann damit als sehr zufriedenstellend bezeichnet werden. Die abhängigen Variablen Nicken, Unterbrechungen, Unterstützung und Lächeln wurden innerhalb der acht Minuten mittels *Häufigkeiten* erfasst. Sie wurden dann gewertet, wenn sie (a) aus der Zuhörerposition, (b) unter Ausschluss von Resonanzerscheinungen beim Nicken und (c) keiner hörbaren Vokalisation beim Lächeln erfolgten. Bei der Kodierung der Beinstellung, des Blickkontakts und des Gesprächsanteils wurde dagegen die *Dauer* dieser Verhaltensweisen innerhalb der acht Minuten erfasst. Sie konnten von 0 bis 8 (Minuten) variieren. Das Kriterium für die Messung der Beinstellung war eine offene, d.h. dass Oberschenkel sich nicht berühren durften. Ein Wert von 0 entspricht einer stets geschlossenen, typisch weiblichen Beinstellung, ein Wert von 8 einer stets offenen, typisch männlichen Beinstellung.

3.2 Ergebnisse

Die Daten der Verhaltensbeobachtung wurden mit einer zweifaktoriellen (2x2) multivariaten Varianzanalyse ausgewertet. Dabei dienten Geschlecht der Probanden und Geschlecht der Interaktionspartner als unabhängige Variablen, und die sieben Kommunikationsformen als abhängige Variablen. Der signifikante multivariate Haupteffekt Geschlecht der Probanden verweist darauf, dass, unabhängig von der Zusammensetzung der Dyade, Männer und Frauen unterschiedliche Verhaltensweisen im Gespräch zeigen, $mF(7, 44) = 3.89$, $p = .002$, $eta^2 = .38$. Der Haupteffekt Geschlecht des Partners, $mF(7, 44) = 1.30$, und der Interaktionseffekt, $mF(7, 44) = 0.78$, werden nicht signifikant. Bei univariater Betrachtung zeigt sich, dass Männer und Frauen, unabhängig von der Zusammensetzung der Dyade, sich in vier Kommunikationsvariablen unterscheiden (Tab. 4). Erwartungsgemäß zeigen Frauen signifikant häufiger eine geschlossene Beinposition ($p < .001$), sie lächeln und nicken häufiger ($p < .10$), und sie fallen seltener dem Gesprächspartner bzw. der Gesprächspartnerin ins Wort ($p < .10$). Anhand der Mittelwerte deuten sich zwar unterschiedliche Verhaltensweisen je nach Dyadenzusammensetzung an, aber der Interaktionseffekt verfehlt die Signifikanzgrenze deutlich.

---

[3] Wir danken Sandra Pomsel für die Mithilfe bei der Auswertung der Daten.

Tabelle 4: Geschlechterunterschiede in vier Kommunikationsvariablen (Studie 2)

Variable	Dyade	n	M	SD	$F(1, 50)$ Geschlecht Proband
Beinposition	männlich gleich	22	6.85	2.42	15.52***, eta² = .24
	männlich gemischt	7	6.86	3.02	
	weiblich gemischt	7	3.70	3.22	
	weiblich gleich	18	2.75	3.41	
Lächeln	männlich gleich	22	4.75	3.60	3.00+, eta² = .06
	männlich gemischt	7	4.14	1.86	
	weiblich gemischt	7	7.14	3.09	
	weiblich gleich	18	5.28	3.30	
Unterbrechungen	männlich gleich	22	3.32	1.81	3.04+, eta² = .06
	männlich gemischt	7	5.43	4.12	
	weiblich gemischt	7	2.71	2.06	
	weiblich gleich	18	3.06	3.26	
Nicken	männlich gleich	22	13.16	10.04	2.75+, eta² = .05
	männlich gemischt	7	7.71	5.19	
	weiblich gemischt	7	15.07	7.36	
	weiblich gleich	18	15.22	9.61	

Anmerkungen: $+p < .10$; $***p < .001$

Korrelationen zwischen Geschlechtsrollenidentität und Kommunikationsweisen

Die erwarteten Zusammenhänge zwischen Beobachtungs- und Fragebogenmaßen lassen sich nicht aufzeigen. Entgegen unseren Vorannahmen findet sich so gut wie keine Entsprechung zwischen der Selbstbeschreibung als maskulin bzw. feminin und den Kommunikationsvariablen. Aus Tab. 5 lässt sich deutlich erkennen, dass es nur wenige bedeutsame Korrelationen zwischen Fragebogenskalen und beobachtetem Verhalten gibt. Nur zwei Korrelationskoeffizienten erreichen die Signifikanzgrenze. Entgegen der Erwartung korreliert F+ negativ mit Lächeln (-.30), und erwartungsgemäß korreliert FV negativ mit Beinposition (-.28). Eine höhere feminine Geschlechtsrollenidentität ist somit korreliert mit seltenerem Lächeln (einem femininen Verhalten) und seltenerer typisch männlicher Körperhaltung. Je stärker ausgeprägt feminines Verhalten (im Fragebogen) ist, desto länger wird im Gespräch eine geschlossene Beinposition eingehalten. Dies entspricht unseren Erwartungen.

Während also zwischen beiden Messmethoden der Beobachtung und Befragung nur wenige sinnvolle Korrelationen vorliegen, fallen die Interkorrelationen zwischen den Variablen *innerhalb* beider Messverfahren erwartungsgemäß aus. Feminine kommunikative Signale (Lächeln, Nicken, Blickkontakt, Unterstützung) sowie maskuline Signale (Unterbrechungen, Redezeit) korrelieren jeweils untereinander. Die Fragebogenskalen korrelieren ebenfalls untereinander, und zwar vergleichbar zu Studie 1.

Tabelle 5: *Produkt-Moment-Korrelationen zwischen beobachteten Kommunikationsvariablen und paper-pencil-Skalen der Geschlechtsrollenidentität (Studie 2, n = 54)*

	Bein-position	Blick-kontakt	Nicken	Unter-brechung	Unter-stützung	Redezeit	M+	M-	F+	F-	FV	MV
Lächeln	.03	.35**	.05	.04	.03	.06	.02	.01	-.30*	-.09	-.12	-.08
Beinposition		.19	-.06	.16	-.28*	-.21	-.01	-.01	-.15	-.11	-.28*	-.10
Blickkontakt			.42**	.09	.28*	-.21	-.06	.00	-.10	.10	-.15	.00
Nicken				.02	.42**	-.22	-.18	.02	-.05	.18	.03	.00
Unterbrechung					-.03	.41**	-.03	.00	-.12	-.10	-.22	-.02
Unterstützung						-.25	-.10	.00	.02	.11	.03	-.14
Redezeit							-.04	.03	-.02	.10	-.09	.04
M+								.02	.37**	-.58**	.22	.28*
M-									-.47**	.21	-.23	.10
F+										-.09	.47**	.11
F-											-.22	-.28*
FV												.36**

Anmerkungen: Aufgrund unterschiedlicher Skalenbreiten wurden die Daten z-transformiert; *p < .05; **p < .01; ***p < .001. Abkürzungen vgl. Tab. 2

Allerdings differenzieren die Daten beider Messmethoden in bedeutsamer Weise zwischen männlichen und weiblichen Probanden. Anhand einer Diskriminanzanalyse mit Beinposition (-.64), Blickkontakt (.50) und Lächeln (.48) einerseits, sowie FV (.54), MV (-.87) und F+ (.47) andererseits konnten 24 (von 25) weiblichen und 26 (von 29) männlichen Personen korrekt in die beiden Geschlechtergruppen klassifiziert werden (Diskriminanzfunktionskoeffizienten pro Variable jeweils in Klammern). Dieses Klassifikationsergebnis lässt sich mit den Variablen von nur einer Messmethode alleine nicht annähernd erreichen.

3.3 Diskussion

Das Ziel von Studie 2 war zum einen die Überprüfung bisheriger Forschungsergebnisse zu Geschlechterunterschieden in der nonverbalen und verbalen Kommunikation unter Berücksichtigung des Interaktionskontextes. Zum anderen sollte der Zusammenhang der paper-pencil-Skalen zur *Geschlechtsrollenidentität* (Verhalten, Eigenschaften) und zu kommunikativem Verhalten untersucht werden. Es wurden sieben verschiedene Kommunikationsvariablen ausgewählt, die in gemischt- und gleichgeschlechtlichen Dyaden erfasst wurden: Lächeln, Nicken, Blickkontakt, Redezeit, Redeunterbrechungen, Redeunterstützung und Beinposition.

Die Ergebnisse der Daten aus der Verhaltensbeobachtung zeigen auf vier Variablen in Übereinstimmung mit anderen Studien (zsf. Alfermann, 1996, S. 139ff.) die erwarteten Geschlechterunterschiede zwischen Männern und Frauen. Frauen lächeln und nicken häufiger als Männer und zeigen überwiegend eine geschlossene Beinposition im Gespräch. Männer fallen ihrem Interaktionspartner/partnerin häufiger ins Wort. Dabei zeigt sich für Nicken neben dem Geschlechterunterschied aber das interessante Phänomen, dass Männer in den gleichgeschlechtlichen Dyaden eine den weiblichen Probanden vergleichbar hohe durchschnittliche Häufigkeit des Nickens aufweisen, bei gleichzeitig erheblich höherer Varianz (Tab. 4). Dies spricht dafür, dass Nicken offenbar notwendig für die Aufrechterhaltung des Gesprächsflusses ist und daher auch von Männern in gleichgeschlechtlichen Dyaden praktiziert wird. In gemischtgeschlechtlichen Dyaden aber werden Geschlechtsrollenerwartungen bedeutsam. Dadurch wird diese Funktion der Gesprächsaufrechterhaltung vorwiegend von den Frauen übernommen. In den gleichgeschlechtlichen Dyaden fehlt diese eindeutige Rollenzuweisung. Um das Gespräch aber dennoch aufrechtzuerhalten, muss einer (oder beide) männliche Partner diese Aufgabe übernehmen. Umgekehrt ist auffallend, dass Gesprächsunterbrechungen von Männern besonders häufig in gemischtgeschlechtlichen Dyaden praktiziert wird. Auch hier scheinen Geschlechtsrollenerwartungen salient zu werden. Dem gegen über scheinen Lächeln und Beinposition stabile, sozialisationsbedingte geschlechtstypische Verhaltensweisen zu sein, die auch durch die Gruppenzusammensetzung nicht oder kaum modifiziert werden.

Warum finden sich nicht die erwarteten Korrelationen zwischen Fragebogenskalen und Beobachtungsmaßen? Einerseits lassen sich die zu erwartenden Geschlechterunterschiede aufzeigen. Auch gelingt es mithilfe beider Messverfahren in Kombination, männliche und weibliche Probanden korrekt zu klassifizieren. Andererseits aber bleiben die Zusammenhänge zwischen Fragebogen- und Beobachtungsdaten unbefriedigend. Die Selbstbeschreibung der Probanden lässt sich nicht mithilfe der Beobachtungsdaten stützen. Eine feminine bzw. maskuline Identität, die sich in den Fragebogenmaßen widerspiegelt, findet sich nur in einer der sieben Kommunikationsweisen bestätigt. Beide Messmethoden erfassen zwar Ausschnitte der Geschlechterrolle, die charakteristisch für Männer bzw. Frauen sind, wie sich anhand der Diskriminanzanalyse zeigen lässt, aber die Variablen der beiden Messmethoden (Verhalten zum einen und Fragebogen zum anderen) bleiben weitgehend unabhängig voneinander. Anders als in früheren Untersuchungen (wie z. B. von Ickes, 1981) lässt sich somit in der vorliegenden Studie kein bzw. in einem Fall sogar ein erwartungsdiskrepanter Zusammenhang zwischen beiden Methoden nachweisen.

Eine Erklärung dafür könnte darin liegen, dass beide Verfahren – Beobachtung einerseits und Befragung andererseits – einfach unterschiedliche Dinge messen. Die Selbstbeschreibung als maskulin bzw. feminin auf Fragebogenskalen muss nicht notwendig mit entsprechendem Verhalten korrelieren. Geschlechtsrollenidentität äußert sich auf vielen Ebenen, und diese müssen nicht übereinstimmen. In einem Rückblick auf ihren Forschungsansatz hat Janet Spence (1999), wie schon seit den achtziger Jahren, diese Sichtweise eines multidimensionalen und multifaktoriellen Geschlechtsrollenansatzes hervorgehoben. Die Korrelation der Verhaltensskala mit einem der nonverbalen Signale spricht im übrigen dafür, dass Geschlechtsrollenidentität sich auf unterschiedlichen Dimensionen äußert und diese nicht unbedingt innerhalb einer Person kongruent sein müssen. Aber wenn Beziehungen zwischen Selbstbeschreibung und Verhalten erwartet werden dürfen, dann eher zwischen der Selbstbeschreibung auf einer Verhaltensskala (wie FV) als auf einer Eigenschaftsskala (wie F+ oder F-).

4. Fazit

Maskulinität und Femininität als zwei Dimensionen der Geschlechtsrollenidentität beinhalten nicht nur geschlechtstypische Eigenschaften. Auch andere Aspekte, wie Verhalten, Interessen und Einstellungen, zählen dazu (Huston, 1983; Ruble & Martin, 1998). Dies ließ sich in Studie 1 durch Strukturgleichungsanalysen bestätigen. Dabei ließ sich Femininität von Männern, also die geschlechtsuntypische Dimension, besser vorhersagen als Maskulinität, also die geschlechtstypische Dimension. Darüber hinaus konnte der erwartete Zusammenhang von Maskulinität und Selbstwertgefühl repliziert werden. In Studie 2 wurden Verhaltensdaten per Beobachtung und Befragung sowie Selbstbeschreibungen per Fragebogenskalen erfasst. Beide Verfahren können die untersuchten Männer und Frauen korrekt in die beiden Geschlechterkategorien klassifizieren. Die Beobachtungsmaße zeigen nur teilweise die erwarteten Geschlechterunterschiede. Effekte der Geschlechterzusammenzusetzung der beobachteten Dyaden deuten sich an. Kaum nachweisbar ist aber ein Zusammenhang zwischen Beobachtungs- und Fragebogenmaßen. Skalen, die überdauernde Selbstkonzeptaspekte messen, wie es die Skalen zur Erfassung der Geschlechtsrollenidentität tun, sagen nicht notwendig das Verhalten in konkreten Situationen vorher, wie z. B. in der Gesprächssituation. Es ist daher Deaux und LaFrance (1998) zuzustimmen, dass auch Geschlechtsrollenverhalten stark vom situativen Kontext beeinflusst wird.

Mann und Suizid

Manfred Wolfersdorf

Zusammenfassung

In der Suizidliteratur wird immer wieder und nahezu weltweit ein Überwiegen der Männer gegen über den Frauen bei den Suizidraten berichtet. Hierzu – Suizid beim männlichen Geschlecht – gibt es, außer den epidemiologischen Daten, kaum Erklärungsansätze. Die soziologischen Überlegungen diskutieren u. a. Arbeitslosigkeit und Scheidungsraten, die biologische Suizidologie vermutet Geschlechtsunterschiede im serotonergen System des ZNS, interaktionell-psychodynamisch wird u. a. eine hohe narzisstische Verletzbarkeit des Mannes durch somatische Störungen unterstellt. Geschlechtsspezifische Suizidforschung erscheint dringend erforderlich.
Im ersten Teil der Arbeit wird eine Übersicht zum heutigen Stand der Suizidologie unter besonderer Berücksichtigung epidemiologischer Daten zur Suizidalität bei Männern gegeben. Im Hauptteil der Arbeit werden die aus der Literatur bekannten Daten diskutiert, soweit sie etwas zum Thema männliches Geschlecht und Suizidalität beitragen können. Abschließend ist festzuhalten, dass unser derzeitiger Wissensstand bzgl. der geschlechtsspezifischen Suizidalität dürftig ist.

Abstract

Epidemiological suicide research shows significantly higher numbers of male suicides compared to female suicides nearly always and worldwide. For these epidemiologic data no satisfying explanation is found. Social sciences discuss aspects like unemployment or divorce rate, biological research presumes differences between men and women according to the serotonergic system of the CNS, psychodynamic concepts think about a high narcissistic vulnerability of man especially by somatic disorders. All together, suicide research according to male and female suicidality is needed.
The first part of this paper gives an overview on epidemiological data especially according to men. In the second part data from the literature according to sex and suicidal behaviour are discussed. Over all, up to now our knowledge about suicidality and male or female sex is unsatisfying.

1. Einleitung

Seit mehr als 150 Jahren wird in der Suizidologie immer wieder folgende Beobachtung gemacht: 1) Ein deutliches Überwiegen der Männer bei den Suizidzahlen und -raten sowie 2) eine deutlich höhere Suizidrate (auf 100 000 der Bezugsgruppe pro Zeiteinheit) alter Menschen gegenüber jüngeren (bei den Männern durchgängig höhere Suizidrate als bei den Frauen) und eine höhere Suizidversuchsrate jüngerer Menschen gegenüber älteren (bei den Frauen Suizidversuchsrate durchgängig höher als bei den Männern) (z. B. Durkheim, 1897; Schmidtke, Weinacker & Fricke, 1998; Wolfersdorf, 1997a, 2000; Wolfersdorf & Welz, 1997). Motto und Bostrom (1997) merkten dazu kritisch an, dass in der Suizidforschung erst in den letzten Jahren einzelne Autoren der Frage geschlechtsspezifischer Unterschiede mehr Bedeutung zugewiesen hätten, der Schwerpunkt der Untersuchungen läge jedoch weiterhin im epidemiologischen Bereich. Vereinzelt wurden therapeutische Angebote, z. B. die Anzahl von „Suicide Prevention Centers" (Lester, 1993a, 1997) oder die Durchführung von Fortbildungsmaßnahmen (Rutz, Knorring & Walinder, 1992; Rutz, Walinder, Knorring, Richmer & Philgren, 1997) hinsichtlich ihrer suizidpräventiven Wirksamkeit untersucht. So zeigten Schmidtke et al. (1999) weltweit – mit der Ausnahme China – ein Überwiegen der Suizidrate bei Männern gegenüber Frauen (Suizidrate Männer: 19.3/Frauen 5.3; Ratio Männer gegenüber Frauen 3.6, Prozentsatz Suizidrate Männer gegenüber Suizidrate Frauen 64.7). Rutz et al. (1992) konnten in der sog. „Gotland Studie" bei einem Ausbildungsprogramm für Allgemeinmediziner zur besseren Behandlung depressiver Erkrankungen eine Zunahme der Verordnung von Antidepressiva um 50 – 80% sowie eine Abnahme der Suizide um 60% beobachten; die Abnahme der Suizide betraf jedoch nur Frauen. Lester (1993b) korrelierte die Anzahl der Zentren für Suizidprävention in den USA 1970 mit der Veränderung der Suizidrate und fand einen präventiven Effekt, jedoch eindeutig klarer für das weibliche Geschlecht. In der deutschsprachigen Literatur war „Geschlecht und Suizidalität" bisher kaum Thema; aus soziologischer Sicht beschäftigten sich Rachor (1982, 1985, 1997), aus tiefpsychologischer Sicht Gerisch (z. B. 1993, 1998) mit frauenspezifischen Fragen, mit „Männern und Suizid" haben sich bisher kaum Autoren befasst (Teising, 1996, 1999; Wolfersdorf, Grünewald, Heß & Rupprecht, 1998).

2. Kurze Übersicht zur Suizidologie heute

Das Thema Suizidalität beschäftigt die Menschen seit Urzeiten. Suizid und Suizidversuch sind Phänomene, die in allen Kulturen und Gesellschaften, zu allen Zeiten der Menschheitsgeschichte vorgekommen sind und auch weiterhin vorkommen werden, selbst bei optimalen suizidpräventiven Maßnahmen und bestem Wissens- und Forschungsstand.

2.1 Definitionsfragen

In Tab. 1 sind *Definition und Benennung* einiger *Positionen heutigen suizidologischen Wissens,* in Tab. 2 die in *der Diagnostik von Suizidalität* heute üblichen Benennungen zusammengestellt (Wolfersdorf, 1996, 1998, 2000). Dabei wird ein Kontinuitätsmodell von Suizidalität unterlegt, wie es von Ringel (1953) im „präsuizidalen Syndrom" – Einengung/Aggressionsumkehr/Suizidideen – im Sinne einer Steigerung von Handlungsdruck und Umsetzungsgefahr vorgegeben wurde. Der Wunsch nach Ruhe, Pause, Unterbrechung im Leben, z. B. durch die Einnahme von 20 Tabletten eines Benzodiazepins mit dem Risiko des Nichtmehrerwachens, findet sich irgendwann im Leben jedes Menschen, vor allem bei Menschen, die sich in belastenden Situationen mit der möglichen Gefahr krisenhafter Zuspitzung befinden. Der Todeswunsch ist hinsichtlich seiner Intension und Zielrichtung, nämlich jetzt oder in einer Zukunft, wenn sie nicht mehr veränderbar ist, lieber tot sein zu wollen, bereits konkreter benannt. Suizidideen gelten als Ausdruck von Erwägung, damit auch einer Ambivalenz im Sinne von Pöldinger (1968). Die Suizidabsicht ist mit starkem Umsetzungsdruck der Idee in einen Suizidversuch verbunden, mit oder ohne Ankündigung, mit oder ohne Planung. Als suizidale Handlungen gelten Suizid und Suizidversuch, mit dem Ziel durchgeführt, tot sein zu wollen, und der Überzeugung, dass mit der gewählten Methode dieses erreichbar sei. Der Suizidversuch wird überlebt, aus welchen Gründen auch immer. Suizid heißt, die suizidale Handlung mündet sofort oder später (z. B. nach Koma auf einer Intensivstation) in den Tod.

Tabelle 1: Suizidalität: Begriffsbestimmung (nach Wolfersdorf, 1996, 2000)

- Suizidalität meint die Summe aller Denk- und Verhaltensweisen von Menschen, die in Gedanken, durch aktives Handeln oder passives Unterlassen oder durch Handelnlassen den eigenen Tod anstreben bzw. als mögliches Ergebnis einer Handlung in Kauf nehmen.
- Suizidalität ist grundsätzlich allen Menschen möglich, tritt jedoch häufig in psychosozialen Krisen und bei psychischer Erkrankung auf (medizinisch-pychosoziales Paradigma).
- Psychodynamisch ist Suizidalität ein komplexes Geschehen aus Bewertung der eigenen Person, der Wertigkeit in und von Beziehungen, aus Einschätzung von eigener und anderer Zukunft, der Veränderbarkeit von Zustand, aus u. U. durch psychische und/oder körperliche Befindlichkeit verändertem Erleben.
- Motivational spielen appellative, manipulativ-instrumentelle, altruistische sowie auto- und fremdaggressive Elemente eine Rolle.
- Suizidalität ist dabei bewusstes Denken und Handeln und zielt auf ein äußeres oder inneres Objekt, eine Person, ein Lebenskonzept. Suizidales Verhalten will etwas verändern, den Anderen, die Umwelt, sich selbst in der Beziehung zur Umwelt.
- Suizidalität ist meist kein Ausdruck von Freiheit und Wahlmöglichkeit, sondern von Einengung durch objektiv und/oder subjektiv erlebte Not, durch psychische und/oder körperliche Befindlichkeit bzw. deren Folgen.

Tabelle 2: Beschreibung von Suizidalität (Annahme eines Kontinuitätsmodelles)

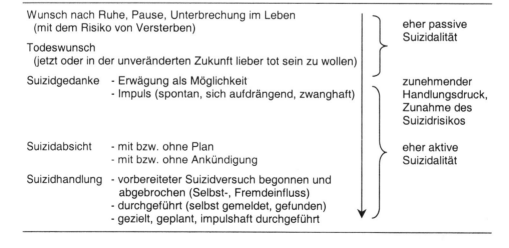

2.2 Zur Epidemiologie von Suizid und Suizidversuch

Nach Schmidtke et al. (1998) verstarben in der Bundesrepublik Deutschland im Jahre 1996 12 225 Personen durch *Suizid* (Tab. 3); die Suizidrate für Männer betrug 21,8, für Frauen 8,3. Danach verstirbt zur Zeit (auf der Basis einer Wahrscheinlichkeitsrechnung der Todesursache Suizid über die mittlere gesamte Lebensspanne für eine individuelle Person) jeder 71. Mann und jede 149. Frau im Laufe ihres Lebens durch Selbsttötung. Das *Lebenszeitrisiko,* durch Suizid zu versterben, ist also derzeit in der Bundesrepublik für Männer etwa 2,1 mal größer als das für Frauen.

Tabelle 3: Suizid- und Verkehrstote in Deutschland 1996

	Männer	Frauen	gesamt
Suizide	8728	3497	12225
Suizidraten (auf 100 000 Bevölkerung)	21,8	8,3	14,9
Kfz-Tote	6124	2251	8375
Anteil Suizid an allen Todesursachen	2,1%	0,7%	
20 - 39jährige	17,2%	12,2%	
40 - 59jährige	8,2%	4,6%	
70 - 89jährige	0,8%	0,6%	

Die harten Suizidmethoden (Tab. 4) „Erhängen" oder „Erschießen" dominieren bei den Männern, wobei jedoch „Erhängen" auch bei 41% der durch Suizid verstorbenen Frauen zu finden ist. Sturz aus der Höhe, z. B. von einem Hochhaus oder einer Brücke, wird von Frauen mehr als von Männern gewählt, ähnlich wie die Vergiftung. Bei den Suizidversuchsmethoden werden am häufigsten Medikamentenintoxikationen mit oder ohne Kombination gewählt, hier dominieren die Frauen.

Tabelle 4: Suizid- und Suizidversuchsmethoden Deutschland 1996

Suizidmethoden	Männer	Frauen
Erhängen, Erdrosseln, Ersticken	56%	41%
Feuerwaffen, Explosivstoffe	10%	2%
Sturz aus der Höhe	7%	13%
Vergiftungen mit festen oder flüssigen Stoffen, Gasen, Dämpfen	12%	21%

Fortsetzung folgt

Fortsetzung Tabelle 4:

Suizidmethoden	Männer	Frauen
Vergiftungen mit Medikamenten bzw. Medikamenten + Alkohol	51%	70%
Schnittverletzungen	26%	17%
Alkohol allein	0,6%	1,9%
„Kfz-Unfall"	1,5%	0,7%

In der Tab. 5 sind die *Suizidraten in Bayern* 1991 bis 1995 aufgelistet. Auch hier lässt sich beobachten, dass mit zunehmendem Alter die Suizidrate steigt, wobei die des männlichen Geschlechtes eindeutig höher ist. Diese Entwicklung (Tab. 6) zeigt sich noch einmal beim Vergleich der Suizidraten bei Männern und Frauen der Jahre 1975 und 1993 (Wolfersdorf & Welz, 1997).

Tabelle 5: Suizidraten in Bayern 1991 - 1995 nach Altersgruppen (in Jahren)

Altersgruppen	1991 M/W[2]	1992 M/W	1993 M/W	1994 M/W	1995 M/W
unter 15	0.2[1]/ 0.1	0.3 / 0.3	1.2 / 0.3	0.4 / 0.3	0.5 / 0.4
15 - unter 20	13.5 / 2.0	9.6 / 2.7	10.7 / 3.1	12.3 / 3.7	12.2 / 5.4
20 - unter 30	23.2 / 4.3	20.7 / 4.9	18.7 / 4.4	21.5 / 5.3	20.3 / 4.5
30 - unter 40	23.2 / 7.7	31.4 / 8.0	20.8 / 7.4	27.2 / 7.3	27.7 / 8.6
40 - unter 50	28.8 / 10.5	27.4 / 11.8	28.9 / 9.0	31.4 / 9.0	31.1 / 9.7
50 - unter 60	27.8 / 12.8	30.3 / 14.6	28.9 / 13.5	33.3 / 11.1	33.7 / 13.1
60 - unter 70	33.3 / 15.0	34.1 / 15.5	34.5 / 12.6	39.5 / 11.9	34.4 / 13.2
70 - oder mehr	73.9 / 24.5	78.2 / 25.0	68.3 / 19.3	61.6 / 22.2	59.8 / 21.3
M/W	24.6 / 9.8	25.8 / 10.5	23.3 / 8.8	25.8 / 9.0	25.2 / 9.5
gesamt	17.0	17.9	15.9	17.2	17.2

1) Suizidraten (SR) auf 100 000 Einwohner
2) M = männlich, W = weiblich
Quellen: Bayer. Landesamt für Statistik und Datenverarbeitung, München

Tabelle 6: Alter und Suizidraten 1975 versus 1993 nach Geschlecht (Alt-BRD) (nach Wolfersdorf & Welz, 1997)

Altersgruppe	SR 1975		SR 1993		Abnahme (-) / Zunahme (+) in %	
	Männer	Frauen	Männer	Frauen	Männer	Frauen
15 - 20	16,1	6,0	9,0	2,8	- 44,1	- 53,3
20 - 25	28,0	9,9	16,8	4,2	- 40,0	- 57,6
25 - 30	25,9	10,2	18,5	4,5	- 28,6	- 55,8
30 - 35	30,1	11,7	20,3	6,5	- 32,5	- 44,4
35 - 40	33,2	13,6	21,4	6,4	- 35,5	- 52,9
40 - 45	40,1	15,6	23,7	7,4	- 40,9	- 52,7
45 - 50	40,9	18,2	23,7	9,1	- 42,1	- 50,0
50 - 55	42,5	26,0	26,4	12,7	- 37,9	- 51,2
55 - 60	44,7	26,1	28,3	10,2	- 36,7	- 60,9
60 - 65	40,6	24,3	31,3	13,0	- 22,9	- 46,5
65 - 70	47,0	25,5	28,6	12,2	- 39,1	- 52,2
70 - 75	50,3	27,2	36,6	15,7	- 27,2	- 42,3
75 - 80	56,0	28,6	63,9	21,6	+ 14,1	- 24,5
80 - 85	65,1	25,6	75,1	23,1	+ 15,4	- 9,8
> 85	94,1	32,9	104,5	20,1	+ 11,1	- 38,9

Suizidrate = Suizide pro 100 000 der Bezugsgruppe pro Zeiteinheit

Der *internationale Vergleich* ist in Tab. 7 zusammengefasst (Schmidtke et al., 1999). Hier findet sich ein klares Überwiegen des männlichen Geschlechtes in allen Ländern, mit Ausnahme der Volksrepublik China (Pritchard, 1996) (Tab. 8). Bei den jüngeren Frauen und denen im mittleren Lebensalter ist dort die Suizidrate höher als bei den Männern. Damit ist die Volksrepublik China die einzige Region, in der das sonstige Überwiegen der Männer durchbrochen wird. Ab dem 55. Lebensjahr kippt das Verhältnis dann langsam zu Lasten der Männer um. Der Überblick zu *Suizidversuchsraten* (Schmidtke et al., 1998) in Tab. 9 bestätigt das schon von Dotzauer, Goebels und Legewie (1965) beschriebene Überwiegen des männlichen Geschlechtes bei Suiziden und des weiblichen Geschlechtes bei Suizidversuchen.

Tabelle 7: Suizidraten in verschiedenen Regionen nach dem Geschlecht (nach WHO Databank, National Bureaus of Statistics (1995) World Population Prospects. The 1994 Revision. United Nations, New York, aus: Schmidtke et al., 1999, zusammengefasst)

	Männer	Frauen	Frauen/Männer
Afrika	7.6	2.3	3.4
Ost-Afrika	15.1	4.6	3.4
Nord-Afrika	0.1	0.0	-
Asien	13.9	7.0	2.6
Ost-Asien	16.4	11.8	1.5
Süd- u. Zentral-Asien	20.9	7.3	3.0
West-Asien	4.5	1.8	3.2
Europa	30.0	8.2	3.6
Ost-Europa	38.8	9.4	4.2
Nord-Europa	36.7	9.1	3.9
Süd-Europa	16.0	4.8	3.4
West-Europa	28.6	9.6	3.0
Amerika	7.7	2.0	4.3
Latein-Amerika/ Karibik	9.4	1.8	4.9
Zentral-Amerika	5.8	1.7	4.7
Süd-Amerika	7.8	2.5	3.2
Nord-Amerika	20.7	4.9	4.2
Ozeanien	21.0	5.2	4.0
Australien/Neuseeland	21.0	5.2	4.0
Alle Länder seit 1991 im Mittel	19.3	5.3	3.6

Die Suizidraten beziehen sich jeweils auf einzelne Jahre der Neunziger-Jahre, z. B. 1994, 1995, vereinzelt auch auf die Jahre 1985-1989.

Tabelle 8: Suizidraten (auf 100.000 Bevölkerung) in der Volksrepublik China 1988, nach Altersgruppen (nach Pritchard, 1996, übersetzt und mod.)

	gesamt	15-24	25-34	35-44	45-54	55-64	65-74	≥ 75
Männer	15.0	15.8	13.8	15.4	16.0	27.7	49.9	90.1
Frauen	19.5	30.4	17.7	18.4	18.6	26.5	44.3	71.0
M:F	0.7	0.5	0.7	0.8	0.8	1.0	1.1	1.2

(auf der Basis der WHO Mortalitätsstatistik Suizide pro 100.000 Einwohner berechnet)

Tabelle 9: Suizidversuchsraten deutsches Erfassungsgebiet der WHO/EURO Multicenter Study on Parasuicide (Würzburg-Stadt, -Land) 1996 (vorläufige Zahlen, nach Schmidtke et al., 1998)

Altersgruppen in Jahren	Männer	Frauen
15 - 19	118	565
20 - 24	278	212
25 - 44	112	154
45 - 64	105	96
64 +	103	67
15 +	122	147

Anteil Männer an allen Suizidversuchen 37%

2.3 Erklärungsmodelle von Suizidalität

Eine vereinfachte Zusammenstellung heutiger *Vorstellungen zur Entwicklung suizidalen Verhaltens* zeigt Abbildung 1.

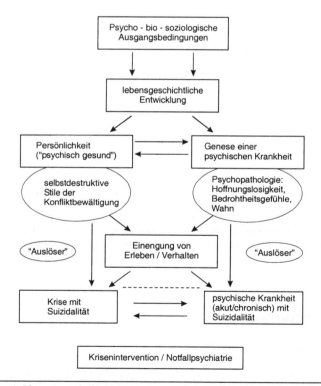

Abb. 1: Entwicklungsmodell – Krisen- und Krankheitsmodell – suizidalen Verhaltens (nach Wolfersdorf, 1996, 1998, 2000)

Hier geht es einmal um ein *Krisenkonzept,* in welchem eine bis dahin psychisch gesunde Person bei sog. auslösenden Ereignissen suizidal reagiert, auf der anderen Seite geht es um eine *psychische Erkrankung (Krankheitsmodell),* in deren Verlauf Patienten im Zusammenhang mit Psychopathologie, mit subjektiver Bewertung von Verlaufsbeurteilung und Rückfallwahrscheinlichkeit, im Zusammenhang mit scheiternder Resozialisation und anderen belastenden Ereignissen, häufig aus dem psychosexuellen Bereich, suizidal werden (z. B. Wolfersdorf, 1996, 1998). Als Beleg für das Krankheitskonzept wird die Häufigkeit von psychischer Erkrankung beim Suizid in der Allgemeinbevölkerung angeführt (Wolfersdorf & Mäulen, 1992). Daraus ergeben sich die in Tab. 10 formulierten *Risikogruppen* für suizidales Verhalten.

Tabelle 10: Gruppen mit erhöhtem Risiko für suizidales Verhalten

1. *Menschen mit psychischen Erkrankungen*
   - Depressiv (primäre Depression, depressive Zustände)
   - Suchtkranke (Alkoholkrankheit, illegale Drogen)
   - Schizophrenie (in stationärer Behandlung, Rehabilitation)

2. *Menschen mit bereits vorliegender Suizidalität*
   - Suizidankündigungen (Appell in der Ambivalenz)
   - nach Suizidversuch (10% Rezidiv mit Suizid)

3. *Alte Menschen* mit Vereinsamung, mit schmerzhaften, chronischen, einschränkenden Krankheiten, nach Verwitwung

4. *Junge Erwachsene,* Jugendliche mit
   - Entwicklungskrisen, Beziehungskrisen (innere Vereinsamung)
   - Drogenproblemen
   - Familiären Problemen, Ausbildungsproblemen

5. *Menschen in traumatischen und Veränderungskrisen*
   - Beziehungskrisen, Partnerverlust, Kränkungen
   - Verlust des sozialen, kulturellen, politischen Lebensraumes
   - Identitätskrisen
   - Chronische Arbeitslosigkeit
   - Kriminalität, Zustand nach Verkehrsdelikt (z. B. mit Verletzung, Tötung eines Anderen)

6. *Menschen mit* schmerzhaften, chronischen, lebenseinschränkenden, verstümmelnden körperlichen Erkrankungen, insbesondere des Bewegungs- und zentralnervösen Systems, terminale Erkrankungen mit Siechtum und extremer Pflegebedürftigkeit

3. Männer und Suizid

3.1 Sozioökonomische Aspekte

Wie bei der Epidemiologie gezeigt, zieht sich das *Überwiegen der Männer beim Suizid* nahezu durch die gesamte Weltliteratur (Schmidtke et al., 1999): die Suizidrate der Männer beträgt weltweit 1991 im Mittel 19.3, die der Frauen 5.3, was ein mehr als dreifaches Überwiegen der Männer ergibt. Das Abweichen der chinesischen Daten wird von Pritchard (1996) mit einer deutlichen Verschlechterung der Arbeitssituation jüngerer Frauen erklärt. Bzgl. der Suizidmethoden dominieren bei den Männern die sog. harten Methoden wie Erschießen, Erhängen, wobei in klinischen Gruppen mit psychiatrischen Erkrankungen hinsichtlich der Methodik zwischen Männern und Frauen kein signifikanter Unterschied mehr zu bestehen scheint, sondern die Wahl der Methode von der Griffnähe bzw. der raschen Erreichbarkeit (z. B. Eisenbahnlinie in der Nähe, Hochhaus in der Nähe und leicht zu erreichen) abhängig ist (Wolfersdorf, 1989).

Dass in Ländern, in denen das Tragen von *Schusswaffen* erlaubt ist und zum männlichen Selbstverständnis zählt, Erschießen führende Methode bei den Männern ist, und dass hier signifikante Abnahmen von Suizidmortalität durch ein Verbot von Feuerwaffen erreichbar sind (im übrigen ohne Verschiebung auf eine andere Suizidmethode, zumindest in der kurzfristigen Beobachtung), diskutierten Carrington (1998) sowie Leenaars und Lester (1996, 1999). Letztendlich wurde man sich dahingehend einig, dass neben dem Verbot von Schusswaffen auch andere soziale Faktoren als Kovariable miteinbezogen werden müssen. Nach Leenaars und Lester (1999) habe die Einführung des Waffenverbotes zu einer signifikanten Abnahme der Homizide, der Unfälle durch und Suizide mit Feuerwaffen geführt. Jedoch verweisen die Autoren auch auf die *Bedeutung zusätzlicher sozialer Faktoren* wie Arbeitslosigkeits- und Scheidungsrate. Carrington (1998) konnte beim Vergleich 1969 bis 1976 mit 1978 bis einschließlich 1985 – dazwischen wurde 1997 das kanadische Waffenverbot ausgesprochen – zeigen, dass die Suizidrate bei den Männern insgesamt und insbesondere mit Feuerwaffen, bei den Frauen erneut die gesamte Suizidrate sowie die Suizidrate mit Feuerwaffen, aber auch die Suizidrate mit anderen Methoden signifikant abgenommen hatte. Bei den Männern dagegen nahm die Verwendung anderer Methoden in den beiden Zeitabschnitten nicht ab.

Die *epidemiologischen Daten zum Suizid bei verschiedenen psychischen Erkrankungen* zeigen in der Gruppe der primär depressiv kranken Suizidenten ein Überwiegen des weiblichen Geschlechts, während in der Gruppe der schizophrenen Patienten, die z. B. unter stationärer Behandlung durch Suizid versterben, zu 2/3 Männer (vorwiegend jüngeres Geschlecht, Diagnose paranoid-halluzinatorische Schizophrenie) vertreten sind (Wolfersdorf, 1989).

Motto und Bostrom (1997) haben in einer prospektiv angelegten Studie bei 2756 depressiven und/oder suizidalen stationären Patienten über 4 Jahre hinweg den Verlauf beobachtet. Zwölf demografische Variablen wurden hinsichtlich ihres Einflusses auf einen Suizid am Ende der Katamnese untersucht. Bei den Männern war das Suizidrisiko am höchsten mit deren subjektiver Sicht ihrer physischen Gesundheit assoziiert, vor allem wenn diese als schlecht erlebt wurde. Bei den Frauen war das Risiko eines Suizid-Outcomes am deutlichsten assoziiert mit Gefühlen von Schuld oder Scham, einem früherem Suizidversuch und früherer psychiatrischer Hospitalisation sowie dem Vorliegen von Suizidversuchen. In der Studie von Rich, Ricketts, Fowler und Young (1988) wurden retrospektiv 204 Suizide in Südkalifornien, San Diego County, 1981 bis 1983 untersucht. Hier fand sich ein höherer Anteil von Suiziden durch Feuerwaffen bei den Männern sowie ein höherer Zusammenhang zu ökonomischem Stress, insbesondere Arbeitsplatzproblematik. Die Frauen waren in der Untersuchungsgruppe von 204 Suiziden im Schnitt signifikant älter und häufiger depressiv erkrankt. In beiden Geschlechtsgruppen waren Drogenabhängigkeit und Alkoholmissbrauch nahezu gleichhäufig vertreten.

Canetto (1992) wies darauf hin, das *Geschlecht sei einer der wichtigsten Prädiktoren für Suizid bei älteren Menschen;* ältere amerikanische Frauen seien deutlich weniger suizidgefährdet als die älteren Männer. Canetto (1992) diskutiert verschiedene Gründe für die bessere Situation der Frauen, insbesondere der älteren, hinsichtlich des suizidalen Risikos: Frauen seien körperlich schwächer, deswegen würden sie weniger häufig harte Methoden mit einem erhöhten Versterbensrisiko wählen. Der Menstruationszyklus sei sowohl für eine erhöhte psychische Anfälligkeit und möglicherweise auch für ein erhöhtes suizidales Risiko bei Frauen zu diskutieren, während anderseits anscheinend suizidales Verhalten bei Frauen nach der Menopause in den USA abnimmt. Biologische Daten lägen hierfür nicht vor, so Canetto (1992). Als weiteren Gesichtspunkt führt sie an, dass somatische Erkrankungen oder Behinderungen, wie sie oft mit Suiziden bei älteren Menschen in Verbindung gebracht werden, für den Mann häufiger ein Problem darstellen als für die Frau. Hierauf haben u. a. auch in der deutschsprachigen Literatur Teising (1996) bzw. Wolfersdorf und Welz (1997) in ihrer Beschreibung der Suizidalität bei alten Menschen hingewiesen. Bei den psychologischen Faktoren diskutiert Canetto (1992) bei Frauen ein mehr „manipulatives" Verhalten als bei Männern; suizidales Verhalten habe bei Frauen eher kommunikative Bedeutung, um Feindseligkeit oder Hilflosigkeit zu verdeutlichen, nicht so sehr um den Tod anzustreben. Ähnliches haben Rachor (z. B. 1997) bzw. Gerisch (1998) diskutiert und sich einerseits dieser Sichtweise – suizidales Verhalten als kommunikativer Akt – aus soziologischer Sicht angenähert, andererseits diese Interpretation als Ausdruck einer männlich dominierten Betrachtung kritisiert. Rachor (1999) vertrat die Ansicht, jüngere Frauen seien eher dependent von ihrer Umwelt, würden aber mit zunehmendem Alter immer unabhängiger, Männer dagegen würden sich mit zunehmendem Alter immer mehr auf ihre Familie hin orientieren. Dies wäre für Rachor ein Erklärungsmodell für das Überwiegen von Suiziden bei Männern überhaupt und bei alten Männern insbesondere.

3.2 Einige biologische Aspekte

Versucht man, sich der Frage Suizidalität und männliches Geschlecht von der neurobiochemischen Seite zu nähern, fällt ein nahezu völliges Fehlen von Daten auf. Ziel einer biologischen Forschung bei suizidalem Verhalten war und ist der Nachweis einer *neurobiochemischen Fundierung von Suizidalität.* Dazu wurden Studien zur 5-Hydroxiindolessigsäure im cerebrospinalen Liquor bei Menschen mit Suizidversuch und unterschiedlicher Diagnose, Postmortem-Neurotransmitter- und -Metabolitenstudien sowie Postmortem-Rezeptorstudien bei durch Suizid verstorbenen Menschen durchgeführt (Übersichten bei Asberg, Traskman & Thoren, 1976; Brown et al., 1982; Bronisch & Brunner, 2000). Von Anfang an war die vorrangige Rolle des

Neurotransmitters Serotonin deutlich. Als übergreifendes Konstrukt, wie Steinert und Wolfersdorf (1993) schreiben, wird bei Suizidalität „*Impulsivität*" bzw. „*mangelnde Impulskontrolle*" angenommen. Dabei wird in der neurobiochemischen Suizidforschung postuliert, es handele sich bei erniedrigten 5-HIA-Liquorspiegeln als Parameter für eine erniedrigte serotonerge Aktivität um einen „Trait". Plutchik und van Praag (1990) konnten zeigen, dass auch psychosoziale Auffälligkeiten damit verbunden seien. Ausgangspunkt war die Untersuchung von Asberg et al. (1976), die Zusammenhänge zwischen suizidalem Verhalten und erniedrigtem 5-HIA-Spiegel im Liquor fanden und beobachteten, dass diese erniedrigten 5-HIA-CSF-Spiegel eher mit Suizidversuchen mit harten Methoden korrelierten. Ohne auf diesen Studienansatz weiter eingehen zu wollen, sei darauf hingewiesen, dass, neben den oben genannten Untersuchungen bei depressiven, schizophrenen oder alkoholkranken Patienten, auch amerikanische Soldaten, wegen aggressiven oder impulsiven Verhaltens vom Dienst suspendiert, untersucht worden waren (z. B. Brown et al., 1982), wobei sich eine negative Korrelation zwischen HIA-Konzentration im Liquor und Schweregrad und Anzahl aggressiver Handlung fanden. Ähnliches wurde z. B. bei Alkoholkranken mit schweren Entzugssyndromen, bei Brandstiftern, bei Patienten mit Frontalhirnläsionen, bei Menschen mit schlecht eingestellter Epilepsie untersucht (Übersicht siehe Steinert & Wolfersdorf, 1993). Eigene Arbeiten bezogen sich u. a. auf psychophysiologische Untersuchungen der elektrodermalen Reaktivität in einem klassischen Habituationsexperiment bei stationären depressiven Patienten (Wolfersdorf, 1994; Wolfersdorf, Straub, Barg & Keller, 1996; Wolfersdorf, Straub, Barg, Keller & Kaschka, 1999). Hier fanden sich Hinweise, dass die elektroderme Hyporeaktivität als Marker für harte Suizide am ehesten bei Männern zu finden ist.

So bleibt insgesamt die neurobiochemische Suizidforschung bzgl. der Geschlechtsunterschiede unbefriedigend, wenngleich neuerdings Steiner, Lepage und Dunn (1997) ein nach dem Geschlecht differenziertes 5-HT-System, also ein geschlechtsdifferenziertes Serotoninsystem unterstellen. Das Überwiegen des weiblichen Geschlechts bei depressiven Erkrankungen wird durch ein defizitäres 5-HT-System erklärt. Das Konzept in Abbildung 2 (Steinert & Wolfersdorf, 1993) versucht, ausgehend von dispositionellen und situativen Faktoren gemeinsam mit Aspekten der sozialen Integration bzw. der Griffnähe zu Tötungsmitteln, ein Handlungsmodell aggressiver und autoaggressiv-suizidaler Dynamik zu erstellen. Hier soll, zumindest theoretisch, die Frage beantwortet werden, welche Faktoren auf dem Wege zu einer auto- oder fremdaggressiven Handlung entscheidend für die Richtung werden. Weibliches Geschlecht wird als Faktor für Tendenz zur suizidalen Autoaggression betrachtet, während das männliche Geschlecht der Tendenz zur Fremdaggression zugeordnet wird. Dies widerspricht allerdings der eingangs berichteten erhöhten Suizidrate bei Männern. Damit würde der Suizid der Männer, etwa im Sinne der Impulskontrollstörung näher an die Rahmenbedingungen von Fremdaggressivität heranreichen, während die Zuordnung weichliches Geschlecht und Suizidalität eher im Sinne des kommunikativen Handeln zu verstehen und vom Suizid zu trennen wäre.

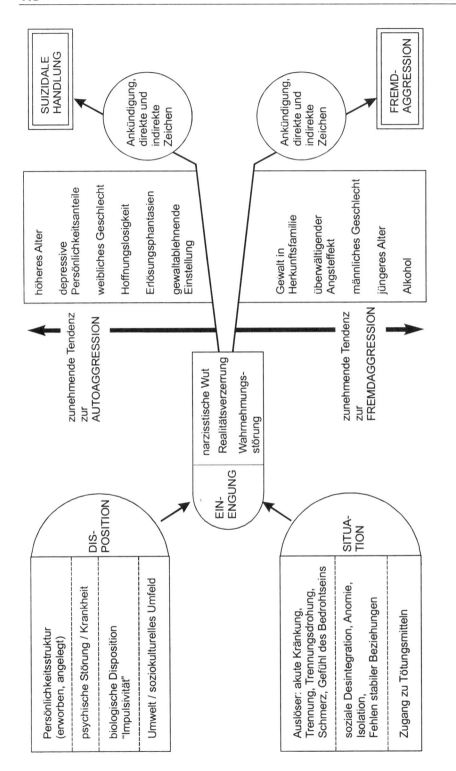

Abb. 2: Handlungsmodell aggressiver und autoaggressiver Dynamik (nach Steinert & Wolfersdorf, 1993)

Hierzu noch eine kurze *Diskussion des Zusammenhanges Geschlecht und Depression* (der Depression wird „Suizidalität" nach ICD-10 implizit zugewiesen). Das Überwiegen des weiblichen Geschlechtes bei Depressionen in der Allgemeinbevölkerung sowie auch in stationären Behandlungssettings (z. B. Wolfersdorf, 1997b: Anteil depressiver Männer auf einer der Vollversorgung verpflichteten sog. Depressionsstation 1977: 20% Männer, 1995: 39%) ist bekannt. Während es für die Depressivität von Frauen in der Zwischenzeit reichlich Literatur gibt (Übersicht siehe Grünewald, 1994), wird das Thema Depressivität und Suizidalität bei Männern vernachlässigt (Wolfersdorf et al., 1998). Die biologischen Erklärungsansätze gehen von einer erhöhten Vulnerabilität von Frauen aufgrund endokrinologischer Veränderungen im Reproduktionszyklus aus, wobei Ereignisse wie Menstruationszyklus, Schwangerschaft und Geburt, Unfruchtbarkeit, Menopause, Abort oder Interruptio als kritische, belastende oder negativ bewertende Lebensereignisse gesehen werden. Bzgl. der Interpretation und hinsichtlich der ätiologischen Aspekte werden heute jedoch neben den biologisch-endokrinologischen immer auch psychosoziale und psychodynamische Überlegungen einbezogen. Hier sei auf die sog. *Artefarkt-Hypothese* hingewiesen, die von einem gleichen Erkrankungsrisiko an Depressionen für Männern und Frauen ausgeht, die höheren Raten für Frauen aber auf die Konfundierung verschiedener Aspekte zurückführt. Zum einen neigen Frauen hinsichtlich ihres Antwort- und Inanspruchnahmeverhaltens eher dazu, Symptome zu berichten, mehr dazu, Hilfe zu suchen oder auch von Ärzten eher als depressiv erkannt zu werden (siehe dazu Möller-Leimkühler, 2000). Auch Einkommen und Bildung bzw. Berufsstand und Möglichkeit der Berufsausübung können in einem depressionsfördernden Zusammenhang gesehen werden, wobei wahrscheinlich die Zufriedenheit mit der Situation bzw. die Kombination unterschiedlicher Fragestellungen bedeutsamer sind als Einzelvariable. Weitere Aspekte sind die Interaktion zwischen Geschlechtszugehörigkeit, psychischer und körperlicher Gewalterfahrung sowie Depressivität. Hier wird auch auf das Konzept der gelernten Hilflosigkeit verwiesen, das eher bei Frauen als bei Männern zutreffen soll. Verheiratete Männer haben in der Regel die niedrigsten Prävalenzraten von Depressionen, jedoch leiden bei Verwitwung mehr Männer an Depressionen als Frauen, so dass Männer wahrscheinlich aus zwei Quellen, nämlich Beruf und Familie, Anerkennung und antidepressive und wahrscheinlich auch antisuizidale Kräfte beziehen, während die Rolle der Hausfrau eher als frustrierend erlebt wird, weil sie mit geringem sozialen Prestige verbunden ist (ausführlich dazu s. Grünewald, 1994). Vor diesem Hintergrund haben Wolfersdorf et al. (1998) Frauen auch eine eher „sanfte Suizidalität" zugeschrieben mit mehr Suizidversuchen, die häufig einen appellativen Charakter im Sinne von Wunsch nach Hilfe aufweisen, im Beziehungsgeschehen angesiedelt und auf Beziehungserhalt angelegt sind, mit einer hohen kommunikativen Bedeutung. Suizide sowie auch erweiterte Suizidhandlungen von Frauen haben oft altruistische Motive. Männern wurde dagegen eine eher „harte, violente" Suizidalität zugeschrieben, mit einem höheren Grad von Todesintention, die weniger „beziehungs"-bezogen ist, sondern ein eher individuell-intimes Geschehen, ohne „Rücksicht" auf Hinterbliebene. Zusammenfassend ist die biologische Suizidforschung unter dem Geschlechtsaspekt bisher wenig ertragreich.

3.3 Psychodynamische Aspekte

Im Zusammenhang mit den bereits angeführten psychosozialen Faktoren ist auch das *Inanspruchnahmeverhalten von suizidalen Frauen und Männern* zu diskutieren. Eines der großen Probleme der Hilfsangebote für suizidgefährdete Menschen ist wohl, dass diese das männliche Geschlecht wenig bis kaum erreichen. Die Studie von Rutz et al. (1997) hat dies bereits angedeutet; die depressionsbezogene Fortbildung für Allgemeinärzte hat zu einer Verbesserung der Versorgung von depressiv kranken Menschen gesorgt, hat die Suizidmortalität um 60% reduziert, aber nur Frauen erreicht. Betrachtet man vergleichsweise einmal Telefonseelsorgeeinrichtungen, so finden sich auch hier jeweils zu 2/3 bis 3/4 weibliche Anrufer, denen von den Telefonberatern eine hohe Hilfs- und Kontaktbedürftigkeit zugeschrieben werden, jedoch nur ein geringes Suizid- und Notfallrisiko (z. B. Wolfersdorf, Koros & Blattner, 1992). Anscheinend hat dies mit dem noch weit verbreiteten männlichen Selbstbild, „ein Indianer kennt keinen Schmerz", zu tun.

Unter *psychodynamischen Gesichtspunkten* sei auf die Überlegungen von Teising (1996, 1999) bzgl. der Suizidalität von Männern hingewiesen. Vor dem Hintergrund der aggressionstheoretischen sowie narzisstischen Überlegungen zur Suizidalität formuliert Teising (1996), das männliche Individuum bleibe zeitlebens mehr als das weibliche auf narzisstisch-phallische Bestätigung angewiesen, die jedoch mit steigendem Alter immer weniger erfahrbar sei. Kinder, und hier insbesondere die Jungen, suchten in der phallisch-narzisstischen Entwicklungsphase auf andere Weise Bestätigung, als es für die vorangehende anale Phase charakteristisch gewesen sei. Statt „schau, was ich gemacht habe" heiße es jetzt, „schau, was ich bin, wie ich aussehe, was ich kann". Könne ein Junge das geschlechtliche Anders sein, die basale Differenz zur Mutter mit Hilfe ausreichend guter innerer Objekte und mit Hilfe der geschlechtlichen Identifikation mit dem Vater ertragen, böten sich gratifizierende Perspektiven in einer männlichen Welt, deren Teil er werden könne, die aber in gewisser Weise immer – so Teising – (1996) Ersatzgratifikationen blieben und die mit dem Alter abnehmen würden. Dabei blieben Männer ihrer Männlichkeit letztendlich unsicherer als Frauen ihrer Weiblichkeit. Im Unterschied zu Mädchen würden Jungen auch stärker an der illusionären Verkennung ihrer Verletzbarkeit festhalten. Diese Illusion werde im Zuge des Älterwerdens nachhaltig zerstört. Teising (1996) versteht Suizidalität als narzisstische Krise, die mit regressiven Abwehrmechanismen gelöst werden solle. Wenn Verluste und Kränkungen die Quellen phallisch-narzisstischer Bestätigung versiegen lassen und wenn innere Objekte, die genügend Sicherheit und narzisstische Bestätigung vermitteln, nicht mehr zur Verfügung stünden, könnten regressiv abwehrend primärnarzisstische Phantasien in suizidaler Weise agiert werden. Die Fähigkeit, um Verluste zu trauern, sei abhängig von der Existenz guter innerer Objekte, die es gestatten, Abhängigkeit und Alleinsein zu ertragen. Diese Fähigkeit stehe jedoch bei einer vorwiegend narzisstisch organisierten Abwehr nicht ausreichend zur Verfügung.

4. Abschließende Gesamtschau

Das Thema „Geschlecht und Suizidalität" und insbesondere die Thematik „Mann und Suizid" sind in der Literatur wenig diskutiert, man könnte auch sagen, grob vernachlässigt worden. Während der hohe Anteil von Frauen und vor allem jüngerer Frauen bei den Suizidversuchen neuerdings zu psychodynamisch-tiefenpsychologischen und soziologischen Überlegungen Anlass gegeben hat (Gerisch, 1998; Rachor, 1999), gibt es zur Suizidalität des Mannes nur Hinweise, insb. bzgl. der des alten Mannes (Teising, 1996, 1999). Canetto und Lester (1995) kommen in ihrer Diskussion von Geschlecht und Primärprävention der Suizidmortalität zu der abschließenden Überlegung, man müsse die Suizidmortalität im Zusammenhang mit der jeweiligen Kultur sehen, z. B. das sanktionierte suizidale Verhalten von jungen Frauen (z. B. in Indien) oder die sanktionierte Suizidalität bei alten, isolierten Männern (vor allem weiße Männer in den USA). Eine Beziehung zwischen Geschlecht, sozialer Klasse und der Suizidmortalität sei nach Canetto und Lester (1995) nur schwer herzustellen, da der soziale Status von Frauen meist an dem des Ehemannes gemessen werde. Verschiedene Studien haben jedoch gezeigt, dass die weibliche Suizidmortalität dort höher ist, wo der soziale Status von Frauen extrem niedrig ist, wie z. B. in China, in Indien oder bei manchen Gruppen auf Papua-Neuguinea; hier wird ein Zusammenhang mit den Möglichkeiten von Frauen, Ausbildung und Wohlstand zu erhalten, gesehen. In anderen Staaten dagegen, z. B. in den USA, ist die Suizidmortalität am höchsten bei den weißen Männern, nicht unter den schwarzen Amerikanern und auch nicht bei den Amerikanerinnen, so dass die Gesamtbetrachtung schwierig wird. Gezeigt habe sich jedoch, dass in den meisten industrialisierten Staaten Arbeitslosigkeit mit höheren Raten von Suizidmortalität für beide Geschlechter verbunden sei. Suizidraten seien auch höher bei verwitweten und geschiedenen Personen und niedriger bei verheirateten und alleinlebenden Menschen und zwar in beiden Geschlechtern. Bock und Wepper (1972) haben bei älteren verwitweten Männern im Vergleich zu verwitweten Frauen extrem hohe Suizidraten gefunden. Vermutlich weisen alleinlebende und verwitwete Männer eine größere Vulnerabilität für Suizidalität auf als vergleichbar alleinlebende und verwitwete Frauen, was in Zusammenhang mit sozialer und emotionaler Unterstützung, welche vorwiegend Frauen finden, gesehen wird. Hinsichtlich der Suizidmethoden gilt einerseits, dass Männer eher sog. harte Methoden mit hoher und rascher Versterbenswahrscheinlichkeit verwenden, andererseits ist die Methodenwahl auch kulturell und von der Griffnähe der Suizidmethodik abhängig. So neigen in den USA Frauen zu Selbstvergiftung und Männer zu Feuerwaffen. Hinsichtlich eines Zusammenhanges mit psychischer Erkrankung findet sich der Suizid von Frauen mehr assoziiert mit Depression und die Suizidmortalität von Männern eher mit Alkoholmißbrauch bzw. Schizophrenie.

Der Versuch, eine Gesamtkonzeption suizidalen Verhaltens unter geschlechtsspezifischen Gesichtspunkten und noch dazu speziell für Männer zu entwerfen, würde rasch spekulativ geraten. Es gibt bis heute keinen Entwurf suizidalen Verhaltens, der alle ätiopathogenetischen Modelle zusammenführt und es gibt keine einheitliche Therapietheorie für Suizidprävention, geschweige denn eine, welche geschlechtsspezifische Aspekte berücksichtigt (Übersicht Wolfersdorf, 2000). Daten aus der Psychobiologie betonen die Bedeutung des serotonergen Transmittersystems im ZNS und weisen auf Störungen des Impulskontrollsystems hin im Sinne eines „final common pathway". Möglicherweise – aber hier wird es spekulativ – gelten derartige Annahmen eher für Männer, bei denen in der Autoaggression auch das destruktive Element – harte, z. T. grausame Methoden, massive Todesintensität, selten Einbeziehung des Umfeldes in appellativer oder manipulativer Weise, z. B. wenig Suizidäußerungen – deutlicher und der Suizid auf finale Selbstzerstörung angelegt sowie als intimes und andere ausgrenzendes Geschehen erscheint. Ob sich die hohe Suizidmortalität von Männern, vor allem älteren, aus einer höheren Morbidität der Männer erklärt, ist genauso offen wie die Unterstellung, Frauen wollen sich ja eigentlich gar nicht töten. Suizidales Handeln von Frauen scheint häufiger im interaktionellen Bereich angesiedelt zu sein, was als Erklärung für ein anderes Hilfesuch- und Hilfeinanspruchnahme-Verhalten herangezogen werden kann. Die vorliegenden suizidpräventiven Konzepte erreichen eher Frauen; das Problem, warum Männer nicht ansprechbar sind oder erscheinen, ist nicht gelöst. Hinsichtlich weiblicher Suizidalität und Inanspruchnahme von Hilfe gibt es bis heute auch mehr Literatur und Hinweise als zur männlichen Suizidalität und zur Inanspruchnahme bzw. Nicht-Inanspruchnahme suizidpräventiver Einrichtungen durch Männer.

II. Sexualität und Vaterschaft

Aspekte männlicher Sexualität: Zur Soziologie und Psychologie von Empfängnisverhütung und sexuellen Problemen

Jörg Fichtner

Zusammenfassung

Gegenstand dieser Untersuchung ist der Einfluss gesellschaftlicher und individualbiographischer Faktoren auf die männliche Sexualität am Beispiel von kontrazeptivem Verhalten und sexuellen Störungen. Dazu wird ein Modell von „Partnerschaftsstilen" vorgeschlagen, das psychologische und soziologische Aspekte integriert. Anhand von Daten aus 37 biographischen Interviews und 739 Fragebögen lassen sich Zusammenhänge zwischen Kontrazeptionsverhalten und diesen Stilen erklären. Mittels der Fragebogendaten wird darüber hinaus die Verbreitung spezifischer sexueller Störungen und Maße der sexuellen Zufriedenheit dargestellt. Auch hier ergeben sich Zusammenhänge mit den Stilen. Das Ergebnis legt weitere qualitative und quantitative Untersuchungen zu diesen Fragen nahe, insbesondere der Einschluss bindungstheoretischer Überlegungen scheint sinnvoll.

Summary

Subject of this study is the influence of social and individual factors on the sexuality of men, especially on contraception and sexual diseases. A model of „styles of partnership" is suggested, that integrates psychological and sociological aspects. Based on data from 37 biographical interviews and 739 questionnaires the correlation between contraception and those styles is explained. As a result of the investigation by questionnaire, the spread of specific sexual diseases and the measures of sexual contentment are described. Correlations with the „styles of partnership" are shown. The result suggests more qualitative and quantitative examinations to these questions, particularly the integration of aspects of attachment seems to be useful.

Einleitung

Zum Ausgang des Jahrhunderts erwies sich Sexualwissenschaft – noch einmal – als Sozialwissenschaft: Die Deutsche Gesellschaft für Sexualforschung stellte 1997 ihre Jahrestagung unter das soziologische Thema „Kultureller Wandel der Sexualität", Gunter Schmidt plädiert für eine stärkere Reflexion gesellschaftlicher Aspekte „spätmoderner Sexualitäten" in der sexualtherapeutischen Arbeit (Schmidt, 1998) und Volkmar Sigusch fordert gar eine Rückkehr zur Kritik politischer Ökonomie, da Wandel und Transformation der Sexualität ohne einen Begriff von gesellschaftlichen Tauschprinzipien nicht zu begreifen seien (Sigusch, 1998). Sexualität, Erotik und Liebe werden in der Spätmoderne all ihrer Intimität und Privatheit entkleidet und wie selten zuvor mit der Frage konfrontiert, welche Mann-Frau-Beziehungen und welche gesellschaftlichen Verhältnisse durch sie reproduziert werden. Dieser Position wird sich die nachfolgende Untersuchung anschließen.

Allerdings liefe eine kritische Theorie *der* „postmodernen Sexualität" schlechthin und *einer* ubiquitären „neosexuellen Revolution" Gefahr, solche Differenz aus den Augen zu verlieren, die nicht nur unter einem praktischen Blickwinkel der Medizinpsychologie wesentlich sein dürfte: Denn neben den unbestreitbaren Anzeichen für einen gesamtgesellschaftlichen Wandel der Sexualität gerade in den letzten dreißig Jahren finden sich ja weiter kollektive und individuelle Besonderheiten im konkreten sexualpräventiven Verhalten. Und nach wie vor scheint es Sinn zu machen, spezifische sexuelle Dysfunktionen Einzelner vom durchschnittlichen sexuellen Funktionieren der Mehrheit abzugrenzen. So ist auch umgekehrt zu vermuten, dass Sexualität weder auf ihre gesellschaftliche Dimension reduzierbar ist und individualbiographische Einflüsse vollkommen zu vernachlässigen sind, noch, dass solche sozialen Regelungen des Sexuellen ohne kulturspezifische Brechungen stattfinden. Der Frage, welchen Anteil gesellschaftliche Prozesse am jeweiligen sexuellen Verhalten erklären und welche die individualbiographischen Erfahrungen, also der Individualität und Sozialität des Sexuellen nachzugehen, ist das Anliegen dieser Untersuchung.

Zwei Aspekte von Sexualität sollen unter dieser Fragestellung näher betrachtet werden: Zum einen das kontrazeptive Verhalten, also eine sexualpräventive Herausforderung, die einen sehr großen Teil der sexuell aktiven Bevölkerung unmittelbar betrifft, und zum anderen sexuelle Funktionsstörungen, die durch die Beeinträchtigung bei den Betroffenen und ihre klinische Relevanz eine exponierte Stellung einnehmen.

Betrachtet man neuere psychologische Debatten zu sexuellen Störungen und Empfängnisverhütung, dann scheinen sich insbesondere zwei Gesichtspunkte für eine solche Untersuchung anzubieten: Die Verknüpfung beider Themen mit der Frage der Paarbeziehung und eben der Blick auf milieuspezifische soziale Normen. Aspekte der aktuellen Paarbeziehung gehören spätestens seit den Arbeiten von Masters und Johnson zu den zentralen Variablen in Therapie von und Forschung zu sexuellen Funktionsstörungen (z. B. Zimmer, 1997; Hauch, 1998). Auch hinsichtlich der Erklärung von Kinderwunsch und Geburtenregelung wird zunehmend die Forderung laut, diesen Aspekt in Untersuchungen zu integrieren (z. B. Gloger-Tippelt, Gomille & Grimmig, 1993). Auf den Einfluss von soziokulturellen Milieus auf die Wahl der Kontrazeptionsmethode weisen bereits Studien aus den 80er Jahren hin (Oeter, 1984; Helfferich & von Troschke, 1985) und schließlich wird gerade aus der sexualtherapeutischen Praxis immer wieder die Forderung laut, Fragen des gesellschaftlichen und kulturellen Kontextes der Sexualität bei der Behandlung sexueller Störungen mit zu beachten (z. B. Hauch, 1998). Beachtung fanden insbesondere Schmidts Überlegungen (z. B. 1998), wie traditionelle Sexualmoral in bestimmten Milieus durch eine „Verhandlungsmoral" ersetzt wird, die das Ideal eines konsensuell zwischen den Partnern vereinbarten und ratifizierten Sexualverhalten etabliert, und wie solche Entsexualisierung sich auf die Verbreitung sexueller Lustlosigkeit auswirkt.

Da spezifische Partnerschaftsvorstellungen und milieuspezifische soziale Regeln nur künstlich voneinander zu trennen wären, wird hier eine soziologische und psychologische Sicht notwendig: Sexualität, insbesondere sexuelle Probleme und kontrazeptiver Praxis, soll einerseits vor dem Hintergrund individueller Beziehungsbedürfnisse untersucht werden. Andererseits aus der Perspektive sozialer Regelung in Form von milieuspezifisch ausdifferenzierten Partnerschaftsmodellen und von gesellschaftlich geprägten Geschlechterverhältnissen.

1. Ein sozio-psychologisches Modell kontrazeptiver Praxis

Im Rahmen einer umfassenden Untersuchung zur Kontrazeption bei Männern wurde ein Modell entwickelt, welches versucht, Empfängnisverhütung und partnerschaftliche Orientierungsmuster in einen systematischen Zusammenhang zu bringen und damit auch die soziale Bedingtheit dieser Zusammenhänge zu untersuchen (ausführlich in: Fichtner, 1999). Adaptiert wurde dabei ein Modell des französischen Soziologen Pierre Bourdieu zur Erklärung milieuspezifischer Lebensstile, mit dem er mittlerweile ebenfalls Geschlechterverhältnisse analysiert, und das in diesem Zusammenhang in der konstruktivistischen Geschlechterforschung in den letzten Jahren stark rezipiert wird.

Die Grundidee ist – massiv verkürzt – die, dass jede *soziale Praxis* Ausdruck spezifischer Dispositionen bzw. eines *Habitus* ist, welche diese Praxis wiederum entsprechend den sozialen *Strukturen* ausrichten, in die eine Person hinein sozialisiert wurde (vgl. Bourdieu, 1998). Obwohl dieses Konzept vor allem ein soziologisches ist, zielt Bourdieu nachdrücklich auf die Verwobenheit von Individuum und Gesellschaft, von Handlung und Struktur, und macht somit das Konzept für psychologische Anschlüsse fruchtbar.[1] Das Kernstück des von uns daraus weiterentwickelten Modells zur Erklärung der *kontrazeptiven Praxis* stellen nun „Partnerschaftsstile" dar, die sich im Bourdieuschen Sinne als Dispositionen begreifen lassen und somit einen wesentlichen Aspekt des jeweiligen *Habitus* darstellen.

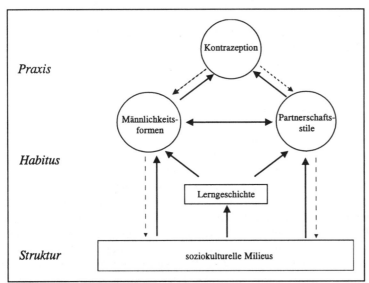

Abb. 1: Erklärungsmodell zur kontrazeptiven Praxis

---

[1] Die Rezeption findet allerdings überwiegend noch im soziologischen Rahmen statt, psychologische Adaptationen bleiben bislang meist ohne fachspezifischen Bezug (z. B. Zemann, 1997).

In diesem Modell lassen sich individualbiographische Prägung und soziale Strukturiertheit partnerschaftlicher Orientierungen unmittelbar aufeinander beziehen. Partnerschaftsstile in diesem Sinne können als habituelle Denk-, Wahrnehmungs- und Beurteilungsschemata gefasst werden, die biographisch herausgebildet wurden als Verdichtung individueller Beziehungserfahrung und Verinnerlichung milieuspezifischer sozialer Regeln. Sie strukturieren Praxis von Partnerschaft im zweifachen Sinne: Zum einen im Hinblick auf die Ausrichtung partnerschaftlicher Bedürfnisse, zum anderen in der Wahrnehmung und Deutung von Partnerschaftsformen bezüglich ihrer sozialen Angemessenheit. Andersherum betrachtet stellt kontrazeptives Verhalten eine solche Praxis dar, die der jeweiligen partnerschaftlichen Orientierung angemessen ist und die entsprechende Geschlechterverhältnisse reproduziert (vgl. Abb. 1).

Zu fragen ist also, ob sich solche idealtypischen Partnerschaftsstile identifizieren lassen und welcher Einfluss sozialen Variablen wie Alter, Bildung und Herkunftsort – diese sind für die Herausbildung sozialer Milieus wesentlich (vgl. Schulze, 1992) – bzw. eher individuellen Faktoren zuzuschreiben ist – hierbei ergibt sich eine vorab nicht intendierte Nähe zu bindungstheoretischen Überlegungen (zum Überblick vgl. Spangler & Zimmermann, 1995). Und schließlich, durch welche spezifische Praxis diese Stile in Bezug auf Verhütung und auch sexuelle Probleme gekennzeichnet sind. Diesen Fragen möchte ich, nach einer kurzen Darstellung des Untersuchungsdesigns, in vier Schritten nachgehen: Zuerst werde ich die aus den Daten entwickelte Typologie von Partnerschaftsstilen und ihre Bedeutung für die kontrazeptive Praxis in knapper Form wiedergeben; eine ausführliche Darstellung dieser Ergebnisse findet sich an anderer Stelle (z. B. Fichtner, 1996; 1999). Danach werden einige Ergebnisse der Fragebogenerhebung zu sexuellen Problemen wiedergegeben. In einem dritten Schritt werde ich versuchen, den Zusammenhang dieser Ergebnisse mit den Partnerschaftsstilen zu untersuchen, um dann abschließend die Aussagekraft des Modells und mögliche Implikationen kurz anzudeuten.

1.1 Methodisches Design der Untersuchung

Die Entwicklung des Modells von Partnerschaftsstilen fand im Rahmen eines Forschungsprojektes zur HIV-Prävention und Kontrazeption bei Männern statt. Zielgruppe stellten 20- bis 35jährige Männer aus alten und neuen Bundesländern dar. Wichtigstes Merkmal der Forschungsdesigns war ein Methodenmix, bei dem der erste Schritt in einer qualitativen Rekonstruktion der Partnerschaftsstile bestand, die dann in einem zweiten, quantitativen Erhebungsschritt an einer großen Stichprobe überprüft und ausdifferenziert werden konnte. Ausgewertet wurden 37 biographische Leitfadeninterviews, die im Zentrum die *Partnerschaftsbiographie* der Männer hatten, aber auch *Beziehungen im Elternhaus*, *HIV-Prävention* und *Empfängnisverhütung* fokussierten. Die qualitativ-hermeneutische Interpretation dieser Interviews führte zu einer Typologie von Partnerschaftsstilen und darüber hinaus zu einer Herausarbeitung von für diese Männer relevanten Themenfeldern, die wesentlich zur Ausdifferenzierung dieser Stile beitragen. Die Typenbildung folgte dem Verfahren der Fallkontrastierung, wonach ähnliche Interviews (minimaler Kontrast) gruppiert und divergente (maximaler Kontrast) gegenübergestellt werden (vgl. Gerhard, 1984).

Die qualitativen Ergebnisse flossen in zweifacher Form in die Fragebogenerhebung ein: (1) Zur Festlegung von Skalen, um die partnerschaftlichen Orientierungen und weitere für die Männer relevante Themenfelder zu erheben, und (2) indem einzelne Aussagen selbst in die Konstruktion des Fragebogens im Sinne einer „hermeneutischen Sinnrekonstruktion der Items" (vgl. Oevermann, 1986) eingingen. Damit war einerseits die Orientierung an den subjektiven Relevanzstrukturen der Befragten auch in der Fragebogenerhebung gesichert und zum anderen die Möglichkeit, Zufälligkeiten in den biographischen Interviews aufzudecken und somit die Generalisierbarkeit der Ergebnisse zu überprüfen. Themenschwerpunkte der quantitativen Erhebung waren *Partnerschaft, Sexualität, Kontrazeption* und *HIV-Prävention*, explizit erfragt wurden auch *Sexualprobleme*.

Ausgewertet wurden 739 Fragebögen aus Freiburg und Rostock, der Rücklauf lag in Freiburg mit 52% deutlich über den Erwartungen und den für Untersuchungen zur männlichen Sexualität üblichen Quoten; in Rostock wurden dagegen nur 23% der verschickten Bögen zurückgesendet. Verschiedene Vergleiche mit soziodemographischen Merkmalen der Grundgesamtheit ergaben eine sehr gute Repräsentativität der Freiburger Stichprobe für die dort lebenden 20- bis 35jährigen Männer, und auch die Stichprobe aus Rostock bildet die Zielgruppe akzeptabel ab. Neben den gängigen Verfahren wurden die in der Lebensstilforschung häufig eingesetzte explorative Methode der Korrespondenzanalyse verwendet, über die die Beziehung zwischen zwei nominalen Variablen in einem multidimensionalen Streudiagramm graphisch dargestellt werden kann. Wiedergegeben werden zweidimensionale, kanonische Lösungen.

2. Partnerschaftsstile und Kontrazeption

Aus den qualitativen Interviews konnten vier übergreifende Partnerschaftsstile (re-)konstruiert werden, die partnerschaftliche Orientierungs- und Handlungsmuster als systematische Konfigurationen ausweisen und in denen auch die kontrazeptive Praxis aufgehoben ist. Diese Denk-, Wahrnehmungs- und Beurteilungsschemata bestimmen das Verhältnis zum anderen Geschlecht ebenso wie die Sichtweise auf angemessenes Kontrazeptionsverhalten und damit die kontrazeptive Praxis. Es ergaben sich die folgenden – idealtypischen – Zusammenhänge zwischen Partnerschaftsstilen und Kontrazeption:

- Männer des **Problem-Typs** zeigen sich stark von individualbiographischen Faktoren und teilweise traumatischen Lebenserfahrungen geprägt. Es dominiert Leidensdruck und mangelnde Kompetenz, zu Formen befriedigender Beziehungs- und Sexualitätsgestaltung zu finden. In kontrazeptiven Fragen besteht eine weitgehende Handlungsunfähigkeit, die mit niedriger Selbsteffizienzerwartung bei der Sexualitäts- und Beziehungsgestaltung korrespondiert. Kontrazeption ist überwiegend defizitär, vor allem in kurzen sexuellen Begegnungen. Sehr typisch ist die folgende Aussage eines Befragten:

  - *25 Jahre / ungelernt, arbeitslos / Mehrfachbeziehungen / zwei Kinder*
    Ich habe schon mal gefragt, ob sie was zur Verhütung nimmt. Je nachdem, wie ich vor – mich aufgerafft habe, manchmal war ich so besoffen, dass ich selbst

von der Frau nichts mehr weiß. Ich erwarte eigentlich schon von einer Frau, wenn – wenn – wenn es dazu kommt, ja, dass sie irgendeinen Anstoß gibt, irgendwie, dass sie sagt, „Du---" – wenn sie nichts nimmt, dass sie dann wenigstens sagt, „Du, ich nehme nichts", ja. Aber – ich meine, es ist irgendwie blöd gesagt, ne, andersrum müsste ich auch fragen, ne.

- Der Traditions-Typ richtet seine Partnerschafts- und Sexualitätsgestaltung an gesellschaftlicher Normalität und Regelhaftigkeit, an intergenerationeller Kontinuität und an den Werten Verlässlichkeit, Dauerhaftigkeit von Beziehung und familiäre Sorge aus. Orientierung bieten Regelwissen und Comme-il-faut, erwartet wird, dass Frauen sich um die Verhütung kümmern. „Normal" in festen Partnerschaften ist Kondombenutzung zu Beginn und auf Dauer die Verwendung der Pille. Verhütungsrisiken werden höchstens in der jugendlichen Orientierungsphase oder bei außerehelichen Beziehungen über Delegation von Verhütungsverantwortung eingegangen:

  • *26 Jahre / Soldat und Student / feste Partnerin / keine Kinder*
  Äh, hm, da würde ich sagen, zunächst wurde mit dem Kondom verhütet, weil die Partnerin, bevor sie mich kennen gelernt hat, also, äh, nicht zwingend davon ausgehen muss, dass sie verhüten muss, wenn sie in keiner Partnerschaft, äh, lebt. Und, ja, dann als sie eben wie die anderen auch den Kontakt zum Frauenarzt gesucht hat, dann mit der Pille.

- Bei Männern des **Distanz-Typs** dominiert der Selbstbezug und eine Erlebnisorientierung im Bereich Beziehung und Sexualität, wozu Lust, Abwechslung und Spontaneität zählen. Sie zeigen aktive Abgrenzung gegenüber Frauen zur Verhinderung von Einschränkungen, oder auch hedoniebetonte Beziehungsvorstellungen, die Unabhängigkeit von einer konkreten Partnerin als gegeben unterstellen. Verhütung wird dort negativ beurteilt und kontrazeptive Risiken da eingegangen, wo Kontrazeption dem lustvollen sexuellen Erleben entgegen stehen. Für die Nutzung von Kondomen spricht allerdings, dass die Kontrazeption damit autonom und selbständig gehandhabt werden kann und selbst bereits Distanz in der Beziehung symbolisiert:

  • *33 Jahre / Romanist / feste Partnerin / keine Kinder*
  Ich nehme Pariser oder mache Coitus Interruptus. Da ich auf 15 Jahre Erfahrung mit Interruptus zurückblicke, denke ich schon, dass es verhältnismäßig sicher, bei mir zumindest, ist, indem ich mich halt einigermaßen einschätzen kann. Also ich kann sagen, dass es halt bei mir ganz o.k. war, wenn auch Pariser besser ist.

- Im Vordergrund der partnerschaftlichen Orientierung bei Männern des **Rede-Typs** schließlich steht Kommunikation mit der Partnerin und somit kommunikative Tugenden und Kompetenzen. Partnerschaftliches Aushandeln dient dem Ziel kontinuierlicher Selbstreflexion, dem Loslösen von traditionellen Männerklischees und der Realisierung einer egalitären Partnerschaft. Diese Männer haben Erfahrung mit einem breiten Spektrum von Verhütungsmethoden, bevorzugen aber Mittel, die eine gemeinsame Verhütungspraxis mit aktiver Teilnahme des Mannes ermöglichen. Kontrazeption wird somit selbst zum Gegenstand kommunikativen Aushandelns:

- *27 Jahre / arbeitssuchender Pädagoge / feste Partnerin / keine Kinder*
  Und dann sind wir dann auf diese natürliche Methode umgestiegen. Und jetzt tun wir es uns, ja, teilen ist wohl übertrieben, aber sie hat schon sicherlich die mehr – mehr Aufwand, weil sie muss jeden Morgen messen, und ich tu zwar immer dann die Kurven malen usw. Aber es ist schon eben nicht so, dass sie jetzt allein alles machen muss, wie bei der Pille das der Fall ist.

Diese vier qualitativ gefundenen Partnerschaftsstile konnten in den Daten der Fragebogenerhebung mittels einer Clusteranalyse reproduzieren werden. Geprägt zeigen diese Stile sich insbesondere durch drei Faktoren, die in einer Faktorenanalyse 47% der Gesamtvarianz innerhalb partnerschaftlicher Orientierungen aufklären: „Distanz versus Nähe", wodurch gleichzeitig mit den beiden Polen die Stile *Distanz-Typ* und *Traditions-Typ* markiert werden; „Kommunikativität", die insbesondere den *Rede-Typ* charakterisiert; und schließlich „Unsicherheit im Beziehungsaufbau", wodurch vor allem der *Problem-Typ* gekennzeichnet ist.

Während mit dem ersten Faktor insbesondere traditionelle Familien- und Partnerschaftsvorstellungen, nämlich das Maß an Zustimmung zu und Ablehnung von „Treue", „Dauerhaftigkeit" und „Ehe" erfasst werden, weist er darüber hinaus beeindruckende inhaltliche Entsprechungen mit einigen Charakteristika von „sicherem versus vermeidendem Bindungsverhalten" auf. Beim dritten Faktor wiederum lassen sich Parallelen zu „unsicher-ambivalenter Bindung" diskutieren. Damit liegen Zusammenhänge dieser beiden Faktoren mit Bindungsstilen nahe, auch wenn dies nicht vorab impliziert war und Rückschlüsse von Einstellungsskalen auf Bindungsverhalten durchaus problematisch sind (zur Divergenz unterschiedlicher Erhebungsmethoden vgl.: Schmidt & Strauß, 1996; Buchheim, Brisch & Kächele, 1998). Die Mittelwertsunterschiede der vier Stile auf beiden Skalen sind signifikant (ANOVA F: $p < .001$; vermutete Zusammenhänge mit Bindung: Abb. 2). Beide Momente dürften – zumindest auch – stark (individual-) biographischer Prägung unterworfen sein. Allerdings kann umgekehrt unterstellt werden, dass sowohl Eheorientierung als auch Betonung von partnerschaftlicher Kommunikativität – der zweite Faktor – nicht individualbiographisch reduzierbar sind und deswegen nicht unabhängig von soziokulturellen Einflüssen gesehen werden können: Kommunikationskulturen und auch Ablehnung von klassischen Ehevorstellungen dürfte ebenfalls stark milieugeprägt sein.

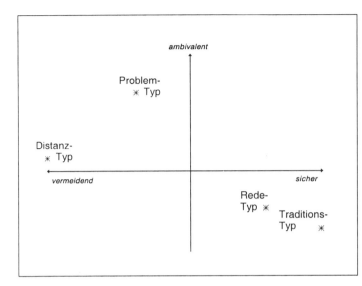

Abb. 2:
Partnerschaftsstile und vermutete Zusammenhänge mit Bindung (schematisierte Darstellung durch Gruppenmittelwerte; Skalen sind einer z-Transformation unterzogen worden)

Es ergaben sich außerdem deutliche Unterschiede der Stile in Bezug auf den Erhebungsort, das Bildungsniveau und das Alter. Die Regionalspezifik der Stile drückte sich insbesondere durch das häufigere Vorkommen des *Traditions-Typs* im Osten und des *Distanz-Typs* im Westen aus, was den Ergebnissen der qualitativen Interviews entsprach. Starke Unterschiede zwischen den Stilen zeigen sich bezüglich des Alters: Der *Traditions-Typ* weist durchschnittlich das höchste Alter auf, während Männer des *Distanz-* und des *Problem-Typs* etwas häufiger in den jüngeren Altersgruppen zu finden sind. Die Altersunterschiede sind zwar signifikant (ANOVA F: $p < .001$), allerdings aufgrund des eingeschränkten Altersranges der Untersuchungsgruppe von 20 bis 35 Jahren nur begrenzt interpretierbar. Insbesondere die Frage, ob biographisch im Alter zwischen 30 und 40 Jahren traditionelle Partnerschaftsorientierungen die Oberhand gewinnen oder sich hier Kohorteneffekte widerspiegeln, die für einen gesellschaftlichen Wandel in den partnerschaftlichen Orientierungen sprechen, kann nicht entschieden werden.

Eindeutiger zu interpretieren sind dagegen die Unterschiede im Bildungsniveau: Der *Traditions-Typ* findet sich vor allem in niedrigeren Bildungsschichten, der *Problem-Typ* und mehr noch der *Distanz-Typ* am häufigsten bei Männer mit den formal höchsten Bildungsabschlüssen, wohingegen der *Rede-Typ* unauffällig über alle Bildungsgruppen verteilt ist. Die Zusammenhänge zwischen Stilen und Bildungsniveau sind ebenfalls signifikant (CROSSTABS χ^2: $p < .001$). In der folgenden Abbildung werden die Unterschiede schematisiert durch Mittelwerte beim Alter und das durchschnittliche relative Bildungsniveau wiedergegeben (vgl. Abb. 3).

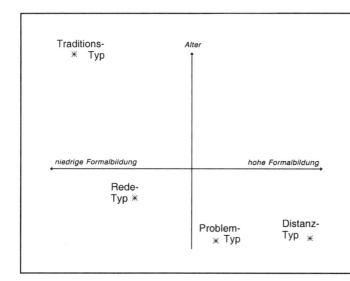

Abb. 3:
Partnerschaftsstile und Alter bzw. Bildung (schematisierte Darstellung durch Altersmittelwerte und durchschnittliches relatives Bildungsniveau)

In den qualitativen Interviews hatten sich darüber hinaus drei Aspekte der Gestaltung von Sexualität als relevant für die Befragten selbst herausgestellt, die weitere Unterschiede zwischen den vier Stilen markieren: (1) sexuell-kommunikative Kompetenz, (2) die Wertschätzung von sexueller Kommunikation und (3) die Einschätzung, dass sexuelle Zufriedenheit mit sexuellen Techniken und sexueller Erfahrung zusammenhängt. Auch diese Aspekte wurden in der Fragebogenerhebung operationalisiert, auf den entsprechenden Skalen unterscheiden sich die vier Stile ebenfalls signifikant (jeweils ANOVA F: $p < .001$). Der *Traditions-Typ* ist durch hohe sexuell-kommunikative Kompetenz und starke Technisierung von Sexualität gekennzeichnet, der *Rede-Typ* durch hohe Kommunikativität und Wertschätzung dieser Kommunikation, der *Distanz-Typ* durch leicht unterdurchschnittliche Werte auf allen drei Skalen und der *Problem-Typ* durch weit unterdurchschnittliche Kompetenz und deutlich geringere Wertschätzung sexueller Kommunikation als die anderen Männer.

Markante Unterschiede zwischen diesen vier Partnerschaftsstilen in der kontrazeptiven Praxis lassen sich nun auch mit den Daten der quantitativen Erhebung nachweisen und fallen fast durchgängig in Richtung der Ergebnisse aus den biographischen Interviews aus: Wird verglichen, welche Verhütungsmethoden aktuell in den Partnerschaften der Männer angewendet werden, zeigt sich, dass natürliche Methoden und Vasektomie insbesondere Männern des *Rede-Typs* zugerechnet werden können, während Kondome und Coitus Interruptus häufige Methoden beim *Distanz-Typ* darstellten. In Partnerschaften des *Traditions-Typs* fanden dagegen besonders oft Pille und Spirale Verwendung. Noch offensichtlicher werden die Zusammenhänge, wenn die aktuellen Verhütungsmethoden nach Pille oder Kondom oder sonstigen Verfahren unterteilt werden (CROSSTABS χ^2: $p < .001$; vgl. Abb. 4).

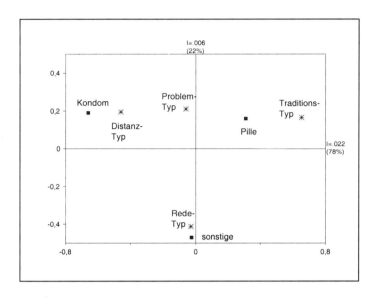

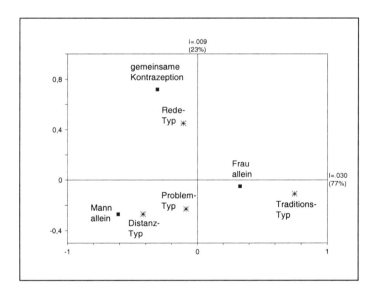

Abb. 4: Kanonische Korrespondenzanalyse für Partnerschaftsstile und Kontrazeption (Verhütungsmethoden bzw. Verhütungsverantwortung)

Dadurch ergeben sich auch signifikante Zusammenhänge zwischen den Partnerschaftsstilen und der männlichen Beteiligung an der Kontrazeption (CROSSTABS χ^2: $p < .01$). Werden die aktuell verwendeten Verhütungsmittel unterteilt nach Kontrazeption durch den „Mann allein" (ausschließlich Kondom, Vasektomie und Coitus Interruptus), durch die „Frau allein" (Pille, Spirale, chemische Mittel, Diaphragma und Sterilisation) oder „gemeinsame Kontrazeption" (natürliche Methoden allein oder in Kombination mit Kondom, und Kondom plus Pille), zeigt sich besonders deutlich, wie kontrazeptive Praxis mit partnerschaftlicher Orientierung korrespondiert (vgl. ebenfalls Abb. 4): Während beim auf partnerschaftliche Egalität zielenden *Rede-Typ* gemeinsame Verhütung im Vordergrund steht und beim auf Autonomie und Unabhängigkeit gerichteten *Distanz-Typ* Verhütung allein durch den Mann von größter Bedeutung ist, findet sich beim *Traditions-Typ* eine Aufgabenzuordnung im Rahmen traditioneller Geschlechterrollen auch bei Fragen der Kontrazeption. Schließlich zeigt sich beim *Problem-Typ*, der im übrigen auch am wenigsten Erfahrung mit verschiedenen Kontrazeptiva auswies, keine prägnante Orientierung an spezifischen Verhütungsmethoden.

Neben diesen Zusammenhängen von Partnerschaftsstilen mit der aktuellen Verhütung ergaben sich zwischen allen Partnerschaftsstilen Unterschiede bezüglich der Verhütungserfahrung, die sowohl die Zahl bereits angewandter Verhütungsmittel und -methoden, als auch die praktische Erfahrenheit mit den einzelnen Verfahren betrafen. Somit stellen diese Partnerschaftsstile gleichzeitig Kontrazeptionsstile dar, obwohl die kontrazeptive Praxis selbst kein Kriterium zur clusteranalytischen Ausdifferenzierung der Stiltypen darstellte und auch kontrazeptive Einstellungen nur sekundär in die Clusterung einflossen. Die vier gefundenen Partnerschaftsstile lassen sich zusammenfassend durch die folgenden Merkmale in Bezug auf Soziodemographie, partnerschaftliche Orientierung und Kontrazeption idealtypisch charakterisieren (vgl. Tab. 1).

Tabelle 1: Idealtypische Merkmale der Partnerschaftsstile aus der quantitativen Untersuchung

Stile	Merkmale
Distanz-Typ	**Soziodemographische Faktoren:** Höchste Bildung, häufig noch in Ausbildung, eher in der jüngeren Altersgruppe zu finden; überwiegend feste Partnerbeziehung, aber keine Ehe und ohne Kinder. **Partnerschaftliche Orientierung:** Ablehnung von verlässlicher Bindung und von kommunikativer Gestaltung von Beziehung und Sexualität; eher „promiske" Sexualpraxis. **Kontrazeption:** Legt keinen Wert auf partnerschaftliche Verhütung, akzeptiert aber Kondome und wendet diese oder auch den Coitus Interruptus als relativ autonome Verhütungsmethode an. Es besteht Erfahrung mit einem breiten Spektrum an Verhütungsmitteln.

Fortsetzung folgt

Fortsetzung Tabelle 1:

Stile	Merkmale
Traditions-Typ	**Soziodemographische Faktoren:** Eher niedrige Bildung, überwiegend berufstätig, deutliche älteste Gruppe; meist in fester, lange dauernder Partnerbeziehung, überwiegend als Ehe und meist mit Kindern. **Partnerschaftliche Orientierung:** Orientierung an traditionellen Werten, Betonung differenter Geschlechtsrollen; feste Bindung wird als unproblematisch erlebt; Treue ist theoretisch und praktisch sehr wichtig. **Kontrazeption:** Ordnet Kontrazeption dem Verantwortungsbereich von Frauen zu, dementsprechend sorgt die Partnerin durch Pille, Spirale und Sterilisation für Empfängnisverhütung, wenn keine Kindern gewünscht werden.
Rede-Typ	**Soziodemographische Faktoren:** Verschiedene Bildungsniveaus, aber leicht unterdurchschnittlich; häufig berufstätig oder in Ausbildung; zweitälteste Gruppe; häufig in festen Partnerschaften, teilweise auch als Ehen, selten mit Kindern. **Partnerschaftliche Orientierung:** Einerseits konventionelle Beziehungsvorstellungen mit dauerhafter Bindung, aber starke Betonung von kommunikativem Aushandeln und partnerschaftlicher Egalität; Orientierung an Treue. **Kontrazeption:** Kontrazeption stellt eine gemeinschaftliche und partnerschaftliche Aufgabe dar, Kondome werden als Verhütungsmittel akzeptiert, Erfahrung besteht mit unterschiedlichen Methoden; der Mann beteiligt sich an der Kontrazeption durch Kondome, häufig kombiniert mit anderen Methoden, durch natürliche Verhütung oder auch durch Vasektomie.
Problem-Typ	**Soziodemographische Faktoren:** Eher höheres Bildungsniveau, häufig berufstätig oder auch arbeitslos; findet sich am ehesten in der mittleren Altersgruppe; häufig ohne feste Partnerin oder in nur kurzdauernden Partnerschaften. **Partnerschaftliche Orientierung:** Starke Probleme im Beziehungsaufbau und Bindungsunsicherheit; partnerschaftliche Kommunikation fällt schwer und wird deutlich abgelehnt; auch Gleichberechtigung wird eher abgelehnt. **Kontrazeption:** Ist durch Defizite und Widersprüche gekennzeichnet: Eine Beteiligung an gemeinsamer Verhütung wird zwar befürwortet, Kondome aber abgelehnt; lebensgeschichtliche Erfahrungen mit Kondomen, wie auch mit anderen Methoden, liegen nur geringe vor. Aktuell verwendet werden Kondome allerdings dann, wenn nicht die Partnerin für Kontrazeption sorgt.

3. Partnerschaftsstile, sexuelle Zufriedenheit und Verbreitung sexueller Probleme

Wie weit lässt sich nun das zugrundeliegende Modell auch auf die Erklärung von Sexualstörungen anwenden, welche Zusammenhänge bestehen zwischen Partnerschaftsstilen und sexuellen Problemen? Zur Beurteilung dieser Frage können aus den Fragebögen (1) Items zur Zufriedenheit mit der Art und Weise der eigenen Sexualität, (2) zur Zufriedenheit mit der Häufigkeit von Sexualität und (3) zu sexuellen Problemen herangezogen werden.

Fast die Hälfte der per Fragebogen befragten Männer gab an, zufrieden mit der Art und Weise ihrer Sexualität zu sein, nur knapp ein Zehntel bezeichnete sich als explizit unzufrieden. Die Zufriedenheit mit der Sexualfrequenz ist allerdings deutlich geringer: Hier stufen sich nur noch weniger als ein Drittel als zufrieden ein, genau ein Drittel gibt explizit an, häufiger Sexualität zu wünschen und ein Sechstel bezeichnet sich als unzufrieden, ohne nähere Gründe anzugeben. Der Wunsch nach einer geringeren Frequenz von Sexualität spielt kaum eine Rolle, nur neun der über 700 Befragten nannte diese Kategorie (vgl. Tab. 2).

Tabelle 2: Zufriedenheit mit aktueller Sexualität je Partnerschaftsstil
(*** CROSSTABS χ^2: $p < .001$)

	Distanz-Typ	Traditions-Typ	Rede-Typ	Problem-Typ	Gesamt
... mit Art und Weise ***	N=180	N=143	N=227	N=181	N=721
unzufrieden	8%	1%	4%	18%	8%
zufrieden	42%	62%	53%	25%	45%
teils	50%	37%	43%	56%	47%
... mit Häufigkeit ***	N=181	N=143	N=226	N=181	N=721
unzufrieden	12%	7%	11%	24%	14%
möchte häufiger	36%	30%	29%	30%	31%
möchte seltener	1%	2%	1%	1%	1%
zufrieden	28%	42%	38%	20%	22%
teils	23%	20%	21%	25%	32%

In diesem Ergebnis lassen sich bereits deutliche Unterschiede zwischen Partnerschaftsstilen erkennen: Wie aus den biographischen Interviews zu erwarten war, stuften sich Männer des *Problem-Typs* am unzufriedensten mit ihrer Sexualität ein, sowohl im Hinblick auf die Art und Weise, als auch auf die Häufigkeit sexueller Kontakte. Am zufriedensten unter beiden Aspekten zeigte sich der *Traditions-Typ*, überraschend unzufrieden schließlich war der *Distanz-Typ*. Als maßgeblich für diese Unterschiede können mindestens drei Faktoren ausgemacht werden:

Zum Einen sind beide Zufriedenheitsmaße stark mit der Art der Beziehung verknüpft, mit zunehmender Verstetigung der Partnerschaft steigt auch die Zufriedenheit. Bei Männern des *Problem-* und des *Distanz-Typs* finden sich überdurchschnittlich viel Partnerlose, beim *Traditions-Typ* dagegen die meisten Verheirateten. Von Bedeutung könnten zweitens die zugrundeliegenden Bindungsstile sein, da sich unabhängig von der Art der aktuellen Partnerbeziehung zeigen lässt, dass die Gruppe von Männern, bei der sich eher sichere Bindung vermuten lässt, sich am zufriedensten mit ihrer Sexualität beurteilt. Männer, die als ängstlich-ambivalent einzuschätzen sind, erweisen sich dagegen als am unzufriedensten. Männer, bei denen ein vermeidender Bindungsstil nahe liegt, unterscheiden sich von den anderen vor allem dadurch, dass sie nur selten den Wunsch nach mehr Sexualität äußern. Und zum dritten zeigen sich zwei der Einstellungsskalen als deutlich korreliert mit den Zufriedenheitsmaßen: Sowohl die Selbsteinschätzung als kompetent bezüglich sexueller Kommunikation, als auch die Bewertung von sexuelle Kommunikation als wichtig für die Beziehung gehen mit stärkerer Zufriedenheit einher. Männer des *Problem-Typs* hatten auf beiden Skalen deutlich unterdurchschnittliche Werte, solche des *Rede-Typs* überdurchschnittliche und Männer des *Distanz-* bzw. *Traditions-Typs* wiesen zumindest in der Skala zur kommunikativen Kompetenz unter- bzw. überdurchschnittliche Werte auf.

Schließlich wurde noch das Vorkommen sexueller Probleme erhoben. Hierbei gaben zwei Drittel an, selbst schon unter solchen Störungen gelitten zu haben oder immer noch zu leiden, rund ein Fünftel nannte gar zwei oder mehrere Arten von Problemen. Die am häufigsten genannten sexuellen Funktionsstörungen waren Probleme der Orgasmusphase, insbesondere Ejakulationsprobleme, aber zu einem nicht zu vernachlässigenden Umfang auch sexuelle Anhedonie. Überraschend hoch ist vor allem die Zahl der Männer, die Appetenzprobleme angibt: Rund ein Viertel aller Befragten kennt solche Probleme bei sich selbst, womit diese Problematik um einiges bedeutender erscheint, als die erheblich stärker diskutierte Frage der Erektionsstörungen. Allerdings kann – gerade vor dem Hintergrund der sehr offenen Fragestellung: „Welches der folgenden sexuellen Probleme kennen sie auch bei sich?" – nicht entschieden werden, wie stark Männer unter dieser Problematik subjektiv leiden (vgl. Tab. 3).

Tabelle 3: Lifetime-Prävalenz sexueller Probleme

	Freiburg	Rostock	Gesamt
Zahl sexueller Probleme	N=420	N=339	N=739
keine	34%	39%	36%
eins	44%	42%	43%
zwei	18%	16%	17%
mehrere	5%	3%	4%
Art der Probleme (Mehrfachnennungen)	N=419	N=313	N=732
Appetenzprobleme / keine Lust	26%	21%	24%
Erektionsprobleme	16%	12%	15%
Ejakulationsprobleme (praecox oder retarda)	42%	39%	41%
Anhedonie / Samenerguss ohne Orgasmus	5%	7%	6%
Sonstige	5%	6%	5%

Unterschiede zwischen den zwei Subpopulationen aus Rostock und Freiburg ließen sich hierbei nicht nachweisen, was dafür sprechen könnte, dass diese Ergebnisse die tatsächliche Verteilung in der Grundgesamtheit recht gut wiedergeben.[2]

Allerdings unterscheidet sich die Häufigkeit von sexuellen Störungen zwischen den vier Partnerschaftsstilen ganz erheblich: Von zehn Männern des *Distanz-* oder *Problem-Typs* wurden durchschnittlich zehn Probleme genannt, von ebenso vielen des *Traditions-Typs* nur sieben, von denen des *Rede-Typs* knapp über acht (Mittelwertsunterschied: ANOVA F: $p < .001$). Doch nicht nur bezüglich der Zahl sexueller Probleme, sondern auch hinsichtlich der Symptomatik lassen sich Zusammenhänge zu den vier Partnerschaftsstilen aufzeigen.

4. Zusammenhänge zwischen Partnerschaftsstilen und Art der sexuellen Probleme

Um die aufgezeigten quantitativen Unterschiede zwischen diesen Stilen im Hinblick auf sexuelle Probleme noch näher zu untersuchen, lässt sich betrachten, welche Art von Schwierigkeiten von den 471 Männern genannt wurden, die überhaupt sexuelle Probleme angaben. Zwei Drittel dieser Männer nannte genau eine sexuelle Störung, ein Drittel gab mehrere Probleme an, insbesondere Kombinationen von Erektionsstörungen mit Ejakulations- oder Appetenzproblemen (vgl. Tab. 4).

Tabelle 4: Verteilung sexueller Probleme auf insgesamt betroffene Männer (** CROSSTABS χ^2: $p < .01$)

	Distanz-Typ	Traditions-Typ	Rede-Typ	Problem-Typ	Gesamt
Arten von sexuellen Problemen **	N=125	N=85	N=139	N=122	N=471
Appetenzprobleme	13%	19%	12%	24%	16%
Erektionsprobleme	6%	5%	9%	7%	7%
Ejakulationsprobleme	41%	46%	42%	24%	38%
sex. Anhedonie	2%	5%	1%	4%	3%
Erekt. & Ejak. Probleme	4%	6%	5%	49%	6%
Erekt. & Appet. Probleme	10%	11%	8%	9%	9%
Mehrere	22%	5%	17%	22%	18%
ein sonstiges Problem	2%	5%	6%	2%	4%

---

[2] Lediglich ein Ost-West-Unterschied konnte in einer differenzierten Analyse festgestellt werden: Seikowski (1994) berichtet aus der therapeutischen Praxis einer Leipziger Beratungsstelle von Zusammenhängen zwischen Arbeitslosigkeit und vermehrten sexuellen Problemen. Im Datensatz konnte eine solche Verbindung tatsächlich nachgewiesen werden, allerdings gaben nur arbeitslose Männer aus neuen Bundesländern mehr sexuelle Probleme an als die berufstätigen, während bei den Freiburger Männern eher umgekehrte Tendenzen auszumachen waren.

Betrachtete man die Männer nach Partnerschaftsstilen differenziert, ergeben sich zwar weniger eindeutig Zuordnungsmöglichkeiten als bei den Kontrazeptionsmethoden, gleichwohl zeichnet sich eine typenspezifische Betroffenheit ab. Männer des *Traditions-Typs* scheinen stärker als andere von Ejakulationsproblemen und Mangel an sexuellem Verlangen betroffen, solche des *Rede-Typs* stärker von Erektionsstörungen. Männer vom *Problem-Typ*, von denen ja generell die meisten sexuellen Probleme genannt wurden, scheinen besonders stark unter Appetenzverlust zu leiden oder unter der Kombination von mehreren Problemen, häufig Erektions-, Ejakulations- und Appetenzprobleme. Diese Kombination mehrerer Störungen kennt auch ein hoher Anteil der Männer des *Distanz-Typs*. Über eine Korrespondenzanalyse lassen sich die gefundenen Zusammenhänge zwischen sexuellen Problemen und Partnerschaftsstilen grafisch darstellen (vgl. Abb. 5).

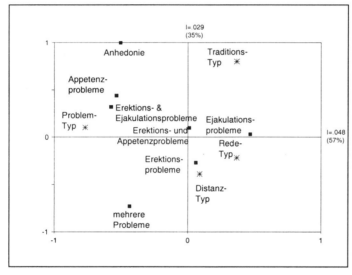

Abb. 5:
Kanonische Korrespondenzanalyse für Partnerschaftsstile und sexuelle Probleme

Nun waren die Partnerschaftsstile auf der Grundlage einer Rekonstruktion subjektiver Deutungs- und Handlungsmuster von Männern aus biographischen Interviews (re-)konstruiert worden, die Fragen der Kontrazeption explizit zum Gegenstand hatten. Die Interpretation des Sinnzusammenhanges von solchen Stilen und kontrazeptiver Praxis war ein a priori der statistischen Untersuchung. Sexuelle Probleme dagegen wurden in den biographischen Interviews höchstens randständig thematisiert, so dass der Zusammenhang zwischen ihnen und den vier Partnerschaftsstilen erst im Nachhinein durch weitere Differenzierung der Fragebogendaten interpretiert werden können. Dabei zeigt sich, dass sich nur ein Teil der Merkmale der Partnerschaftsstile auch mit den sexuellen Problemen in Verbindung bringen lässt. So können die Indikatoren für die soziokulturelle Verortung der Stile im Datensatz nicht zur Erklärung unterschiedlicher sexueller Probleme herangezogen werden. Zusammenhänge zwischen Symptomatik und Alter oder Formalbildung der Betroffenen lassen sich nicht nachweisen, und auch Ost-West-Unterschiede sind vernachlässigbar.

Klassifiziert man die Männer nach spezifischen sexuellen Problemen und betrachtet die durchschnittliche Ausprägung auf den drei oben beschriebenen Sexualitätsskalen, so ergeben sich allerdings deutliche Mittelwertsunterschiede (ANOVA F: $p < .001$): Männer mit sexueller Anhedonie haben auf allen drei Skalen deutlich überdurchschnittliche Werte, ihre sexuell-kommunikative Kompetenz, die Bedeutungszumessung für sexuelle Kommunikation und auch die Vorstellung, dass zufriedenstellende Sexualität mit sexueller Technik einhergeht, ist ausgeprägter als bei den anderen. Männer, die sowohl Erektions- wie Ejakulationsstörungen bei sich kennen, schätzen dagegen ihre sexuell-kommunikative Kompetenz als niedrig ein und bewerten die Bedeutung von sexuellen Techniken geringer als andere Männer. Männer mit mehreren Problemen sind ebenfalls durch unterdurchschnittliche sexuell-kommunikative Kompetenz gekennzeichnet und Männer mit Appetenzverlust dadurch, dass sie sexuelle Kommunikation für weniger wichtig erachten als die meisten anderen.

Schließlich zeigen sich erhebliche Unterschiede zwischen den Männer mit bestimmten sexuellen Problemen auf den zwei Skalen, die einen Zusammenhang mit Bindung vermuten lassen (ANOVA F: $p < .001$). Während Männer, die gar keine sexuellen Probleme angeben, sich durch überdurchschnittlich hohe Werte auf der Achse auszeichnen, die eher sichere (versus vermeidender) Bindung nahe legt, sind besonders Männer mit mehreren Problemen, aber auch solche mit Erektionsproblemen, durch niedrige Werte gekennzeichnet, was mit vermeidendem Bindungsverhalten in Zusammenhang stehen dürfte. Männer mit mehreren Problemen, mit Kombinationen von Erektionsstörungen mit Appetenz- oder Ejakulationsproblemen und solche, die ausschließlich Appetenzproblemen kennen, weisen außerdem hohe Werte auf der Skala auf, die durch Ambivalenz gekennzeichnet ist. Umgekehrt zeigen Männer ohne sexuelle Probleme, aber auch solche mit Erektionsproblemen oder Ejakulationsproblemen unterdurchschnittliche Ambivalenz (vgl. Abb. 6).

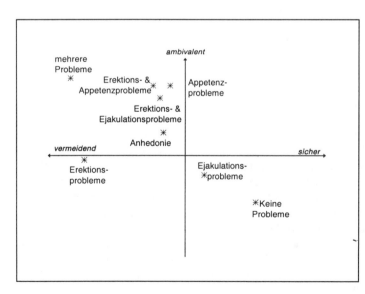

Abb. 6:
Sexuelle Probleme und vermutete Zusammenhänge mit Bindung (schematisierte Darstellung durch Gruppenmittelwerte; Skalen sind einer z-Transformation unterzogen worden)

Es lassen sich somit drei Tendenzen beim Zusammenhang zwischen Bindungsstilen und sexueller Problematik diskutieren: Männer, die bislang frei von sexuellen Störungen waren, scheinen eher sicher gebunden. Dagegen liegt bei Männern, die bereits unter mehreren Problemen litten und solchen, die lediglich Störungen der Appetenz kennen, vielmehr vermeidende oder ambivalente Bindungsstile nahe. Keine Tendenzen lassen sich bei Männern interpretieren, die ausschließlich Ejakulationsprobleme oder sexuelle Anhedonie angeben.

Schließlich war ein wichtiger Faktor zur Unterscheidung der vier Partnerschaftsstile die Frage der kommunikativen Ausgestaltung der Partnerbeziehung. Auf der entsprechenden Skala finden sich zwar ebenfalls Unterschiede zwischen Männern mit verschiedenen Problemen, die allerdings nicht als signifikant eingestuft werden können (ANOVA F: p = .023). Zumindest auffällig in der Stichprobe ist aber eine niedrige kommunikative Beziehungsgestaltung bei Männern, die Appetenzproblemen alleine oder in Kombination mit Erektionsproblemen angaben, während umgekehrt Männer mit Erektionsproblemen durch eine überdurchschnittliche Ausrichtung auf Kommunikativität in der Partnerschaft gekennzeichnet sind.

5. Wertung und Diskussion der Ergebnisse

Es konnten idealtypische partnerschaftliche Handlungs- und Deutungsmuster von Männern in Form von vier Partnerschaftsstilen herausgearbeitet werden, die einhergehen mit unterschiedlichen Orientierungen und Praxisformen in Bezug auf Kontrazeption. Solche Stile scheinen durch individualbiographische und soziokulturelle Einflüsse geprägt und verweisen auf soziale Sinnhaftigkeit und individuelle Bedeutung von kontrazeptivem Verhalten, die nicht durch Präventionsrationalität gekennzeichnet sind. Dieses Verhalten stellt – zumindest auch – Handlungsroutinen vor dem Hintergrund partnerschaftlicher Dispositionen dar, die biographisch und entlang milieutypischer Regelungen herausgebildet wurden.

Zusammenhänge zwischen diesen vier Partnerschaftsstilen und spezifischen sexuellen Problemen lassen sich zwar ebenfalls recht gut nachweisen aber erheblich schwieriger deuten. Naheliegend sind Zusammenhänge zwischen Bindungsverhalten und sexuellen Problemen, während unmittelbare Zusammenhänge mit den Indikatoren verschiedener soziokultureller Milieus nicht zu belegen waren. Gleichwohl ist der Zusammenhang von Sexualstörungen mit den individualbiographisch und soziokulturell geprägten Partnerschaftsstilen nicht von der Hand zu weisen. Das Problem der Interpretation ist aber im Grunde ein prinzipielles: Da eine aus den lebensweltlichen Selbstdeutungen heraus entwickelte Theorie der Erklärung von sexuellen Problemen aus partnerschaftlichen Orientierungen fehlt, bleibt die statische Beschreibung dieser selbst oberflächlich. Um den Zusammenhang zu verstehen und nicht bloß aus Fragebogendaten zu interpretieren, wäre auch hier eine umfassende qualitative Erhebung mit der Möglichkeit, subjektive Deutungsmuster zu rekonstruieren, notwendig.

Die Frage der Soziologie sexueller Probleme ist damit zwar nicht beantwortet, aber nochmals mit Nachdruck gestellt. Die Reflexion gesellschaftlicher Aspekte und Wandel der Sexualität auch aus sexualtherapeutischer und sexualforscherischer Sicht scheint jedenfalls fruchtbar. So lässt sich etwa der von Schmidt (1998) diagnostizierte Aufstieg der „Verhandlungsmoral" und die Ausrichtung der Sexualität auf kommunikatives Aushandeln in den hier ausgewerteten Daten prototypisch bei Männern des *Rede-Typs* finden. Empirisch zeichnet sich dieser Typus allerdings – und das gerät etwas in Widerspruch zur Beobachtung Schmidts – gerade nicht durch Appetenzprobleme aus, sondern vielmehr durch Erektionsstörungen, also durch eine Problematik auf einer stärker somatischen Ebene. Auf der anderen Seite erweisen sich auch in unseren Daten Appetenzprobleme als so häufig, dass dies die Argumentation Schmidts zur wachsenden Bedeutung dieser Problematik stützt. Allerdings ist diese Störung wiederum eher Kennzeichen eines mit der Verhandlungsmoral quasi inkompatiblen Typus, der gerade den Anforderungen einer umfassenden Kommunikativität nicht gerecht wird.

Grundsätzlich deutet sich an, dass der eingeschlagene Weg hin zur Berücksichtigung sozialer Regelungen und damit das Einnehmen einer soziologischen und einer psychologischen Perspektive auch für ganz konkrete Fragen von Empfängnisverhütung und sexuellen Problemen sinnvoll ist, aber noch weiter gegangen werden muss. Der nächste Schritt könnte sein – gerade, aber nicht nur aus einer psychologischen Sicht – auch das subjektive Verhältnis zu solchen gesellschaftlichen Normen und deren Wandel zu berücksichtigen. Das würde (1) methodisch erfordern, das Augenmerk auf subjektive Deutungsmuster sozialer Regeln zu richten, und dafür scheint ein ausschließlich quantitativer Zugang zu eng. Das hieße (2) theoretisch, ein soziologisches Modell von Gesellschaft anzulegen, das weiterbestehende soziale Ungleichheit berücksichtigt und somit auch Platz für eine Differenzierung der sozialen Normen unterschiedlicher soziokultureller Milieus lässt. Und es würde (3) thematisch nahe legen, darüber die originär psychologische Seite nicht aus dem Auge zu verlieren. Gerade der Einbezug bindungstheoretischer Fragestellungen und eine angemessene Erhebungsmethodik scheint aufgrund der interpretierten Zusammenhänge erfolgversprechend.

HIV und Aids – Gesellschaftliche Rezeption und Auswirkungen auf das Sexualverhalten von Männern[1]

Jürgen Barth

Zusammenfassung

Dieser Beitrag zeigt gesellschaftliche Konsequenzen der Immunschwäche Aids auf und beschäftigt sich insbesondere mit dem Sexualverhalten von Männern. Hierunter wird sowohl das Sexualverhalten homosexueller Männer wie auch das Verhalten heterosexueller Männer gefasst[2]. Damit nimmt dieser Beitrag in diesem Band mit dem Titel „Mann und Medizin" eine Sonderposition ein, da Sexualität als interaktionelles Geschehen bei heterosexuellen Kontakten nicht auf ein Geschlecht begrenzt bleibt. Nach einer einführenden epidemiologischen Betrachtung wird in diesem Beitrag zunächst die gesellschaftliche Rezeption des Themas Aids dargestellt. Hierbei geht es vor allem um die Einstellung gegenüber HIV-infizierten Personen sowie um diskutierte Maßnahmen zur Prävention der Erkrankung. Dabei wird nicht nur der aktuelle Stand berichtet, sondern es werden auch Entwicklungsprozesse in der Wahrnehmung der Erkrankung Aids skizziert. In vielen empirischen Arbeiten wurde versucht, Einflussfaktoren der Durchführung „sicherer" Sexualpraktiken zu formulieren[3]. Dieser Beitrag fasst Ergebnisse zum Sexualverhalten von heterosexuellen und homosexuellen Männern in den Zeiten von HIV und Aids zusammen. Im Ausblick werden anhand von Leitfragen Konsequenzen von HIV und Aids auf die Sexualität, das Konzept von Prävention und die geschlechtsspezifische Gestaltung psychosozialer Angebote für infizierte Personen dargestellt.

Abstract

This chapter describes social consequences of Aids and deals especially with the sexual behaviour of men, both hetero- and homosexual behaviour. This chapter of the book „Men and Medicine" has an extra role because sexuality as an interaction in heterosexual contacts is not limited to one sex. After an introductory epidemiological view this chapter describes the social perception of the topic Aids. Attitudes towards HIV infected persons and possible measures for prevention are discussed. Not only the recent results are presented but also the development of the perception of Aids. Many empirical studies tried to extract predictors of „safer sex". This article summarizes results about the sexual behaviour of hetero- and homosexual men in times of HIV and Aids. The conclusion describes consequences of HIV and Aids on sexuality, the concept of prevention and on gender specific concepts of psychosocial interventions for infected men.

---

[1] Zahlreiche Literaturhinweise gehen auf Dr. Michael Bochow zurück, für die ich mich herzlich bedanken möchte. Mein Dank gilt auch den anonymen Gutachtern für die hilfreichen Kommentare.

[2] Bisexuelle Männer werden nicht gesondert besprochen, da es wenige Studien gibt, die sich ausschließlich mit diesen beschäftigt haben. Deshalb werden diese dem Abschnitt „homosexuelle Männer" zugeordnet, da hierzu m. E. eine größere Ähnlichkeit besteht als zu heterosexuellen Männern.

[3] Begrifflich möchte ich im folgenden von riskantem Sexualverhalten sprechen, wenn aufgrund eines Sexualkontakts eine Infektion möglich ist, da keine Schutzmaßnahmen ergriffen wurden bzw. keine aktuelle Informationen über den HI-Status der Partnerin oder des Partners vorliegen. „Safer Sex" entspricht demnach der Vermeidung solcher Situationen.

1. Einführung

Der Erkrankung Aids wurde erstmals Anfang der 80er Jahre in den USA Beachtung geschenkt. Mehrere Personen waren an einer Krankheit erkrankt, die sich durch Immunschwäche und dadurch auftretende Infektionen sowie das Kaposi-Sarkom auszeichnete. Das Bedrohliche an dieser Krankheit war, dass es keine effektive medizinische Maßnahme zur Heilung gab und zunächst die Ätiologie und somit auch die Übertragungswege unklar waren. Bengel (1993) nennt die anfänglich verwendeten Bezeichnungen für diese Erkrankung, die von „gay related immune deficiency" über „gay plaque" bis hin zu „gay cancer" reichen. Bereits hier sind einige gesellschaftlich relevante Phänomene dieser Erkrankung zu beobachten: Zum einen wird eine bestimmte Personengruppe als Träger des Virus erachtet (männliche Homosexuelle), wodurch heterosexuelle Männer und Frauen sich zunächst nicht betroffen glaubten. Zum anderen zeigt der Vergleich von Aids mit der Erkrankung „Krebs" das gesellschaftlich erlebte Bedrohungspotential, wodurch diese Erkrankung automatisch mit den Begriffen Chronizität und Unheilbarkeit assoziiert ist.

Nach der anfänglichen Phase der Unsicherheit wurde Aids durch die amerikanischen Gesundheitsbehörden wie folgt definiert: „Aids (Acquired Immunodeficiency Syndrome) ist ein durch die Infektion mit dem „Human Immunodeficiency Virus" (HIV) erworbener Immundefekt, der mit dem Befall von Erregern (opportunistische Infektionen), gegen die bei normaler Abwehrlage des Körpers natürliche Immunität besteht, und/oder mit der Entwicklung einer bösartigen Hauterkrankung, dem Kaposi-Sarkom, einhergeht" (Centers for Disease Control, 1988). Diese Definition hat auch für das heutige Verständnis der Erkrankung noch große Relevanz, da zwischen einer HIV-Infektion und der daraus folgenden Aids-Erkrankung unterschieden wird. In epidemiologischen Studien werden daher ebenfalls infizierte Personen von Menschen, die bereits an Aids erkrankt sind, unterschieden. Dies ist nicht nur von epidemiologischer oder medizinischer Bedeutung, sondern vor allem von emotionaler Bedeutung für infizierte Personen, da trotz einer Infektion zunächst keine Symptome einer Erkrankung bestehen. Zudem ist die Latenzzeit zwischen Infektion und einer manifesten Aids-Erkrankung sehr unterschiedlich und kann mehrere Jahre bis zum Erkrankungsbeginn dauern. Leider gibt es noch immer keine ursächliche Behandlungsmethode und damit keine Chance auf Heilung einer HIV-Infektion. Trotzdem setzen infizierte Personen große Hoffnungen in medizinische Fortschritte zur Bekämpfung einer Aids-Erkrankung, die mittlerweile durch die antiretrovirale Therapie eine erfolgsversprechende Behandlung ermöglicht (vgl. Mocroft et al., 2000). Im folgenden soll sprachlich versucht werden, die Begriffe HIV und Aids separat zu verwenden. Bei der Beschreibung gesellschaftlicher Prozesse durch die Entdeckung des HI-Virus und der Erkrankung von Menschen an Aids kann dies nicht immer erfolgen, da eine derart differenzierte gesellschaftliche Wahrnehmung des Themas nicht vorhanden war. Deshalb wird in diesem Abschnitt von „Aids" gesprochen, was sowohl die Infektion mit dem HI-Virus als auch die Erkrankung einschließt.

2. Epidemiologie

Seit der Entdeckung des HI-Virus wurden in verschiedenen Einrichtungen HIV-Antikörper-Tests angeboten (Hausärzte, Gesundheitsämter etc.) und damit das Blut zahlreicher Personen untersucht. Insgesamt beläuft sich die Zahl der seit Beginn der Epidemie in Deutschland infizierten Personen auf die Größe einer Kleinstadt (50.000 – 60.000), wovon etwa 16.000 Menschen bereits an Aids verstorben sind (Robert Koch-Institut, 1999). Aktuell infizieren sich ca. 2000 Personen pro Jahr mit dem HI-Virus, wobei homosexuelle Kontakte von Männern über die Hälfte der Infektionen erklären. Gleichzeitig muss betont werden, dass heterosexuelle Kontakte 17% der Neuinfektionen erklären und damit einen ähnlichen hohen Anteil ausmachen wie Infektionen durch den intravenösen Gebrauch von Drogen. Insgesamt zeigt sich ein deutliches Übergewicht an Männern bei Personen, die sich einem HIV-Antikörpertest unterziehen (ca. 70-80% der jeweiligen Stichprobe). Dieses Ergebnis deutet darauf hin, dass die Erkrankung Aids vor allem bei homosexuellen und bisexuellen Männern einen hohen Stellenwert einnimmt und diese sich subjektiv zu einer Risikogruppe rechnen. Auch zeigen sich regionale Unterschiede hinsichtlich der Prävalenz von infizierten bzw. bereits erkrankten Personen. Über die Hälfte der infizierten bzw. erkrankten Personen stammen aus den Großstädten Frankfurt a.M., München, Berlin (West), Köln, Düsseldorf und Hamburg. Es kann festgehalten werden, dass es nicht nur Hauptbetroffenengruppen gibt, sondern auch Regionen mit einer erhöhten Dichte, wobei hier von einer Konzentration an Personen aus den Hauptbetroffenengruppen auszugehen ist. Bedeutsam für diesen Beitrag ist, dass Männer sowohl bei den Neuinfektionen als auch bei den Aids-Kranken den überwiegenden Anteil ausmachen (80% bzw. 88%) (zusammenfassend Robert Koch-Institut Berlin, 1999; Stand März 1999).

Die hier vorgestellten epidemiologischen Befunde des Robert Koch-Instituts werden durch epidemiologische Untersuchungen in Beratungseinrichtungen (z. B. Gesundheitsämtern) ergänzt, die jedoch mit zahlreichen Problemen behaftet sind (Inanspruchnahmeprävalenzen). So führen zahlreiche Personen mehrfach einen HIV-Antikörpertest durch, um am Ende einer Partnerschaft oder zu Beginn einer neuen den eigenen HIV-Antikörperstatus zu überprüfen. HIV-Antikörpertests werden ebenfalls häufig nach „Seitensprüngen" durchgeführt, wobei der Abstand zwischen dem sexuellen Verkehr meist zu gering ist und ein nochmaliger Test erforderlich wäre. In beiden Fällen besteht das Problem der mehrfachen Testung (vgl. Steiger, Peters, Fienbork, Stille & Doerr, 1993). Aus diesem Grund können epidemiologische Untersuchungen in Gesundheitsämtern (vgl. Marquart, Müller & Fischer, 1993; Stark et al., 1993) nur schwer interpretiert werden. Hauptvorteil dieser Daten ist jedoch, dass regionale Trends besser erfasst werden können und Subgruppenanalysen möglich sind. Entscheidungen zur Prävention und Versorgung können auf der Basis regionaler Daten besser erfolgen.

Abbildung 1 zeigt die epidemiologische Entwicklung der an Aids erkrankten bzw. bereits verstorbenen Personen seit Mitte der 80er Jahre. Es wird deutlich, dass die zunächst stetige Zunahme an erkrankten Personen mittlerweile auf einem Plateau angelangt ist und auch die Zahl der Todesfälle stagniert bzw. zurückgeht. Inwieweit ein weiterer Rückgang an Aids erkrankter Personen in den nächsten Jahren erfolgt, bleibt abzuwarten, da dieser Effekt vor allem auf verbesserte Behandlungsmethoden der HIV-Infektion zurückzuführen ist. Aktuell kann von ca. 37.000 HIV infizierten Menschen in Deutschland ausgegangen werden, so dass der Rückgang der Todesfälle einen epidemiologischen Trend auf Zeit darstellt, wenn nicht eine ursächliche Behandlung der HIV-Infektion in naher Zukunft möglich wird.

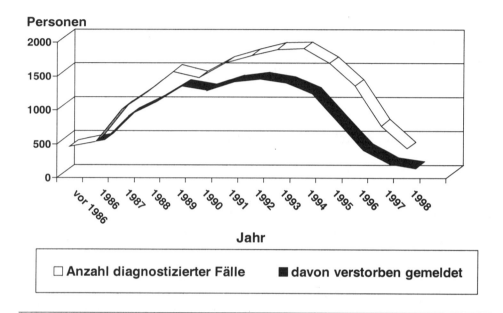

Abb. 1:   An Aids erkrankte bzw. bereits verstorbene Personen (1986-1998) (Robert Koch-Institut, 1998, S. 9)

Trotz dieser zunächst aus epidemiologischer Sicht erfreulich scheinenden Entwicklung gibt es immer wieder mahnende Worte von Wissenschaftlern und in der Prävention tätigen Personen. So wird in den letzten Jahren vor einer Zunahme der HIV-Neuinfektionen bei homosexuellen Männern gewarnt, da mittlerweile ein Gewöhnungseffekt bezüglich der Notwendigkeit für „safer sex" eingetreten sein könnte und das Thema Aids an Tagesaktualität verloren hat (Bochow, 1995; Lucchetti, 1998). Dass diese Warnung nicht aus der Luft gegriffen ist, zeigen Erfahrungen aus der Beratungspraxis: Durch die in den letzten Jahren propagierte Behandlung mit antiretroviralen Kombinationspräparaten (sogenannte „Dreier-Kombi") wurde eine Post-Expositions-Prophylaxe (kurz PEP) möglich. Diese Behandlung garantiert jedoch nicht, dass man nach dem Kontakt mit einer infizierten Person nicht ebenfalls infiziert ist, sondern stellt eine noch in Erprobung befindliche Methode dar, die für medizinisches Personal entwickelt wurde. Dennoch sorgte diese Behandlungsmethode, nicht zuletzt aufgrund des Namens für Verwirrung, obwohl von einer Prophylaxe im eigentlichen Sinne nicht gesprochen werden kann. Diese Behandlungsmethode hatte vor allem bei homosexuellen Männern eine Verunsicherung hinsichtlich der Notwendigkeit von „safer-sex" zur Folge, da das Gerücht der „Pille danach" existierte. Eine erneute Wissensvermittlung in diesem Bereich haben die Aids-Hilfen und andere Organisationen aufgegriffen und somit (hoffentlich) weitere Infektionen durch die Motivierung zur Verwendung von Kondomen verhindert.

Eine weitere problematische Tendenz besteht in dem steigenden Anteil an Infektionen durch heterosexuelle Kontakte. Da in der Schweiz nach Angaben des Bundesamtes für Gesundheit (1998) 50% der Neuinfektionen von Männern und Frauen durch heterosexuelle Kontakte entstanden sind (USA und Deutschland: 8%; Centers for Disease Control, 2000; Robert Koch-Institut, 1999), muss die ursprüngliche Definition von Risikogruppen in Frage gestellt werden (vgl. Estermann, Gebhardt & Paget, 1992).

3. Die gesellschaftlichen Konsequenzen von Aids

Das Thema Aids hat in den letzten 20 Jahren in der Gesellschaft unterschiedliche Bedeutung gehabt und deshalb immer wieder einen Wandel erlebt. Hornung und Helminger (1994) unterscheiden die Phase der Ausbreitung des Virus (Phase I), von der Phase des Auftretens von Erkrankungen (Phase II) und der heutigen Perspektive, nämlich der Phase der gesellschaftlichen und soziokulturellen Folgen von Aids (Phase III). Jacob und Kollegen (1993) haben die unmittelbaren Reaktionen auf das Virus in der ersten Phase der Auseinandersetzung durch die Unterscheidung der Termini „Gefahr" und „Risiko" charakterisiert. Ein Risiko ist der Einschätzung einer Gefährdung durch eigenes Handeln unterworfen und unterliegt somit subjektiv der eigenen Kontrolle, da bestimmte riskante Verhaltensweisen vermieden werden können. Gefahren werden hingegen als external, d.h. aus der Umwelt kommend betrachtet[4]. Für die Erkrankung Aids war zu Beginn der Epidemie die Bewertung „Gefahr" angemessen, stellte gerade diese Erkrankung aufgrund der zunächst unklaren Ätiologie sowie des unklaren Verlaufs ein gefährliches Potential für die Gesellschaft dar. Dass diese Einschätzung nicht unbegründet ist, zeigen epidemiologische Trends in Entwicklungsländern, bei denen die Epidemie schnell fortschreitet, so dass 95% der momentanen Infektionen in Drittweltländern erfolgen (Robert Koch-Institut, 1999). Werden Personen als gefährlich wahrgenommen, da diese möglicherweise Träger des HI-Virus sind, so ist die Ausgrenzung dieser Personen durch die Gesellschaft denkbar. Kampagnen der Bundeszentrale für gesundheitliche Aufklärung, der Deutschen Aids-Hilfe sowie anderer Institutionen verfolgten deshalb zwei Hauptziele: Zum einen sollten den Empfängern Möglichkeiten zur Prävention einer Infektion vermittelt werden, zum anderen war ein wesentliches Ziel die Integration bereits infizierter Personen und der Abbau von Vorurteilen. Wie notwendig der Integrationsgedanke war und ist, belegen mehrere Untersuchungen zur Einstellung gegenüber

---

[4] Eine mögliche Reaktion auf das Krankheitsbild Aids ist die sogenannte Aids-Phobie, die sich durch die unrealistische Beurteilung des eigenen Infektionsrisikos auszeichnet, wobei meist sexuelle Kontakte außerhalb der aktuellen Partnerschaft vorangegangen sind (vgl. Jäger, 1988). Aktuell hat diese psychische Erkrankung aufgrund geringer Fallzahlen keine Bedeutung.

Aids-Kranken bzw. zu politischen und strafrechtlichen Gesichtspunkten. Eirmbter, Hahn und Jacob (1993) befragten im Jahr 1990 erwachsene Personen hinsichtlich verschiedener Einstellungsmaße. Es zeigte sich, dass ca. 60% der Befragten die Schuld für Aids bei den sogenannten „Hauptrisikogruppen" sahen[5]. Eine verstärkte Schuldzuschreibung ging einher mit einem höheren Alter, einer geringeren Sozialschicht sowie einer kleineren Wohnortgröße der befragten Personen. Aus diesem Grund ist es nicht verwunderlich, dass ca. ein Fünftel der Bevölkerung zum damaligen Zeitpunkt Aids-Kranke aus der Gesellschaft ausgrenzen wollte (z. B. Ablehnung eines persönlichen Kontakts, Nachbarschaft). Maßnahmen wie der Einführung eines Zwangstests für die Gesamtbevölkerung stimmten ebenfalls ca. 20% zu, während sich zwei Drittel der Befragten für einen Zwangstest bei Risikopersonen aussprachen. Auch hier zeigte sich ein deutlicher Zusammenhang zwischen dem Ausmaß der Zustimmung und einem höheren Lebensalter bzw. einer geringeren Schicht der Befragten. Hauptgründe für die Diskriminierung von Aids-Kranken sehen Hornung und Helminger (1994) in personimmanenten Faktoren (wie z. B. einer autoritären Persönlichkeitsstruktur), welche ebenfalls für eine stigmatisierende Betrachtung anderer Minoritäten verantwortlich ist (vgl. auch Hornung, Helminger & Hättich, 1994). Männer werden als insgesamt bereiter zur Diskriminierung beschrieben, was Hornung et al. durch die Bedrohung des männlichen Selbstbildes erklären. Auch ergaben sich für den als „Hedonismus" bezeichneten Bereich Unterschiede zwischen den Geschlechtern: Die Befragten sollten die rationale Sichtweise (z. B. „Durch ungeschützten Geschlechtsverkehr kann es zu einer Infektion kommen") gegen eine emotionale Betrachtung (z. B.: „Über Aids denke ich kaum nach, ich will das Leben genießen") abwägen. Bei dieser Frage zeigte sich, dass Männer zu einer wesentlich hedonistischeren bzw. verdrängenderen Sichtweise neigen als Frauen. Eine größere Verdrängung rationaler Überlegungen ging in dieser Untersuchung zudem mit einer höheren Anzahl an Sexualpartnerinnen im letzten Jahr einher. Die beschriebenen Tendenz zur Ausgrenzung von HIV-positiven Personen zeigte sich auch in einer aktuellen Befragung Jugendlicher, von denen jeder 20ste die Einrichtung getrennter Schulen für infizierte Schüler begrüßte (vgl. Plies, 1999). Die Ausgrenzungsbereitschaft ist mit einem jüngeren Lebensalter und einer geringeren Schicht assoziiert.

4. Der Einfluss von HIV und Aids auf das Sexualverhalten

Die Bedeutung von Aids und einer möglichen HIV-Infektion auf das Sexualverhalten von Männern in Deutschland wird im Anschluss dargestellt. Zunächst werden Ergebnisse empirischer Arbeiten über homosexuelle Männer berichtet. Ergebnisse von Arbeiten über bisexuelle Männer werden ebenfalls in diesem Abschnitt dargestellt, ohne differenziert auf diese Subgruppe eingehen zu können. Im zweiten Abschnitt werden Studien referiert, die das Sexualverhalten heterosexueller Männer bezogen auf die Thematik Aids untersucht haben (für eine internationale Übersicht vgl. Ehrhardt, Yingling & Warne, 1993; Wright, Rosser & Zwart, 1998).

---

[5] z. B.: Der Formulierung „Durch Aids gefährdet sind doch in erster Linie ganz bestimmte Gruppen wegen ihres Lebenswandels" stimmen 36% der Stichprobe sehr zu.

4.1 Homosexuelle Männer

Homosexuelle und bisexuelle Männer gehören seit der Entdeckung von Aids zur Hauptbetroffenengruppe. Beispielsweise waren bis Ende 1987 über drei Viertel der an Aids erkrankten Personen aus dieser Personengruppe (Dannecker, 1987), weshalb vor allem bei homosexuellen Männern weitreichende Verhaltensänderungen im Bereich der Sexualität notwendig waren. Dannecker (1991) beschreibt eindrucksvoll die Entstehung von Normen für sogenannte „sichere" Sexualpraktiken, da anfänglich eine große Unsicherheit darüber bestand, was unter „safer sex" zu verstehen sei. Die Benutzung von Kondomen stellte für homosexuelle Männer eine Veränderung bisheriger Gewohnheiten dar, da Kondome zuvor nur in Ausnahmefällen Verwendung fanden. Damit war sofort auch eine gedankliche Verbindung zwischen der Verwendung von Kondomen und der Erkrankung Aids geschaffen, die sich sehr von der Bedeutung für heterosexueller Männer unterscheidet, da hier Kondome auch zur Empfängnisverhütung bereits bedeutsam waren.

Die Veränderung des sexuellen Verhalten homosexueller Männer erfragte Dannecker (1991) Mitte der 80er Jahre an einer Stichprobe von über 700 homosexuellen Männern. Die größten relativen Veränderungen bezüglich einer Unterlassung zeigten sich dabei beim rezeptiven und insertiven Analverkehr sowie beim insertiven Oralverkehr. Aber auch Zungenküsse wurden nur noch halb so oft durchgeführt, was ein Hinweis auf die anfängliche Unsicherheit bezüglich „sicherer" Sexualpraktiken ist. Die Bedeutung gegenseitiger Masturbation hat hingegen zugenommen, wobei Dannecker betont, dass die „Gegenseitigkeit" zum Teil fehlt und deshalb besser von synchroner Masturbation gesprochen werden sollte. Bereits zu diesem Zeitpunkt verhielten sich drei Viertel der befragten Männer in sexuellen Kontakten entsprechend der Empfehlungen für „safer sex".

Aktuelle Studien zum Schutzverhalten zeigen, dass ein Viertel der homosexuellen Männer im Laufe eines Jahres ungeschützten Verkehr haben (vgl. Bochow, 1998). Damit ist eine weitreichende unmittelbare Veränderung sexueller Gewohnheiten bei Homosexuellen bis Ende der 80er Jahre erfolgt und gleichzeitig ist seit einem Jahrzehnt von einem ähnlich hohen Prozentsatz an Personen mit riskantem Verhalten auszugehen (Bochow, 1995; Dannecker, 1991). Damit bedeutet dieses Ergebnis keine Entwarnung für die Präventionsarbeit bei homosexuellen Männer.

In den letzten Jahren geht es im Bereich der sozialwissenschaftlichen Forschung vor allem um eine differenziertere Betrachtung der zunächst als homogen erachteten Gruppe homosexueller Männer (vgl. Biechele, 1997). Dazu untersuchten Dür, Haas und Till (1993) den Einfluss der sozialen Integration österreichischer Homosexueller auf das HIV-Schutzverhalten. Diese Querschnittsuntersuchung konnte einen Zusammenhang zwischen einer geringeren sozialen Integration und einem höheren Anteil an Personen mit riskantem Sexualverhalten nachweisen. Die Autoren dieser Studie erklären ihre Befunde damit, dass durch den Mangel an sexuellen Kontakten größere persönliche Risiken in Kauf genommen werden. Auch kann die geringere Bereitschaft zu sexuellem Schutzverhalten von sozial isolierten Homosexuellen durch Normunterschiede zu sozial integrierten Männern erklärt werden. Der letztgenannten Gruppe werden „safer sex" - Normen im Kontakt mit anderen Homosexuellen vermittelt. Die Autoren vermuten auch, dass eine geringere soziale Einbindung mit einer größeren Verunsicherung hinsichtlich der persönlichen homosexuellen Orientierung einhergeht. Dieser Annahme widersprechen jedoch Befunde von Tillmann, Braun und Clement (1990). Hier zeigte sich bezogen auf mehrere riskante sexuelle Verhaltensweisen ein präventiveres Verhalten bei Männern mit geringer homosexueller Selbstakzeptanz.

Bochow (1998) beschäftigte sich ebenfalls mit Sozialindikatoren homosexueller Männer und fand eine höhere Gefährdung durch sexuelle Kontakte für Männer aus der Unterschicht. Angehörige der Unterschicht haben nicht nur ein geringeres Wissen über HIV und Aids sondern haben auch häufiger ungeschützten Geschlechtsverkehr. Bochow erklärt dieses Ergebnis mit der Gestaltung präventiver Botschaften, die vor allem Angehörige der schwulen Subkultur ansprechen und hier dem Thema HIV und Aids Aktualität vermitteln.

Als bedeutsam für das Praktizieren von „safer sex" hat sich auch der Partnerschaftsstatus erwiesen. Homosexuelle Männer ohne festen Partner praktizieren erwartungsgemäß weitaus häufiger „safer sex" als Personen in einer festen Partnerschaft (Tillmann et al., 1990).

4.2 Heterosexuelle Männer

Die meisten Studien, in denen die Sexualität von Männern untersucht wurde, beschäftigten sich mit Beziehungsproblemen (vgl. Schindler, Hahlweg & Revenstorf, 1998) oder sexuellen Problemen wie Erektionsstörungen oder Orgasmusstörungen (vgl. Sigusch, 1996). Weitere Themen waren die Kontrazeptionspraxis (vgl. Fichtner, 1999) oder die Ausübung von Gewalt in Partnerschaften (vgl. Harten, 1995). Es gibt bislang nur wenige empirische Untersuchungen, die sich explizit mit dem Erleben von Sexualität von Männern in den Zeiten von Aids beschäftigten. Der Überblicksartikel von Munding (1996) stellt eine der wenigen Arbeiten dar, die sich ausschließlich mit dem Einfluss der Erkrankung Aids auf die Sexualität von Männern befasst hat. Der Autor stellt anhand von acht Thesen den Stellenwert von Aids für das Sexualverhalten von Männern dar, von denen anschließend zwei Leitsätze ausgewählt sind.

- *„Der öffentliche Umgang mit Aids hat im Bemühen, HIV den Risikogruppen zuzuschreiben, die heterosexuellen Männer letztendlich gefährdet" (Munding, 1996, S. 214).*

Die Formulierung von Risikogruppen hatte für die Prävention zunächst große Bedeutung, da knappe Ressourcen für die Gestaltung von Kampagnen angemessen genutzt werden konnten. Als Risikogruppen für eine HIV-Infektion galten drogenabhängige Personen sowie Menschen, die in der Vergangenheit regelmäßig mit Blutprodukten in Kontakt gekommen waren. Gleichzeitig hatte die Definition von Zielgruppen der HIV-Prävention zu einer Entlastung von Personen außerhalb dieser Gruppe geführt: Zu letztgenannten Personen gehören zweifellos heterosexuelle Männer. Von einem ähnlichen Effekt kann aufgrund der Darstellung von Aids in den Printmedien und im Fernsehen ausgegangen werden (Bengel & Scheirich, 1992). Hier standen Risikogruppen, d.h. homosexuelle und bisexuelle Männer im Vordergrund des Interesses und der Berichterstattung. Munding ist der Ansicht, dass hierdurch heterosexuelle Männer ihr eigenes Infektionsrisiko unterschätzen und dadurch zu einem riskanteren Sexualverhalten neigen. Die zuvor dargestellte epidemiologische Entwicklung der letzten Jahre bestätigt diese These. Aktuell ist die Bedeutung von Aids in den Massenmedien rückläufig und beschränkt sich vorrangig auf die Darstellung medizinischer Neuerungen in der Behandlung von HIV-Infektionen (Peschinger & Itzenplitz, 1996). Heterosexuelle Männer haben nach wie vor keine Bedeutung in der öffentlichen Darstellung von HIV und Aids.

- *„Männer gehen mit Aids um wie mit allen Krankheiten auch: Sie werden so lange ignoriert, verleugnet, bis sie erbarmungslos zuschlagen und die Männer entweder entsetzlich leiden oder daran sterben" (Munding, 1996, S. 219).*

Auch in anderen gesundheitlichen Bereichen zeigte sich mehrfach, dass Männer eine geringere Bereitschaft zur Umsetzung protektiven und präventiven Verhaltens haben (vgl. Gognalons-Nicolet et al., 1997). Hurrelmann (1996) nennt vier Erklärungen für die geschlechtsspezifische Bedeutung gesundheitsbezogenen Handelns, von denen in diesem Beitrag zwei genannt werden. Als soziale und kulturelle Faktoren werden häufige Erfahrungen von männlichen Jugendlichen mit riskanten Situationen genannt, die zu einer verminderten Risikowahrnehmung gesundheitlich bedrohlicher Reize beitragen können. Die sozial erwartete „Rücksichtslosigkeit gegenüber dem eigenen Körper" manifestiert sich in einem Lebensstil, der durch Risiken und deren Bewältigung geprägt ist. Daran schließt sich auch die zweite von Hurrelmann genannte Erklärung an: Die geschlechtsspezifische Symptomwahrnehmung. Mädchen werden bereits in der Jugend zu einer exakteren Beachtung körperlicher Reaktionen herangeführt und auch durch die Regelblutung in ihrer Wahrnehmung geschult. Jungen werden im Ignorieren von Schmerzen und anderen körperlichen Symptomen auf der Basis des Stereotyps männlicher Tapferkeit verstärkt. Die von Munding formulierten Thesen legen nahe, dass Männer sowohl ungünstige Voraussetzungen für die Umsetzung präventiver Empfehlungen mitbringen als auch heterosexuelle Männer nicht primär Adressaten präventiver Botschaften sind. Trotzdem sind heterosexuelle Männer gefordert, sich mit den Themen HIV bzw. Aids und der Frage der Verwendung von Kondomen auseinander zu setzen, da es auch für sie eine Reihe von „riskanten" Situationen gibt. Der Beginn einer Partnerschaft, der erste sexuelle Kontakt mit einer neuen Partnerin sowie der sexuelle Kontakt zu Prostituierten stellen derartige Situationen dar.

Zum erstgenannten Bereich wurden in einer Freiburger Studie Anfang der 90er Jahre Männer und Frauen der Mittelschicht zu der Bedeutung von HIV und Aids in sexuellen Beziehungen befragt (vgl. Farin, Carl & Bengel, 1996; Frank, Bührlen-Armstrong, Ziegler & Belz-Merk, 1996). Es zeigte sich, dass nur selten ein Zusammenhang zwischen dem eigenen Verhalten und einer möglichen HIV-Infektion hergestellt wird. Themen wie Verhütung, Schwangerschaft und Partnerschaftskonflikte standen bei den narrativen Interviews zunächst im Vordergrund. Wird der Fokus des Gesprächs auf frühere sexuelle Erstkontakte gelenkt, zeigen sich heterogene Umgangsweisen mit der Thematisierung von Sexualität vor dem Geschlechtsverkehr (Bengel, Belz-Merk & Farin, 1996). Frauen sprechen häufiger vor dem Geschlechtsverkehr über sexuelle Wünsche als Männer. Das Thema Verhütung wird meist explizit vor dem Sexualverkehr besprochen, während HIV-Schutzmaßnahmen häufig erst nach dem ersten Geschlechtsverkehr angesprochen werden. Das Thema „Verwendung von Kondomen" wurde häufiger von Frauen als von Männern angesprochen (Frank et al., 1996). Mit der „Kondomfrage" hat sich auch die Studie von Gerhards und Schmidt (1992) beschäftigt: Die Autoren beschreiben mehrere Konfliktbereiche beim Ansprechen der Kondomverwendung. Zum einen kollidiert das frühzeitige Ansprechen des Themas mit dem Plan der sukzessiven Annäherung an die andere Person. Durch die Frage nach der Verwendung von Kondomen wird der Geschlechtsverkehr zu einem Zeitpunkt thematisiert, der hierfür subjektiv unangemessen ist. Ein zweiter Konflikt tritt für Personen mit einem romantischen Liebesideal auf (im Unterscheidung zu Personen mit einem hedonistischen Liebesideal), bei denen die Herstellung von Vertrauen eine wesentliche Voraussetzung für Intimität ist. Durch die Frage nach der Verwendung von Kondomen wird dieses Vertrauen in Frage gestellt, da Gedanken an frühere Sexualpartner bis hin zu Promiskuität im Raum stehen. Für Personen mit einem hedonistischen Liebesideal ergibt sich hingegen ein Konflikt zwischen dem unmittelbaren Wunsch nach sexueller Vereinigung und einer Eindämmung bzw. Verzögerung von Intimität. Lust als vorrangiges Motiv von Sexualität wird durch die Verwendung von Kondomen erschwert. Erst bei längerfristigen Beziehungen berichten Personen mit einem hedonistischen Liebesideal von einer lustvollen Einbeziehung des Kondoms in die Sexualität. Die Befunde beider Studien zeigen, dass die Frage nach der Verwendung von Kondomen in heterosexuellen Erstkontakten keine Selbstverständlichkeit ist und durch Aids keine wesentliche Veränderung sexueller Gewohnheiten bei heterosexuellen Männern verursacht hat. Diese These bestätigt sich in der Studie von Tillmann et al. (1990), die sich mit Veränderungen des Sexualverhaltens von homosexuellen und heterosexuellen männlichen Studenten angesichts der Bedrohung durch HIV und Aids beschäftigte. Die Autoren dieser Studie konstatieren, dass sich für heterosexuelle Studenten praktisch keine Veränderungen ausmachen lassen (Tillmann et al., 1990). Damit deckt sich dieses Ergebnis mit der von Munding formulierten These, dass die Betonung von Risikogruppen heterosexuelle Männer gefährdet hat.

Auch beim Kontakt mit Prostituieren waren Verhaltensänderungen für heterosexuelle Männer erforderlich. Über den Anteil an Männern, die im Laufe ihres Lebens eine Prostituierte aufsuchen, gibt es sehr heterogene Angaben bzw. Schätzungen. Auf der Basis mehrerer Untersuchungen ist davon auszugehen, dass ca. ein Zehntel der heterosexuellen Männer eine Prostituierte aufsucht (vgl. Kleiber & Velten, 1994). Etwa 80% der in der Studie von Kleiber Anfang der 90er Jahre befragten Männer gaben an, im letzten Jahr beim Besuch von Prostituierten durchgängig Kondome verwandt zu haben. Dabei zeigt sich eine deutlich Varianz in Abhängigkeit der Sexualpraktik: Beim Koitus verwendeten 90% der Männer Kondome, bei Analverkehr 84% und beim passiven Oralverkehr nur 61% (Kleiber, Velten & Wilke, 1993). Als Determinanten des Kondomgebrauchs beim Kontakt mit Prostituierten nennen Kleiber und

Velten (1994) zunächst das Setting: Die Autoren konnten zeigen, dass an Urlaubsorten seltener Kondome verwendet werden als bei Besuchen von Prostituierten am Heimatort. Auch das Setting des sexuellen Kontakts bei deutschen Prostituierten ist bedeutsam. So zeigte sich ein seltenerer Gebrauch von Kondomen in „privaten" Settings, d.h. bei längeren Kontakten bzw. einem höheren Preis. Als Männer, die sich der Verwendung von Kondomen verweigern, erwiesen sich diejenigen, die in einer festen Partnerschaft leben. Für dieses zunächst überraschende Ergebnis nennen Kleiber und Velten drei Erklärungen: In einer Partnerschaft lebende Männern wünschen sich möglicherweise im sexuellen Kontakt mit einer Prostituierten uneingeschränkten sexuellen Genuss. Eine weitere Erklärung könnte in der mangelnden Erfahrung im Umgang mit Kondomen liegen, da in Partnerschaften die Kontrazeption häufig als Aufgabe der Partnerin definiert ist. Möglicherweise hat auch die Wahrnehmung verheirateter Männern durch Prostituierte Einfluss, da diese als weniger promisk eingeschätzt werden als nicht verheiratete Männer. Daneben zeigte sich, dass Männer mit einem höheren Einkommen seltener Kondome verwendeten. Gleiches gilt für Männer, die häufig Prostituierte aufsuchen, oder solche, die mehrfach zu einer bestimmten Prostituierten Kontakt haben.

Die Studien von Kleiber und Mitarbeitern haben sich auch mit den Konsequenzen von Aids für den Sextourismus beschäftigt (Kleiber et al., 1993; Kleiber & Wilke, 1995). Kleiber et al. (1993) befragten über 600 männliche Urlauber vor Ort (d.h. in unterschiedlichen Ferienregionen, die für Prostitutionstourismus bekannt sind), bei denen es sich mehrheitlich um ledige Männer unter 40 Jahren ohne eine feste Partnerin handelte. Die befragten Männer hatten neben anderen sexuellen Kontakten fast alle Koitus mit einheimischen Prostituierten. Auf die Frage nach der Kondomverwendung bei den sexuellen Kontakten gab etwa die Hälfte der Männer an, immer Kondome zu verwenden. Die andere Hälfte verwendete zu gleichen Anteilen Kondome nie oder unregelmäßig. Diese Ergebnisse machen deutlich, dass die Wahrscheinlichkeit einer HIV-Infektion für Sextouristen hoch ist. Diese Risikowahrnehmung wird größtenteils auch von den Männern geteilt, da drei Viertel von ihnen bereits Kondome aus Deutschland mitbringt und über die Hälfte bereits einen HIV-Antikörpertest gemacht hat. Dennoch besteht eine hohe Diskrepanz zwischen der Absicht sich zu schützen und dem tatsächlichen Schutzverhalten. Auch zeigte sich mehrfach in empirischen Untersuchungen, dass nicht nur ein kurzer sexueller Kontakt intendiert ist, sondern auch andere Motive für den Besuch von Prostituierten vorliegen. Rothe (1997) differenziert deshalb zusätzlich zwischen Männern, die sich längerfristig eine Prostituierte kaufen, solchen, die eine Lebenspartnerin suchen, und jenen, die eine „besondere" Frau möchten. Kleiber et al. (1993) konnten zeigen, dass eine hohe Bindungsbereitschaft sich negativ auf die Verwendung von Kondomen auswirkt.

Bei heterosexuellen Männern scheint es nur eine geringe Risikowahrnehmung unmittelbar vor oder in sexuellen Begegnungen mit neuen Partnerinnen zu geben. Die Intention, sich vor einer möglichen Infektion zu schützen, besteht durchaus. Auch gibt es eine hohe Bereitschaft, den HIV-Status überprüfen zu lassen. Prävention im eigentlichen Sinne findet jedoch häufig nicht statt. Bei Kontakten zu Prostituierten wird von Kleiber mehrfach der Risikofaktor „Liebe" beschrieben (vgl. Kleiber et al., 1993), d.h. je vertrauter, intimer und privater die Freier die Beziehung zur

Prostituierten erleben, desto seltener werden Kondome verwendet. Bei sexuellen Begegnungen im alltäglichen Kontext zeigen sich Analogien zu diesem Phänomen. Auch hier ist die Thematisierung bzw. Verwendung von Kondomen wenig vereinbar mit romantischer Liebe oder gemeinsamer Lust. Männer neigen dazu, diesen Konflikt nicht anzusprechen und überlassen hier die Initiative der Frau.

5. Ausblick

Im folgenden werden anhand von Leitfragen zentrale Ergebnisse der sozialwissenschaftlichen Forschung zum Thema HIV und Aids zusammengefasst und zukünftige Aufgaben formuliert.

5.1 Hat Aids einen Einfluss auf das sexuelle Verhalten von Männern?

Die Erkrankung Aids ist sowohl für heterosexuelle als auch für homosexuelle Männer bedeutsam bei der Initiierung und Gestaltung von sexuellen Kontakten mit neuen Partnerinnen bzw. Partnern. Empirische Untersuchungen konnten zeigen, dass homosexuelle Männer ihre Präferenzen für bestimmte Sexualpraktiken entsprechend der Forderung nach „safer sex" verändert haben. Der Prozentsatz derjenigen, die konsequent Kondome verwenden ist jedoch seit mehr als 10 Jahren konstant. Daneben hat sich nach der Entdeckung des HI-Virus auch die Gestaltung homosexueller Kontakte verändert, so dass eine weniger lustbetonte Sexualität berichtet wird, da die Bedrohung durch eine mögliche HIV-Infektion stets gegenwärtig ist. Aktuell berichten Personen aus der Präventionspraxis, angesichts der kontinuierlich verbesserten Behandlungsmethoden einer HIV-Infektion von Problemen bei der Motivierung zu „safer sex". Gerade bei jungen homosexuellen Männern ist zunächst ein geringeres Problembewusstsein vorhanden, und damit steigt die Wahrscheinlichkeit für ungeschützte Sexualkontakte. Inwieweit es in den nächsten Jahren zu einer vermehrten Partnerfluktuation kommt, nachdem zu Beginn der Epidemie die Anzahl der Sexualpartner zurückgegangen war, bleibt abzuwarten.

Im Unterschied zu homosexuellen Männern haben heterosexuelle Männer erhebliche Probleme in der Umsetzung ihrer Intention in die Praxis des Schutzverhaltens. Steiger et al. (1993) berichten bei Inanspruchnehmern einer Beratung bzw. eines HIV-Antikörpertests von der höchsten Quote an „safer sex" bei homosexuellen Männern (58%), während heterosexuellen Männern sich nur zu einem Viertel vor einer möglichen Infektion schützten. Bisexuelle Männer praktizierten zu 41% „safer sex"[6]. Aids ist trotzdem im ersten sexuellen Kontakt mit Frauen für heterosexuelle Männer präsent, ohne dass diese ein Gespräch initiieren. Das Thema Aids wird daher häufig auf die Zeit nach dem sexuellen Kontakt verschoben oder gemeinsam mit der Verhütungsfrage erörtert. Heterosexuelle Männer erleben auch bei Kontakten mit Prostituierten nicht die Notwendigkeit zur Verwendung von Kondomen. Dies ist insbesondere bei Urlaubskontakten aufgrund der hohen Prävalenz HIV-positiver Prostituierter

---

[6] Aufgrund der Selbstselektion stellen diese Ergebnisse keine repräsentativen Befunde dar.

in Entwicklungsländern äußerst problematisch. Aber auch bei Kontakten in Deutschland verwenden heterosexuelle Freier nicht konsistent Kondome, wobei insbesondere mit zunehmender Zuneigung (z. B. häufige Kontakte mit derselben Prostituierten) die Verwendungsquote sinkt.

5.2 Ist HIV-Prävention weiterhin eine notwendige Aufgabe in unserer Gesellschaft?

Die HIV-Prävention von Seiten der Bundeszentrale für gesundheitliche Aufklärung bildet einen eindrücklichen Beleg dafür, dass massenkommunikative und personalkommunikative Prävention Wirkungen zeitigen kann. Die anfänglich in Zeitschriften und anderen Medien prognostizierte epidemische Ausbreitung des Virus ist in Deutschland ausgeblieben. Dennoch vermeiden in der Prävention tätige Personen das Signal der Entwarnung. Von Seiten der Bundeszentrale für gesundheitliche Aufklärung werden als wichtigste Gründe für den Fortbestand der HIV-Prävention folgende Gesichtspunkte genannt (Pott, Müller & Töppich, 1999, S. 14ff):

1. Es ist nicht auszuschließen, dass durch die günstige epidemiologische Entwicklung und durch die verbesserten Behandlungsmöglichkeiten im Lauf der Zeit eine höhere Bereitschaft entsteht, eine Infektion in Kauf zu nehmen in der Hoffnung, dass sich die Behandlungsmöglichkeiten schnell weiter verbessern werden, bis schließlich doch eine Heilung möglich ist.
2. Die nachwachsenden Generationen, die aus Altersgründen von der bisherigen Prävention noch nicht erreicht wurden, müssen angesprochen werden, da sie in eine Welt mit AIDS hineinwachsen. Jedes Jahr muss eine neue Generation aufgeklärt und zum Schutz vor Ansteckung motiviert werden.
3. Aids ist ein weltweites Problem, das in vielen Ländern außerhalb Westeuropas ein dramatisches Ausmaß erreicht hat, so dass aufgrund der hohen Mobilität die Notwendigkeit, die nationale Kampagne weiterzuführen, aber auch international verstärkt unterstützend tätig zu sein, besteht.
4. Es müssen neue Wege entwickelt werden, um schwer erreichbare Zielgruppen, die bisher nur unzureichend angesprochen und motiviert werden konnten, zu erreichen.

Das erstgenannte Problem zeigte sich eindrücklich in der aufkommenden Hoffnung, mit Hilfe der Post-Expositions-Prophylaxe eine HIV-Infektion abwenden zu können. In der Prävention tätige Personen haben diese Behandlungsform als zweischneidig erlebt, da zum einen die Möglichkeit einer Behandlung geschaffen wurde, jedoch auch von einem riskanteren Verhalten vor allem bei homosexuellen Männern berichtet wurde. Aufklärung über reale Möglichkeiten der Behandlung sowie deren Nebenwirkungen ist sicherlich hilfreich, um weiteren Infektionen vorzubeugen. Als zweiter Grund für die Fortführung der HIV-Prävention wird das Nachwachsen unaufgeklärter Jugendlicher genannt. Bochow (1996) berichtet, dass trotz sinkender Inzidenz in älteren Stichproben, bei Jugendlichen und homosexuellen Männern unter 25 von einer stagnierenden Inzidenz auszugehen ist. Spezifische Präventionsprogramme für homosexuelle Jugendliche sind deshalb dringend erforderlich, damit nicht erst nach dem Eintritt in die Szene im frühen Erwachsenenalter und den damit verbundenen häufigeren Kontakten mit anderen Homosexuellen über das Thema Aids reflektiert wird. Aber auch für heterosexuelle Jugendliche stellt sich die Aufgabe der HIV-Prävention, da sich der Zeitpunkt des ersten Geschlechtsverkehrs von Jungen und Mädchen im Laufe der Jahre verändert hat. Während 1980 nur 44% der Mädchen und 33% der Jungen mit dem 17ten Lebensjahr ihren ersten Geschlechtsverkehr erlebten, berichten 1994 bereits 92% der Mädchen und 79% der Jungen im Alter von 16 Jahren von ihrem ersten Koitus (vgl. Kluge, 1998; keine Veränderung fand Lange, 1993). Das Thema Aids hat für Jugendliche jedoch keine große Bedeutung: Sie erkennen hierin eher ein gesellschaftliches, denn ein persönliches Problem (Pforr, 1997; Plies et al., 1999). Zwar hat die Verwendung von Kondomen beim ersten Geschlechtsverkehr über den Zeitraum von 1970 bis 1990 deutlich zugenommen (Mädchen: von 22% auf 55%; Jungen: von 25% auf 55%), doch ist dies vor allem als Maßnahme der Verhütung zu betrachten und weniger als Schutzmaßnahme gegen eine HIV-Infektion gedacht (Lange, 1993; Klusmann, Weber & Schmidt, 1993 berichten von 80% bei Mädchen und 84% bei Jungen). Wenn es möglich wäre, Jungen durch präventive Botschaften in ihrer Verantwortlichkeit für die Empfängnisverhütung und HIV-Prävention zu erreichen, müsste nicht erst im Erwachsenenalter die Verwendung von Kondomen „neu" gelernt werden. Wichtig ist in Zukunft auch die Bereitstellung von Ressourcen für die Prävention in Drittweltländern, was im dritten Gesichtspunkt von Pott et al. (1999) angesprochen wurde. Neuinfektionen in Industrienationen machen nur etwa ein Zwanzigstel der täglich weltweit erfolgenden Infektionen aus (Robert Koch-Institut, 1999). Damit besteht für die Industrienationen nicht nur die ethische Notwendigkeit zur Mithilfe bei der Bekämpfung einer Epidemie, sondern es besteht auch die begründete Sorge, dass sich Aids weltweit ausbreiten könnte und somit Konzepte zur globalen Bekämpfung der Erkrankung notwendig werden. Der letztgenannte Grund für die Fortführung der HIV-Prävention formuliert den Anspruch der Erweiterung bisheriger Ansprachemöglichkeiten und Zielgruppen. Für homosexuelle Männer zeigte sich, wie oben bereits dargestellt, eine sinkende Bereitschaft zur Verwendung von Kondomen bei Personen aus der Unterschicht oder mit geringer sozialer Integration. Dies nimmt momentan die Deutsche Aids-Hilfe zum Anlass, gezielt auch diese Personengruppen mit speziell konzipierten Materialien und Methoden anzusprechen. Inwieweit es sich hier um einen spezifischen Befund bei homosexuellen Männer handelt, ist noch nicht abschließend zu bewerten, da von allgemein höherer Gefährdung von Personen mit einem niedrigeren Sozialstatus ausgegangen werden kann (Luger, 1998). Da die Verwendung von Kondomen bei heterosexuellen Männern teilweise erschreckend gering ist, muss in den nächsten Jahren eine erhebliche Aufklärungsarbeit geleistet werden, um diese Männer im Umgang mit „kritischen Situationen" bei sexuellen Kontakten zu schulen. Dies ist flächendeckend sicherlich nicht möglich, doch auch hier lassen sich Risikogruppen ausmachen. Die Schweizer Kampagne „STOP AIDS" zielt neuerdings auf Männer ab, die einen sexuellen Kontakt außerhalb einer festen Partnerschaft hatten (vgl. Abbildung 2) und fordert „Keinen Seitensprung ohne Präservativ", wodurch eine Erweiterung der Zielgruppen von HIV-Prävention erfolgt.

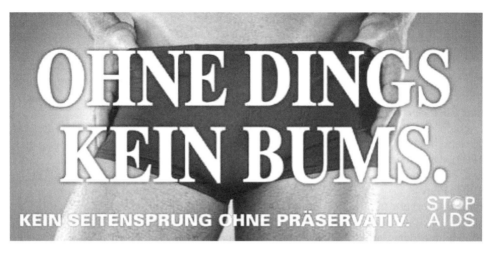

Abb. 2: Aktuelles Plakat zur HIV-Prävention in der Schweiz

Die begleitende Evaluation von Kampagnen ist eine wichtige Voraussetzung zur Steuerung präventiver Aktivitäten. Zu fordern ist zudem im Bereich massenkommunikativer Prävention ein Vortest von Medien an relevanten Zielgruppen, um diese möglichst effektiv zu gestalten. Dies verlangt jedoch den Mut, bereits etablierte Kampagnen aufgrund unklarer Wirksamkeit zu modifizieren bzw. zu stoppen. Kritik von Psychologen, Soziologen etc. und vor allem von Personen aus den Hauptbetroffenengruppen sollte ernst genommen werden. Nicht die intendierte Botschaft sondern die ankommende Botschaft bei den Empfängern ist relevant für die Beurteilung der Wirkung einer Kampagne. Kübler (1993) beschreibt diesen Unterschied anhand der Kampagne „STOP AIDS" in der Schweiz, in der beispielsweise als Slogan „Dem Präservativ bin ich treu. Meinem letzten Freund war ich's nicht" verwandt wurde. Die Botschaft, Rezipienten im Gebrauch von Kondomen zu unterstützen, ist nicht zwingend, da auch die Botschaft „Sei treu!" verstanden werden kann und damit letztlich eher der Tabuisierung des Seitensprungs Vorschub geleistet wird.

5.3 Gibt es spezifische Interventionen für Männer?

Obwohl homosexuelle Männer den Großteil von HIV und Aids betroffenen Personen ausmachen, gibt es bislang keine Tradition einer spezifischen Beratungspraxis für infizierte oder erkrankte Männer. Zu diesem Ergebnis gelangt Dröge (1996) auf Basis einer Telefonumfrage bei Einrichtungen der Deutschen Aids-Hilfe. Da die Deutsche Aids-Hilfe von einem strukturellen Präventionskonzept ausgeht, sind Fragen des Settings, der Person des Beraters etc. untergeordnet. Es gibt jedoch Hinweise, dass homosexuelle Männer im medizinischen Bereich homosexuelle Ärzte bevorzugen. Dies betrifft insbesondere HIV-positive homosexuelle Männer (vgl. Gschwind, 1992). Die Frage, welchen Einfluss das Wissen über die sexuelle Orientierung des

Arztes bzw. Beraters auf die Beratungspraxis hat, ist bislang kaum untersucht. Auch gibt es keine empirisch begründeten Befunde zur Gestaltung der Therapeut-Klient-Beziehung bei therapeutischen Interventionen mit HIV-positiven homosexuellen Männern. Diese Befundlage hängt sicherlich auch mit der strukturellen Organisation psychosozialer Maßnahmen für HIV-Infizierte und Aids-Kranke zusammen, da seitens der Deutschen Aids-Hilfe ein Schwerpunkt auf der Arbeit von und mit homosexuellen Männern liegt. Die Frage, ob es spezifische Interventionen für Männer gibt, kann also bejaht werden, ohne dass Konzepte und Wirkungen klar beschrieben werden können.

6. Empfehlungen für aktuelle Informationen aus dem Internet

Zum Thema HIV und Aids gibt es immer wieder aktuelle Trends, die nur schwer über Bücher und Zeitschriften mitteilbar sind. Deshalb sind unten einige Internetseiten angegeben, welche Informationen zum Thema HIV und Aids in verständlicher Form bereithalten.

- Bundeszentrale für gesundheitliche Aufklärung: www.bzga.de
- Center of Disease Control: www.cdcnpin.org
- Deutsche Aids-Hilfe e.V.: www.aidshilfe.de
- Robert Koch-Institut: www.rki.de.

Unfreiwillige Väter – Die spätere Annahme des Kindes nach einer ungewollten Schwangerschaft[1]

Helgard Roeder und Gerhard Henrich

Zusammenfassung

Zwei Jahre nach einer Erstbefragung zu einem aktuellen Schwangerschaftskonflikt wurden 52 Männer und Frauen, die sich für ihr Kind entschieden hatten, erneut befragt. Es wurde untersucht, wie sich inzwischen ihre Beziehung zu diesem Kind und zueinander entwickelt hatte, wie ihre Lebensbedingungen beschaffen waren und in welcher psychischen Verfassung sie sich befanden. Im Zentrum der Aufmerksamkeit standen dabei die Väter. Als Kontrollgruppe dienten 15 Paare mit einem Wunschkind.

Die finanziellen und partnerschaftlichen Probleme, die den Schwangerschaftskonflikt ausgelöst hatten, bestanden in mindestens der Hälfte der Fälle fort. Viele Paare hatten sich dem Kind zuliebe miteinander arrangiert, ohne sich mit diesem Kompromiss wohl zu fühlen. Die gerechte Teilung der Elternpflichten führte häufig zu Streitigkeiten, wenn nicht schweren Krisen. Frauen forderten von ihren Partnern mehr Engagement für das Kind, Männer reagierten darauf mit vermehrtem Rückzug. Ihre Bereitschaft zu väterlicher Fürsorge ist stark von ihrer Zufriedenheit mit Partnerschaft und Sexualität abhängig. Die allgemeine Lebenszufriedenheit ist bei unfreiwilligen Vätern signifikant geringer als bei Vätern von Wunschkindern und in der westdeutschen Durchschnittsbevölkerung.

Die unfreiwilligen Väter litten mehr als andere Väter unter der Lebensweise, die ihnen die Existenz des Kindes aufzwang. Zum Teil kann es zu Erschöpfung, Depressionen und Reizbarkeit. Diese Männer fühlten sich zu sehr in die Pflichten eingebunden und sozial isoliert. Das lag aber zum Teil daran, dass sie ihrem Kind mehr Zeit widmeten als die Väter der Kontrollgruppe, es z. T. halbtags oder rund um die Uhr betreuen.

In ihrem zweiten Lebensjahr wurden die zunächst ungewollten Kinder ebenso liebevoll angenommen wie Wunschkinder, und sie hatten sich auch genauso gut entwickelt. Es erforderte jedoch viel persönliche Kraft und Kompetenz, die Schwierigkeiten zu meistern, die durch die unvorhergesehene Geburt eines Kindes unter ungünstigen Voraussetzungen entstanden waren. Es war nötig, mit den psychologischen Belastungen fertig zu werden und im Interesse des Kindes einen Modus Vivendi für die Partnerschaft zu finden.

Summary

Two years after a first data collection on conflicts caused by an unwanted pregnancy, a sample of 52 men and women, who had decided in favor of the child's birth, were interviewed again. It was examined how the relationship of the couple and the parents' relationship to the child had developed, and the parents' life conditions and their psychosocial wellbeing were assessed. The main focus of attention was on the fathers. The control group consisted of 15 couples with a wanted child.

---

[1] Die Untersuchung wurde in den Jahren 1993 und 1994 im Auftrag des Bayerischen Staatsministeriums für Arbeit und Sozialordnung, Familie, Frauen und Gesundheit am Institut für Psychosomatische Medizin, Psychotherapie und Medizinische Psychologie der Technischen Universität München, Direktor Prof. Dr. Michael von Rad, durchgeführt. Die Interviews erfolgten in Zusammenarbeit mit den staatlich anerkannten Schwangerschaftskonfliktberatungsstellen in Bayern.

In more than 50% of the couples the financial and relationship problems that had caused the pregnancy conflict still persisted. Many couples had arranged themselves for the sake of the child, but reported to be discontent with this compromise. The fair share of parental responsibilities was an issue that often led to quarrels or even severe crises. Women claimed more commitment from their partners, and men reacted with increased withdrawal. The fathers' willingness to engage in child care activities strongly deprends on their contentment with their relationship and sexuality. The satisfaction with life in general was significantly lower in involuntary fathers than in fathers of wanted children and in the average German population.

More than men with wanted children, involuntary fathers suffered from the situation they had to cope with due to the existence of the child. Exhaustion, depression and irritability occurred. Those fathers felt restricted by their chores and responsibilities and socially isolated. This result can partly be explained by the fact that these fathers spent more time with their children, i. e. cared for them half or full time, than men in the control group.

In their second year of life, the previously unwanted children were just as lovingly accepted and had developed just as well as wanted children. However, it took a lot of personal strength and competence to deal with difficulties that had been brought about by the unfavorable conditions of the unplanned child birth. It was necessary to cope with the psychological demands and cooperate in the interests of the child.

1. Einleitung

Das Ziel der Untersuchung war es, festzustellen, ob Kinder, die nach einem Schwangerschaftskonflikt geboren werden, ebenso angenommen werden wie andere Kinder. Das besondere Interesse galt dabei den Vätern. Wenden sich unfreiwillige Väter ihren Kindern genauso zu wie Väter von Wunschkindern, wie werden sie mit der Situation fertig, und von welchen Faktoren hängt die Qualität der väterlichen Fürsorge ab?

Die Untersuchung erfolgte im Anschluss an eine Studie über die Rolle des Mannes bei Schwangerschaftskonflikten (Roeder, Sellschopp & Henrich, 1994; Roeder, 1994). Damals wurden Paare getrennt über die Entstehung des Konfliktes, ihre Lebenssituation und die Qualität ihrer Partnerschaft interviewt. Zwei Jahre später wurden diejenigen, die sich zum Austragen des Kindes entschlossen hatten, noch einmal aufgesucht und erneut befragt. Themen waren die Einstellung zu diesen Kindern, die Lebensumstände und die Entwicklung der Partnerschaft. Dabei wurde insbesondere nachgeforscht, welche Auswirkungen der ursprüngliche Schwangerschaftskonflikt hatte. Wurden die Kinder, die nach einem solchen Konflikt geboren waren, weniger angenommen als Wunschkinder, oder haben sich ihnen ihre Eltern in gleicher Weise zugewandt? Wie wirkte sich die Existenz des Kindes auf die Beziehung zwischen den Eltern aus? Dabei richteten wir unser Augenmerk vor allem auf die Väter: Wie wurden sie ihrer zunächst ungewollten Vaterrolle angesichts einer ambivalent oder negativ bewerteten Beziehung zur Mutter ihres Kindes gerecht?

2. Stichprobe und Methoden

2.1 Die Stichprobe

Die Stichprobe wurde in Zusammenarbeit mit den staatlich anerkannten Schwangerschaftskonfliktberatungsstellen in Bayern zusammengestellt. Es wurden 67 Elternpaare in die Untersuchung einbezogen, darunter

- 52 Paare mit einem Kind, das nach einem Schwangerschaftskonflikt geboren wurde (Konfliktgruppe) und
- 15 Paare mit einem Wunschkind (Kontrollgruppe).

Alle Befragten lebten in Bayern in Wohnorten unterschiedlicher Größe entsprechend der Verteilung in der Bevölkerung. Die Männer waren im Alter zwischen 22 und 54 Jahren, das Durchschnittsalter lag bei 35 Jahren. Etwa die Hälfte der Befragten hatte keine weiteren Kinder. Der Familienstand hatte sich zwischen den beiden Befragungszeitpunkten in vielen Fällen verändert: Von den Paaren mit einer ungewollten Schwangerschaft waren inzwischen 54% verheiratet gegenüber 43% bei Eintritt der Schwangerschaft, in der Kontrollgruppe stieg der Anteil der Verheirateten von 74% auf 93%. Weitere 11% der Paare der Konfliktgruppe lebten inzwischen zusammen, 20% von ihnen hatten einen engen Kontakt ohne gemeinsamen Haushalt, und 15% trafen sich nur selten oder gar nicht mehr.

2.2 Die Methode

Die Interviews wurden in der Wohnung der Eltern, bzw. getrennt in der des Vaters oder der Mutter des Kindes durchgeführt. Als erstes wurde ein „Familiengespräch" über Alltagsprobleme vereinbart, bei dem das Kind und möglichst beide Eltern anwesend waren. Währenddessen beobachtete eine zweite Mitarbeiterin die Interaktion zwischen den Anwesenden, um so ein Bild von der Entwicklung des Kindes und seiner Akzeptanz durch die Eltern zu gewinnen. Die Beobachtungen wurden in einem strukturierten Protokollbogen festgehalten. Dabei wurde auf eine Standardsituation verzichtet, weil es wichtiger schien, das Wohlbefinden des Kindes in seinem normalen Lebensrahmen einzuschätzen.

Später wurden mit beiden Eltern getrennte Interviews durchgeführt. Die Interviews werden auf Tonband aufgenommen und anschließend anhand eines detaillierten Kategoriensystems ausgewertet. Zusätzlich füllten beide Eltern unabhängig voneinander zwei Fragebogen aus. Der erste Bogen „Qualität der väterlichen Fürsorge" (QVF) enthält 82 Aussagen über die Einstellung zum Kind und das eigene Selbstverständnis als Vater bzw. Mutter. Es handelt sich dabei um noch nicht standardisierte Skalen, die aus den Ergebnissen der vorangegangenen Studie über den Schwangerschaftskonflikt abgeleitet worden waren. Der zweite Fragebogen „Fragen zur Lebenszufriedenheit" (FLZ) besteht aus standardisierten Skalen mit 17 Items zur allgemeinen Lebenszufriedenheit. Er ist an ca. 3000 Personen in den neuen und alten Bundesländern erprobt worden und lässt daher einen Vergleich zwischen der „Lebenszufriedenheit" der befragten Eltern und einer normalen Population zu (Henrich & Herschbach, 1995).

2.3 Statistische Operationen

Außer in der Berechnung deskriptiver Statistiken zur Beschreibung der Gesamtstichprobe bestand die Auswertung, die mit dem Programmsystem SPSS („Statistical Package for the Social Sciences") durchgeführt wurde, vor allem im Vergleich von Gruppen: z. B. Kontroll- und Konfliktgruppe, Männer und Frauen. Dazu wurden überwiegend nonparametrische Verfahren eingesetzt (Analyse von Kontingenztafeln, Mann-Whitney U-Test, Wilcoxon-Test, Mc-Nemar-Test), da die Stichprobe relativ klein, das Skalenniveau der Variablen häufig nur kategorial oder ordinal und/oder die Verteilung der Variablen schief war. Bei der Anwendung von parametrischen Verfahren (z. B. t-Test zum Gruppenvergleich von Fragebogenscores), die z. T. anschaulichere Ergebnisse liefern (Mittelwerts-Unterschiede statt „mean ranks"), wurde das Ergebnis mit dem entsprechenden nonparametrischen Verfahren überprüft. Im Bericht wird nur dann darauf hingewiesen, wenn die Ergebnisse voneinander abweichen. Strenggenommen sind auch die Signifikanztests nur als formalisierte Datenbeschreibung aufzufassen und bedürfen einer Kreuzvalidierung.

3. Ergebnisse

3.1 Die Veränderung der Lebensumstände

Das unerwartete Kind bedeutete immer einen großen Einschnitt im Leben seiner Eltern, insbesondere wenn es sich um das erste Kind handelte. Die bisherige Situation war kaum auf ein Kind zugeschnitten: Es gab in den meisten Fällen weder die materiellen Voraussetzungen für eine Familiengründung noch das Selbstvertrauen, ein Kind adäquat versorgen und großziehen zu können. Die Eltern, zumindest die Mütter, mussten ihre gesamte Lebensweise ändern: die Finanzen neu regeln, auf Ausbildung oder Beruf verzichten, eine andere Wohnung mieten, die Beziehung klären und neu definieren, und außerdem auf bisherige Freundschaften, Interessen und Freizeitbeschäftigungen verzichten. Bei Paaren, die bereits Kinder hatten, war es notwendig, verfestigte Lebensverhältnisse zu verflüssigen und neue psychische Ressourcen zu mobilisieren, um sich auf ein weiteres, oft deutlich jüngeres Kind einzustellen.

Dabei standen die finanziellen Schwierigkeiten nicht mehr so im Vordergrund wie während der Schwangerschaft. Die berufliche Situation der Männer hatte sich – anders als bei den Frauen – seit der Schwangerschaft eher verbessert. Für die Männer der Kontrollgruppe gab es überhaupt keine Probleme, Beruf und Kind zu vereinbaren, weil sie die Sorge für ihre Kinder den Partnerinnen überließen. Bei den unfreiwilligen Vätern war das nicht so selbstverständlich. Gut ein Viertel von ihnen war der Auffassung, dass sich Kind und Beruf nicht vereinbaren ließen und zwar mit unterschiedlichen Konsequenzen: Die einen hatten beruflich zurückgesteckt oder Erziehungsurlaub genommen, um mit dem Kind zusammen zu sein oder um ihrer Partnerin eine berufliche Qualifikation zu ermöglichen. Die andern hätten sich gern mehr um ihr Kind gekümmert, reduzierten aber – im Einklang mit den sozialen Normen – nicht ihre Arbeit, sondern die Zeit, die sie mit ihrem Kind verbrachten. Viele taten dies nur widerstrebend, weil sie ihr Kind kaum zu Gesicht bekamen, es nicht wirklich kannten und sich nicht an ihm freuen konnten. Es war für sie unmöglich, ohne Prestigeverlust und Karriereeinbußen die Arbeitszeit zu reduzieren oder gar Erziehungsurlaub zu nehmen.

Für alle unfreiwilligen Väter hatte sich das Leben durch das Kind geändert, soweit sie nicht zu der Minderheit gehörten, die keinen Kontakt zu dem Kind hatten. Sie klagten vor allem über fehlende Zeit für sich selbst und bedauerten, dass es am Wochenende nicht mehr möglich war, sich so zu erholen wie früher oder auch nur auszuschlafen.

Männer, die nicht mit ihrem Kind zusammenlebten, hatten diese Probleme jedoch kaum. Sie konnten sich ihre Zeit grundsätzlich nach eigenem Gutdünken einrichten und achteten meistens darauf, dass ihnen ein „kinderfreier Raum" blieb – wörtlich und im übertragenen Sinn: Nur in Ausnahmefällen gab es in ihrer Wohnung einen eigenen Platz für das Kind, und sie bestimmten, wann sie das Kind sehen wollten, ohne Rücksicht auf die Belange der Mütter. Sie konnten ihre Karriere besser im Auge behalten als Väter, die bei ihren Kindern lebten, und weiter ihre Interessen verfolgen. Wie ein Mann sagte, lassen sie sich „von dem Kind nicht die Option für ein Privatleben nehmen". Trotz der geringen Belastung waren gerade die getrennt lebenden Väter seltener der Ansicht, dass ihr Leben durch die Geburt des Kindes auch etwas hinzu gewonnen hätte.

Anders die Väter, die mit ihrem Kind zusammenlebten: Egal wie ablehnend sie der Schwangerschaft gegenüber gestanden hatten, erlebten sie ihr Kind als Bereicherung, nachdem es auf der Welt war. Einige wurden durch das Kind dazu angeregt, ihre eigene Lebensweise infrage zu stellen, die ihnen plötzlich rigide und freudlos vorkam. Für sie war das Kind eine Chance, selbst wieder spontan zu werden.

Tabelle 1: Die Änderung der Lebensweise bei Vätern

	Wunschkind % (N = 14)	**Konflikt** % (N = 47)
sehr geändert *	21	57
große Einschränkungen **	14	36
viel dazu gewonnen	93	61

* < .05,   ** < .01

Dazu gewonnen hatte das Leben auch für die Männer, die den Lasten und Pflichten, die ihnen das Kind auferlegte, eine positive Bedeutung abgewinnen konnten, weil ihre Existenz durch sie mehr Sinn, Konsistenz und Klarheit erhielt. Die Verantwortung für das Kind weckte außerdem in vielen Fällen neue Kräfte und Begabungen, die bis dahin noch nicht sichtbar geworden waren.

3.2 Die Lebenszufriedenheit

Dennoch sind unfreiwillige Väter mit ihrem Leben deutlich unzufriedener als andere Väter und als die Durchschnittsbevölkerung. Dies wurde anhand des an ca. 2000 Personen in den alten Bundesländern normierten Fragebogens „Fragen zur Lebenszufriedenheit" (FLZ) überprüft (Henrich & Herschbach, 1995). Eltern mit einem Wunschkind sind bei einem mittleren Gesamtwert von 59 Punkten fast ebenso zufrieden wie die westdeutsche Durchschnittsbevölkerung mit 63 Punkten, während der mittlere Gesamtwert der Konfliktgruppe mit 42 Punkten signifikant darunter liegt. Die größten Unterschiede ergaben sich bei „Einkommen / finanzielle Sicherheit", und „Partnerschaft / Sexualität". In beiden Fällen war die Zufriedenheit der Eltern mit Wunschkind signifikant größer. Die Probleme, die im Wesentlichen den Schwangerschaftskonflikt ausgelöst hatten, bestanden also weiter. Außerdem waren die unfreiwilligen Väter mit dem Bereich „Familienleben/Kinder" unzufriedener als andere Väter und die Durchschnittsbevölkerung.

Tabelle 2: Die Lebenszufriedenheit der Väter (Mittelwerte)

	Wunschkind (N = 14)	Konflikt (N = 35)	Norm BRD-West (N = 1945)
Freunde, Bekannte	5,5	5,1	7,5
Freizeit, Hobbys	2,7	2,4	6,5
Gesundheit	10,0	9,4	8,6
Einkommen, finanzielle Sicherheit	6,4	**2,4	6,6
Beruf/ Arbeit	5,6	4,5	6,4
Wohnsituation	7,1	5,3	8,7
Familie/ Kinder	11,1	*6,6	10,1
Partnerschaft/ Sexualität	10,4	*5,1	8,4
Summenwert	59,0	*41,5	62,8

Signifikanzniveau * < .05, ** < .01

3.3 Die Entwicklung der Partnerschaft

Bei der vorangegangenen Befragung während des Schwangerschaftskonflikts hatte es sich – wie schon bei früheren Studien – gezeigt, dass es in der Regel bei instabilen oder nicht existenten Partnerschaften zu ungewollten Schwangerschaften kommt und nicht bei stabilen Beziehungen. Dabei spielt sowohl die Ambivalenz gegenüber der Beziehung eine Rolle, wie auch die Unfähigkeit sich außerhalb einer funktionierenden Beziehung über Kinderwunsch und Verhütung zu verständigen (Diese Ergebnisse sind im einzelnen in den Publikationen zu dieser Studie nachzulesen.). Teilergebnis der hier vorgestellten Studie war, dass es bei langjährigen Beziehungen mit einem bindungsunwilligen, narzisstisch agierenden männlichen Partner häufiger zu

Abtreibungen gekommen war, als bei Schwangerschaften nach kurzem, noch unverbindlichen Kontakt und in Trennungsphasen. Bei den Paaren, über die im Folgenden berichtet wird, handelt es sich also überwiegend um Paare, die sich bei Eintritt der Schwangerschaft noch kaum kannten und um Paare, deren Beziehung bereits gescheitert war. Bei den befragten verheirateten Paaren (43% der Stichprobe bei Eintritt der Schwangerschaft) waren die Konstellationen unterschiedlich. Die Fallzahl erlaubt keine relevanten Aussagen über die Partnerschaftsdynamik dieser Paare.

Während sich die meisten Eltern der Kontrollgruppe zwei Jahre nach der Geburt des Kindes in ihrer Beziehung „im Großen und Ganzen" glücklich fühlten (79%), traf dies nur auf halb so viele Paare der Konfliktgruppe zu (40%). Ebenso viele fühlten sich in der Beziehung unglücklich (38%), und der Rest (21%) hatte große Gefühlsschwankungen erlebt. Dementsprechend spürte nur die Hälfte der unfreiwilligen Väter Zuneigung für die Mutter ihres Kindes, ein Viertel war ihr gegenüber negativ eingestellt. Umgekehrt war es nicht besser: Nur 42% der Mütter verspürten noch Zuneigung für den Vater ihres Kindes, 35% von ihnen hatten ihm gegenüber negative Gefühle. Der Rest war jeweils ambivalent.

Die Beziehungen hatten sich in den meisten Fällen seit der Geburt des Kindes erheblich geändert, aber je nach Ausgangslage in unterschiedlicher Richtung: Die Väter der Kontrollgruppe sahen häufiger eine positive Entwicklung (50%) als eine negative (14%), die Männer der Konfliktgruppe hingegen häufiger eine Verschlechterung (52%) als eine Verbesserung (33%). Bei 36% der Kontrollgruppe und 16% der Konfliktgruppe blieb die Beziehung gleich.

Es gibt mehrere Gründe für Spannungen, Streitigkeiten und Krisen. Sie entzündeten sich vor allem daran, dass Väter aus Sicht der Mütter einen ungenügenden Beitrag zur Betreuung des Kindes leisteten. Den Männern kostete ihr Beitrag zur Versorgung des Kindes jedoch oft Überwindung genug, und sie erwarteten, dass dies anerkannt würde – so wenig es gemessen an den Pflichten der Frau auch war. Gerade die Männer, die sich nur aus Pflichtgefühl ihrer Vaterrolle annahmen, litten darunter, dass ihre Leistungen immer als ungenügend galten, während ihre Bedürfnisse missachtet wurden.

Dabei fiel es einigen schwer, sich mit einer Frau arrangieren zu müssen, die nicht ihre Traumfrau war, und sie mochten sich nicht mit deren Fehlern und weniger angenehmen Seiten abfinden. Deshalb ließen sie sich nicht wirklich auf diese Beziehung ein und dachten immer an einen Absprung. Sexuelle Beziehungen waren bei den Paaren der Konfliktgruppe ohnehin eher die Ausnahme. Viele Männer wünschten sich insgeheim eine andere Partnerin, hatten aber alle Energien so sehr auf die Bewältigung der aktuellen Situation gerichtet, dass keine Kraft für eine Änderung der Verhältnisse blieb. Ein Wechsel der Partnerin würde aus ihrer Sicht nur zusätzliche Probleme schaffen, die sich nicht einmal voraussehen ließen. Deshalb verharrten sie lieber in der vertrauten Situation, auch um die Nähe zu ihrem Kind nicht aufs Spiel zu setzen. Dabei vertraute aber nur die Hälfte von ihnen darauf, dass die Beziehung halten würde (in der Kontrollgruppe waren es 93%). Zum Teil hatten sie bereits sexuelle Kontakte zu einer anderen Frau und versuchten nur noch dem Kind zuliebe eine Verständigung mit dessen Mutter, was aber oft an der Eifersucht beider Frauen scheiterte.

Die Unverbindlichkeit der Väter wurde von den Müttern schlecht ertragen und entwertete für sie jeden Beitrag des Mannes, weil keine zuverlässige Teilung der Verantwortung möglich war. Die Frauen beargwöhnten die Fluchtwege, die sich der Partner offen hielt, und versuchten oft übersensibel, sich seiner Loyalität zu versichern oder Zeichen von Treulosigkeit zu finden. Die Anspannung, unter der Frauen in einer solchen Situation standen, war den Partnern nicht nachvollziehbar, und sie nahmen wenig Rücksicht darauf. Dadurch entstand oft eine Reizbarkeit bei den Frauen, die sie nicht verstanden und als „unsinnige Feindseligkeit" auslegten. Je schwerer es ihnen fiel, die Enttäuschung oder gar Verbitterung der Partnerin auszuhalten, desto mehr versuchten sie, dem Kontakt auszuweichen. So entstand dann ein Teufelskreis, an dessen Ende die Frau beim Partner nur noch negative Gefühle weckte, er seinen Beitrag für das Kind noch mehr reduzierte, was dann wiederum die Vorwurfshaltung der Mutter verstärkte.

Häufig entwickelte sich die Beziehung diskontinuierlich; Streitigkeiten, Trennungen und Versöhnungen prägten vor und nach der Geburt des Kindes die Beziehung der Eltern. Wenn die harmonischen Phasen im Vergleich zu den spannungsreichen Zeiten immer kürzer wurden, fehlten dann die Phasen der Regeneration, in denen sich die Beteiligten erholen und neuen Mut schöpfen konnten. Es kam nicht mehr zu einer wirklichen Versöhnung, sondern nur zu einer Ermattung. Die Schmerzen, die man sich gegenseitig zugefügt hatte, wurden weder bedauert noch verziehen. Auch Paare, die ernsthaft versuchten, miteinander eine Familie zu gründen, erkannten oft, dass ihre Verständigungsmöglichkeiten nicht ausreichen, die anstehenden Beziehungsprobleme zu lösen.

3.4 Der Einfluss des Kindes auf die Beziehung

Wie sich die Existenz des Kindes auf die Partnerschaft auswirkt, hängt in hohem Maße vom Zustand der Beziehung vor der Geburt des Kindes ab. Während die Männer der Kontrollgruppe zu 100% berichteten, dass ihre Beziehung durch das Kind gefestigt worden sei, betrachteten die unfreiwilligen Väter den Einfluss des Kindes auf die Beziehung zwiespältig. Nur die Hälfte von ihnen nahm einen positiven Effekt des Kindes wahr. Ein Viertel machte widersprüchliche Erfahrungen, ein Fünftel erlebte das Kind als Belastung für die Partnerschaft. Offensichtlich kann eine stabile und ausgeglichene Partnerschaft von einem Kind profitieren, eine brüchige Beziehung jedoch nicht durch ein Kind gerettet werden. Es kam nicht vor, dass angesichts des Kindes plötzlich Liebe zueinander erwachte. Wenn sich die Beziehung seit der Geburt verbessert hatte, lag dies an der Bereitschaft, Schwierigkeiten als Herausforderung anzunehmen, und bei Enttäuschungen nicht gleich das Handtuch zu werfen, d.h. zu resignieren oder die Flucht zu ergreifen. Die Paare kamen zu dem Schluss, dass sie sich irgendwie verständigen mussten; denn sie konnten angesichts der gemeinsamen Verantwortung für das Kind nicht mehr sagen: „Wenn's halt nichts wird, dann wird's nichts". In manchen Fällen entstand dann trotz zahlreicher Unstimmigkeiten im Laufe der Zeit Verbundenheit, weil die gemeinsame Bewältigung der Probleme die Beziehung vertieft hatte.

Ein Arrangement im Interesse des Kindes war ohne wirkliche Verständigung aber für beide Seiten unbefriedigend. Selbst eine Eheschließung lässt sich unter dieser Voraussetzungen noch nicht als Happy End betrachten. Für einzelne Väter war auch diese nur eine befristete Angelegenheit zugunsten des Kindes. In zwei Fällen trennten sich die Eltern kurz nach der Hochzeit wieder. Beide Male war die Heirat nicht nur ein Versuch gewesen, eine bereits brüchige Beziehung zu sanieren, sondern sie sollte ebenso die Vater-Kind-Beziehung auf eine gesetzliche Grundlage stellen, damit im Fall einer Trennung sein Anspruch auf den Kontakt mit dem Kind gesichert war. Die meisten Väter gingen aber davon aus, dass ohne Einwilligung der Mutter ohnehin kein wirklicher Kontakt mit dem Kind möglich ist. Akzeptiert sie ihn nicht als Vater, hat er kaum eine Chance, das Vertrauen seines Kindes zu gewinnen. Dem liegt aber nicht, wie diese Männer meinen, weibliche Willkür zugrunde, sondern ein begründeter Zweifel an der Ernsthaftigkeit des väterlichen Engagements, schließlich hatte der Mann zunächst eine Abtreibung verlangt. Viele Mütter warteten vergeblich darauf, dass er sein Bedauern über die damalige Einstellung ausspricht. Der „Kündigung des Vaters" – wie eine Frau sich ausdrückte – gingen stets so viel Versäumnisse und Verletzungen voraus, dass die Mütter erst einmal die Beziehung klären wollten, bevor sie einem solchen Vater ihr Kind anvertrauen mochten. Sie suchten in solchen Situationen nach einem Hinweis, ob sie und das Kind nun sicher auf den Vater zählen können oder nicht.

Wenn Männer ihr Kind als Belastung für die Partnerschaft erlebten, dann lag dies vor allem daran, dass sie sich emotional zurückgesetzt fühlten und darunter litten, bei der Vergabe weiblicher Gefühle „zu kurz zu kommen". Die stets Aufmerksamkeit heischende Präsenz des Babys vereitelte aus ihrer Sicht jeden Versuch, in Ruhe aufeinander einzugehen oder gar eine erotische Atmosphäre aufkommen zu lassen. Sehr oft hatte sich ihnen ihre Partnerin seit der Geburt des Babys sexuell entzogen. Dies wurde als Verletzung des Selbstwertgefühls empfunden, und Folge war ein innerlicher Rückzug anstelle einer Triangulierung. Sie konnten sich weder mit dem fürsorglichen Verhalten ihrer Partnerin identifizieren, noch selbst das Baby als Quelle der Freude und Befriedigung erleben. Im ersten Jahr nach der Geburt reagierten viele Männer mehr oder minder depressiv, weil sie erlebten, wie alle Liebe auf das Kind überging, sie selbst aber – aus ihrer Sicht – immerzu geben sollten. Erst wenn das Kind so weit entwickelt war, dass es sich selbst dem Vater zuwenden konnte, stabilisierte sich der Zustand dieser Väter wieder. Aber entweder rivalisierten sie dann mit den Müttern um die Zuneigung des Kindes oder weiterhin mit dem Kind um die Gunst der Mutter.

Im Grunde ließen sich die Spannungen zwischen den Eltern nicht auf die Existenz des Kindes zurückführen; die Wurzeln der Probleme lagen meistens in der Zeit vor der Schwangerschaft: in ambivalenten Gefühlen, unvereinbaren Lebenskonzepten oder fehlendem Bindungswillen. Am Kind entzündeten sich die Konflikte allenfalls.

3.5 Die Annahme der Vaterrolle

Viele Männer berichteten, dass ihr Kind für sie nur eine ziemlich vage Idee gewesen sei, bis sie es nach seiner Geburt mit ihren Sinnen erleben konnten. Nun begegnete ihnen plötzlich ein „wundersames und erstaunliches Wesen", das Gefühle und Kräfte mobilisierte. Bei den meisten Männern entstanden im konkreten Umgang mit dem Kind sofort väterliche Gefühle, vor allem dann, wenn sie sich von Anfang an auch um die alltäglichen Belange des Kindes kümmerten.

Dabei machten sich die unfreiwilligen Väter mehr Gedanken über die Vaterrolle als Männer mit einem Wunschkind. Je nach Partnerschaftssituation verhielten sie sich aber sehr uneinheitlich. Lebten sie mit Mutter und Kind zusammen, so widmeten sie sich ihren Kindern bewusster und intensiver als die Väter eines Wunschkindes. Sie verbrachten signifikant mehr Zeit mit ihnen. Ein Befund, der mit den Ergebnissen anderer Untersuchungen übereinstimmt, nach denen Väter in nicht-ehelichen Lebensgemeinschaften mehr Pflegetätigkeiten übernehmen als in traditionellen Familien (Balloff, 1991). Fast die Hälfte der unfreiwilligen Väter war bereit, mit dem Kind mehr als drei Stunden am Tag zu verbringen. Ein Fünftel von ihnen betreute das Kind mindestens am Wochenende ganztags, ein Viertel halbtags. Zum Teil lässt sich dieser Beitrag zur Betreuung des Kindes darauf zurückführen, dass diese Männer beruflich weniger etabliert waren (z. B. noch in Ausbildung oder ohne festen Arbeitsplatz) und deshalb mehr Zeit für die Beschäftigung mit dem Kind hatten. Es gab auch Väter, die ihre Karriere zurückstellten oder sogar zeitweilig auf den Beruf verzichteten, um mehr Zeit mit dem Kind verbringen zu können oder um der Partnerin den Ausbildungsabschluss oder die Ausübung ihres Berufes zu ermöglichen.

Männer, die eigentlich kein Kind wollten, fühlten sich jedoch oft unbehaglich, irritiert oder „in der falschen Rolle", wenn sie das Kind zum ersten Mal im Arm hatten. Einige waren erleichtert, wenn sie es der Mutter zurückgeben konnten und sie entledigten sich damit zum Teil auch ihrer Verantwortung. Etwa ein Viertel der Männer mit vorausgegangenem Schwangerschaftskonflikt sah ihr Kind nur unregelmäßig und zwei hatten es noch gar nicht gesehen. Vätern gewährt die Gesellschaft im Unterschied zu Müttern eine gewisse Freiwilligkeit, sich ihres Kindes anzunehmen oder mit einer Unterhaltsleistung freizukaufen. Dies beruht auf einem kulturellen Konsensus, dass nur die gegenseitige Zuneigung die Basis einer Beziehung sein sollte, nicht eine gemeinsame Verpflichtung. Aber schon Jean-Jacques Rousseau (1762), der dieses Postulat als erster aufgestellt hatte, dachte darüber nach, dass die Gefühle der Liebespaare nicht so lange halten, wie es die Belange eines Kindes erfordern. Die Lösung dieses Dilemmas wird heute im allgemeinen darin gesehen, dass ein Kind zur Mutter gehört und der Vater notfalls als entbehrlich gilt. Dabei gibt es keine verbindlichen Modelle, die vorgeben, wie sich der Kontakt zwischen Vater und Kind am besten regeln lässt, wenn sich die Eltern getrennt haben oder nie eine Beziehung miteinander hatten.

Mütter, die nicht mit dem Vater ihres Kindes zusammenlebten, ertrugen es schwer, dass er unbeschwert „zu Besuch" kommt, um „Vaterglück zu schnuppern", während sie alle Lasten alleine tragen mussten und dafür nicht einmal seine Anerkennung fanden. Diese Väter wollten ihren Kindern etwas Nicht-Alltägliches bieten und hielten sich für besondere Aktivitäten zuständig wie für den Sonntagsausflug, den Zoobesuch oder das Kasperltheater, kümmerten sich aber kaum um die alltäglichen Belange wie Aufräumen, Füttern, Waschen und Anziehen.

Darin unterschieden sie sich aber kaum von anderen Vätern. Die Hälfte der Frauen – auch in der Kontrollgruppe – beanstandete, dass sich die Väter stets – und je weniger Zeit sie sich für das Kind nahmen, desto auffälliger – „die Rosinen heraussuchten", d.h. die lustvolleren Seiten der Betreuung. Viele Männer verstehen nicht, dass ein Kind nur einfach ihre Präsenz braucht, nicht Entertainment und Sensationen, und dass die Mütter nichts anderes wünschen, als bei den täglichen, ermüdenden Routinearbeiten für das Kind abgelöst zu werden.

Es lässt sich fragen, warum Väter das Bedürfnis haben, so „glamourös" zu erscheinen. Vermutet wurde, dass sie – die Besuchsväter ebenso wie die wenig anwesenden Väter in intakten Familien – damit Schuldgefühle kompensieren wollen. Um ihre Mängel im Alltag auszugleichen, verfallen sie „der Strategie, dann wenigstens als großer Abenteurer und aufregender Kerl dastehen zu wollen" (Bernard & Schlaffer, 1992). Vielleicht wollen diese Männer aber auch nur ganz einfach ihre eigenen Kindheitsträume ausleben; denn bei einem Kinderwunsch spielt heute, wo ein Kind zur Alterssicherung irrelevant geworden ist, die Aussicht eine große Rolle, im Umgang mit dem Kind die eigene Ursprünglichkeit wiederfinden zu können. Bei der Befragung während der Schwangerschaft wurde bei vielen Männern die Sehnsucht deutlich, im Spiel mit dem Kind selbst wieder aufzuleben und identifikatorisch die „Wildheit" des Kindes zu genießen, die ihnen selbst verwehrt ist.

Neben den eigenen Phantasien bestimmen vor allen die Gefühle für die Mutter des Kindes die Ausgestaltung der Vaterrolle, weniger die Bedürfnisse des Kindes. War die Partnerschaft belastend oder gescheitert, dann warf die Abneigung gegenüber der Mutter ihren Schatten oft auch auf das Kind. Männer, die ihr Kind nur selten sahen, konnten es sich nicht unabhängig von der Mutter vorstellen und zeigten kaum Interesse, es wirklich kennen zu lernen. Insbesondere die Männer, die sich schon während der Schwangerschaft in einer Falle wähnten, weil sie davon ausgingen, dass das Kind für die Bindungswünsche seiner Mutter instrumentalisiert würde, erlebten das Kind nach seiner Geburt als eine Art Faustpfand: Wenn sie es erst einmal lieb gewinnen, so wären sie jederzeit mit der Drohung eines Kontaktentzugs erpressbar.

Es gibt bei den getrennt lebenden Paaren aber auch Väter, die ihr Kind am liebsten allein aufziehen möchten. Diese Männer hatten schon lange einen Kinderwunsch verspürt und nur nicht die Frau gefunden, mit der sie zusammenleben wollten. Während des Schwangerschaftskonflikts hatten sie dafür plädiert, das Kind auszutragen, obwohl die Partnerschaft brüchig oder kaum existent war und die Partnerin deshalb abtreiben lassen wollte. In gewisser Weise war für sie die Frau nicht viel mehr als ein Mittel, Vater zu werden – entsprechend hatte ein Mann, dessen Kind einem one-night-stand mit einer Unbekannten zu verdanken ist, diese – sich versprechend – „Leihmutter" genannt. Manche Männer drückten ihr Bedauern darüber aus, nicht selbst ein Kind zur Welt bringen zu können und daher immer von der Mutter ihres Kindes abhängig zu sein. Für sie stellte die Mutter das einzige Hindernis auf ihrem Weg zum Vaterglück dar. Sie wären froh, wenn sie ihr Kind sehen könnten, ohne sich mit ihr auseinandersetzen zu müssen.

3.6 Psychologische Belastungen

Leider sind über die befragten Väter keine persönlichkeitsdiagnostischen Aussagen möglich. Angesichts der enormen Schwierigkeiten, sie überhaupt für ein Interview zu gewinnen, war es für sie nicht zumutbar, ein Persönlichkeitsinventar auszufüllen. Es ist auch nicht zulässig, allein aus dem Verhalten angesichts einer ungewollten Schwangerschaft Schlussfolgerungen auf die Persönlichkeit zu ziehen, war doch ein Teil der Männer grundsätzlich bereit, eine Familie zu gründen, nur nicht mit dieser Partnerin und in dieser Situation. Die Frage war, wie unterschiedliche Männer mit einer solch schwierigen Situation wie einer unfreiwilligen Vaterschaft umgehen.

Väter, die ganz oder zum großen Teil die Versorgung ihres Kindes übernommen hatten, fühlten sich ähnlich belastet und ausgegrenzt wie Mütter in der gleichen Situation. Sie erlebten zum Teil, dass das ständige Zusammensein mit dem Kind zu einer permanenten Müdigkeit bis an die Grenze der Apathie führte. Niemand erlebte Unterstützung von der sozialen Umwelt. Insgesamt traten bei den Vätern, die eigentlich kein Kind gewollt hatten, signifikant häufiger als bei anderen Vätern Überforderungssymptome auf, die sich in Reizbarkeit, Nervosität und Depressionen äußerten.

Tabelle 3: Überforderungssymptome bei Vätern

	Wunschkind % (N = 14)	**Konflikt** % (N = 47)
Häufige Erschöpfung	0	26
Reizbarkeit	29	38
Depressionen	15	38

Die Väter litten dabei weniger unter den Anforderungen, die das Kind stellte, als an den Partnerschaftsproblemen, der gesellschaftlichen Isolation und Benachteiligung. Väter, die sich viel um ihre Kinder kümmerten, verloren mehr oder weniger den Kontakt zu ihren früheren Freunden, und sie litten unter dem Verlust an sozialem Ansehen – ganz im Gegenteil zu den Männern, die sich primär als Versorger definierten und viel weniger Zeit dem Kind widmeten: Diese sahen sich durch die Vaterrolle sogar aufgewertet, weil sie nun als seriöser galten, mehr Verantwortung übertragen bekamen und besser integriert wurden. Bei ihnen trugen die Kinder dementsprechend auch viel mehr zur Stärkung des Selbstbewusstseins bei als bei den unfreiwilligen Vätern. 86% der Männer der Kontrollgruppe, aber nur die Hälfte der unfreiwilligen Väter fühlte sich durch das Kind aufgewertet (vgl. Abbildung 1).

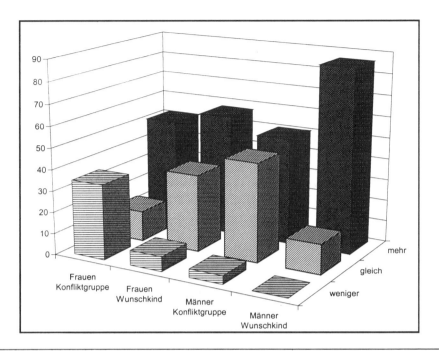

Abb. 1: Die Veränderung des Selbstbewusstseins

3.7 Die Einstellung zum Kind

Der vorausgegangene Schwangerschaftskonflikt hinterließ in der Einstellung zum Kind keine erkennbaren Spuren, wenn die Eltern mit dem Kind zusammenlebten. Zwischen den Eltern mit Wunschkind und denen mit einem Schwangerschaftskonflikt ließ sich weder im Interview, noch im Fragebogen, noch in der direkten Beobachtung irgendein Unterschied im Umgang mit dem Kind oder in dessen Wohlbefinden feststellen. Den Kindern wurden in beiden Fällen vor allem positive Merkmale zugeschrieben wie (in der Reihenfolge der Häufigkeiten) vergnügt, munter, aufgeschlossen, liebevoll, mitteilsam, anschmiegsam, brav und wild. Negative Erscheinungen wie Ängstlichkeit oder Weinerlichkeit wurden als untypische Ausnahmen wahrgenommen.

Anhand von Selbstbeurteilungsbögen ließen sich Verhalten und Einstellung gegenüber dem Kind in der Konflikt- und der Kontrollgruppe vergleichen. Im Folgenden werden die Aussagen wiedergegeben, bei denen sich signifikante Unterschiede zeigten.

Die unfreiwilligen Väter stimmten häufiger folgenden Aussagen zu:

- Ich würde meinem Kind gern bessere Lebensbedingungen bieten.**
- Mein Kind verdient einen besseren Vater als mich.*
- Seit der Geburt des Kindes muss ich auf vieles verzichten.*

- Niemand hat einen so lieb wie das eigene Kind.*
- Der Bewegungsdrang des Kindes in der Wohnung ist störend.**
- Ich könnte mein Kind auch allein aufziehen.*** (Von den Vätern mit Wunschkind dachte dies kein einziger.)
- Meine Partnerin kommt wegen des Kindes zu kurz.*
- Ohne Kind ist das Leben leichter.**

Seltener stimmten sie folgenden Aussagen zu:

- Über die Erziehung mache ich mir Gedanken.***
- Wenn das Kind schreit, bin ich ratlos.**
- Ein Leben ohne Kind fände ich jetzt langweilig.**
- Ich nehme das Kind in den Urlaub mit.***
- Ich würde mein Kind um keinen Preis wieder hergeben.*

Signifikanzniveau: * < .05, **< .01, ***< .001

Auffallend ist bei den unfreiwilligen Vätern die große Bereitschaft (40%), das Kind eventuell auch alleine großzuziehen bei einer gleichzeitigen Abneigung gegenüber Erziehungsprinzipien. Kaum einer fühlte sich berufen, seinem Kind Normen und Disziplin zu vermitteln. Es erschien attraktiver, ein lustbetonter, permissiver Vater zu sein. Sie hatten auch größere Hemmungen als Väter von Wunschkindern, zu ihrem Kind einmal „Nein" zu sagen, so als müssten sie sich selbst ständig ihrer unzerstörbaren Liebe zu diesem Kind versichern und die anfängliche Ablehnung wieder gutmachen. In der Beobachtungssituation brillierten manche geradezu als Vater; sie waren verständnisvoll, zärtlich, geduldig und einfallsreich. Der Wunsch, vom Kind geliebt zu werden, war stärker ausgeprägt als ein Machtbedürfnis. „Niemand hat einen so lieb wie das eigene Kind" sagten 29% von ihnen. Dem Satz „Ein Leben ohne Kind fände ich jetzt langweilig" stimmten sie zwar seltener zu als Wunschkind-Väter, aber es waren immer noch über die Hälfte.

3.8 Die Qualität väterlicher Fürsorge

Um den Beitrag der Männer zur Betreuung ihrer Kinder möglichst komplex zu erfassen, wurde die Dimension „Qualität der väterlichen Fürsorge" (QVF) gebildet. Verschiedene Aussagen zu diesem Thema wurden einer Itemanalyse unterzogen. Es ergaben sich dabei 8 Aussagen mit ausreichender interner Konsistenz ($\alpha=0{,}67$); der innere Zusammenhang wurde deutlich, ohne dass die Messinhalte identisch sind. Es handelte sich um

- drei Aussagen der Partnerin: „Der Vater kümmert sich genügend um das Kind.", „Ich bin damit einverstanden, wie er mit dem Kind umgeht," und „Ich habe nicht den Eindruck, dass er sich bei der Betreuung des Kindes die Rosinen heraussucht."

- drei Selbstbeschreibungen: „Ich habe den Eindruck, dass mich meine Partnerin im Großen und Ganzen als Vater o.k. findet", „Ich fühle mich den Aufgaben gewachsen, die durch das Kind auf mich zugekommen sind" und „Ich fühle mich in der Vaterrolle wohl."
- und zwei Feststellungen aus dem Familiengespräch: „Wenn das Kind schreit, kümmern sich beide Eltern gleichermaßen um es" und „Der Vater hat einen genauso guten Draht zum Kind wie die Mutter."

Zwischen den Punktwerten bei dieser Dimension und verschiedenen Aussagen der Männer über das Zusammenleben und die Beziehungsqualität wurden die Korrelationen berechnet. Dabei zeigte sich ein signifikanter Zusammenhang zwischen der „Qualität väterlicher Fürsorge" (QVF) und folgenden Äußerungen:

- Unsere Gefühle füreinander sind zur Zeit positiv.***
- Ich kann sagen, dass ich im Großen und Ganzen in dieser Beziehung glücklich bin.***
- Die Partnerschaft hat sich seit der Geburt des Kindes eher verbessert.**
- Die Zukunftsaussichten unserer Beziehung beurteile ich eher positiv.***
- Die Beziehung wird auf Dauer durch das Kind eher gefestigt.**
- Die Beziehung ist mir so wichtig, dass ich in entscheidenden Fragen Kompromisse eingehe.***
- Ich bin mit der Verteilung der Aufgaben bei der Versorgung des Kindes zufrieden.*
- Meine Lebensweise hat sich durch das Kind sehr geändert.**
- Finanzielle Einschränkungen sind seit der Geburt des letzten Kindes nicht notwendig.**

Signifikanzniveau: * < .05, ** < .01, *** < .001

Wie gut sich ein Mann um sein Kind kümmert, hängt also vor allem davon ab, wie glücklich er sich in seiner Beziehung zur Mutter des Kindes fühlt. Um diesen Befund zur erhärten, wurde zusätzlich der statistische Zusammenhang zwischen der „Qualität väterlicher Fürsorge" und den Ergebnissen des Fragebogens zur Lebenszufriedenheit (FLZ) berechnet. Signifikante Zusammenhänge zeigten sich hier mit der „generellen Zufriedenheit"*, der Zufriedenheit mit „Partnerschaft und Sexualität"*, und mit „Familienleben, Kindern"***. Es wurde also bestätigt, dass Männer, die mit Partnerschaft und Familie zufriedenen sind, bessere väterliche Qualitäten offenbaren.

Kein Zusammenhang besteht allerdings zwischen der „Qualität väterlicher Fürsorge" und zwei Befunden der vorausgegangenen Studie über den Schwangerschaftskonflikt: der „Verständigung über den Kinderwunsch" vor Eintritt der Schwangerschaft und der „ersten Reaktion" auf die Information über die Schwangerschaft. Ein rein theoretischer Kinderwunsch und die Freude bzw. das Entsetzen über die Schwangerschaft beeinflussten demnach nicht das spätere tatsächliche Engagement als Vater.

4. Diskussion und Empfehlungen

Bisher gibt es keine Studien, deren Ergebnisse zum Vergleich herangezogen werden könnten. Frühere Publikationen über den Einfluss des Kindes auf die Partnerschaft (Cowan & Cowan, 1988; Engfer, Gavranidou & Heinig, 1988; Nickel, 1993; Petzold, 1990) enthalten keine Aussagen über den Zustand der Beziehung bei Eintritt der Partnerschaft, es scheint sich überdies ausschließlich um eheliche Beziehungen zu handeln. Die nicht belegte Prämisse scheint zu sein, dass es bis zur Geburt des Kindes eine gute Beziehung war. Die Frage, ob das Kind gewollt war und welche objektiven Belastungen es geschaffen hat, wird ebenso wenig behandelt. Untersuchungen, die den Schwangerschaftskonflikt ins Zentrum der Aufmerksamkeit stellen, vernachlässigen mehr oder weniger die Väter, zumindest, wenn auch die Entwicklung nach dem Ende der Schwangerschaft beschrieben wird.

Diese Studie ist Teil der Langzeitstudie, bei der bis jetzt zu zwei Zeitpunkten Daten erhoben wurden. Sie erhebt nicht den Anspruch, mehr als explorativ zu sein; bei der Komplexität der Zusammenhänge ging es erstmals darum, alle Faktoren zu beleuchten, die Einfluss darauf haben, was geschieht, wenn auf eine zunächst erwogene Abtreibung verzichtet wird: Mit welchen Problemen werden die Eltern in einem solchen Fall konfrontiert und wie ergeht es bei unterschiedlichen Konstellationen dem Kind. Eine theoretische Zuordnung der Daten erscheint verfrüht, solange diese nicht durch weitere Forschung ergänzt und besser gesichert sind. Aufgrund dieser Ergebnisse lassen sich gezielter Hypothesen formulieren und Forschungsstrategien entwickeln.

Vorrangiges Ziel dieser Untersuchung war es allerdings, Grundlagen für eine unmittelbare Unterstützung von Paaren mit einem Kind nach einer ungewollten Schwangerschaft zu schaffen. Es hatte sich gezeigt, dass ein Teil dieser Paare jenseits finanzieller Hilfen auch Unterstützung im psychosozialen Bereich brauchte: durch Beratung, Mediation, Kommunikationstraining oder Psychotherapie. Damit war eine praktische Umsetzbarkeit der Ergebnisse von Anfang an geplant.

Für den Auftraggeber der Studie, das Bayerische Sozialministerium, wurden entsprechende Empfehlungen ausgearbeitet. Diese bezogen sich einerseits auf politische Aspekte wie die Schaffung elterngerechter Arbeitsplätze und die gesellschaftliche Anerkennung von Ein-Elternfamilien, andererseits auf die konkrete Arbeit in den Konfliktberatungsstellen: Voraussetzung für ein konstruktives Umgehen mit der ungewollten Elternrolle ist es, Schuldgefühle und Schuldzuweisungen abzubauen, und die Leistung als Eltern in den Vordergrund zu stellen. Es wäre sinnvoll, direkt in den Beratungsstellen ein Kommunikationstraining anzubieten, dass den Paaren hilft, die wiederkehrenden Probleme miteinander zu lösen und sich angst- und aggressionsfreier miteinander zu verständigen. In Einzelfällen wäre eine Familientherapie hilfreich und ökonomisch. Viele Paare, vor allem aber Männer, scheuen diesen Weg, weil er für sie das Eingeständnis persönlicher Inkompetenz, wenn nicht Behandlungsbedürftigkeit bedeuten würde. Es wäre deshalb sinnvoll, auch indirekt über die Medien Orientierungshilfen zu geben.

Unmittelbares Ergebnis der Studie war ein Modellversuch, bei dem eine Auswahl von Schwangerschaftskonfliktberaterinnen in Bayern nach systemischen und lerntheoretischen Gesichtspunkten in der Paarberatung geschult wurden (Roeder, 1999).

Über ein weitergehendes Trainingsprogramm zur Verbesserungen der Kommunikation von Eltern mit einer schwierigen oder gescheiterten Partnerschaft wird verhandelt.

III. Fertilität und Infertilität

Zum Zusammenhang von spermiologischen Parametern und psychosozialen Merkmalen bei Paaren mit Kinderwunsch

Susanne Goldschmidt, Kurt Seikowski, Elmar Brähler und Hans-Jürgen Glander

Zusammenfassung

Ausgehend von der Hypothese, dass die Zeugungsfähigkeit des Mannes mit psychosozialen Merkmalen im Zusammenhang steht, wurden im Rahmen einer andrologischen Sprechstunde bei 131 Paaren, deren Männer erstmals zur Untersuchung der Zeugungsfähigkeit erschienen, neben den spermiologischen Parametern auch Daten zur Lebenszufriedenheit, der Alltagsbelastung, der Partnerschaftsqualität und zu körperlichen Beschwerden erhoben. Die Zeugungsfähigkeit der Männer wurde auf der Basis eines Expertenurteils in drei Gruppen untergliedert: starke bis sehr stark eingeschränkte Zeugungsfähigkeit, eingeschränkte Zeugungsfähigkeit, keine Einschränkung der Zeugungsfähigkeit. Hinsichtlich der Variablen Lebenszufriedenheit und psychosomatischen Beschwerden zeigten sich auf varianzanalytischer Basis keine signifikanten Unterschiede zwischen den einzelnen Gruppen. Auf der partnerschaftlichen Ebene jedoch sahen sich die Frauen, deren Männer eine starke Einschränkung der Zeugungsfähigkeit hatten, deutlich dominanter als die Frauen in den anderen beiden Gruppen. Die Männer dieser Gruppe waren im Vergleich zu den anderen Gruppen auch wesentlich gefügiger. Am dominantesten beschrieben sich die Männer der Gruppe mit der uneingeschränkten Zeugungsfähigkeit. Darüber hinaus zeigten Männer, die ihre Partnerschaft als belasteter erlebten, bei den spermiologischen Parametern signifikant geringere Motilitätswerte. Diese Ergebnisse weisen darauf hin, dass die Zeugungsfähigkeit des Mannes in Zukunft mehr auf dem Hintergrund des Beziehungsaspektes zwischen Mann und Frau diskutiert werden sollte.

Summary

In context with the hypothesis, that male fertility is associated with psychosocial variables, we questioned 131 couples, who attended the Department of Andrology for infertility problems for the first time. We analysed the semen samples quality as well as the quality of life data, daily hassles, the quality of marital relationship and bodily complains. The patients were devided into three subgroups in dependence on the results of semen analysis: group 1: severe subfertility, group 2: moderate subfertility and group 3: no evidence for subfertility. Statistical analysis revealed no differences in quality of life and psychosomatic complains between the three groups. However, couples with severely male infertility were characterized by the following personality factors: women (spouses) found themselves significantly more dominant than the women of the other two groups. The self-image of their male partners was even more submissive in comparison to men of the other two groups. Men without impairment of their fertility described themselves in comparison to the men of the other groups as the most dominant. Further more the data show that men, who experienced more distress in their relationship, had significant lower motility rates in their sperm analysis. The conclusion is suggested that further discussion about male infertility should also include aspects of the marital quality of man and woman.

1. Problemstellung

Bisherige wissenschaftliche Studien, die sich mit dem Zusammenhang von spermiologischen und psychosozialen Merkmalen beschäftigten, können im wesentlichen nach drei Schwerpunkten untergliedert werden. Zum einen konzentrierten sich verschiedene Studien (siehe Tabelle 1) auf den Zusammenhang ausgewählter Persönlichkeitsmerkmale mit der Zeugungsfähigkeit des Mannes, wobei die Ergebnisse recht widersprüchlich waren und von den Autoren selbst sehr vorsichtig interpretiert wurden. Während es auf der psychologischen Ebene noch eher nachvollziehbar wäre, dass hypochondrische Männer schlechtere Werte in den spermiologischen Parametern Motilität und Morphologie aufweisen, bietet sich jedoch keine schlüssige Erklärung dafür an, dass dies bei sozial kompetenteren Personen ebenso ist.

Tabelle 1: Zusammenhänge von Persönlichkeitsmerkmalen und spermiologischen Parametern

---

1. Negative Korrelation zwischen sozialer Kompetenz, sozialer Anpassung, Realitätsbezogenheit und Motilität und Morphologie (Hellhammer, Hubert, Fleischem & Nieschlag, 1985; Hubert, Hellhammer & Fleischem, 1985)
2. Keine Zusammenhänge zwischen Depressivität und spermiologischen Parametern (Wright, Allard, Lecours & Sabourin, 1989)
3. Negative Korrelation zwischen Hypochondrie und Motilität sowie Morphologie (Seikowski, Glander, Schingnitz & Wagner, 1998)

Eindeutiger gestalteten sich Arbeiten, die sich mit kurzfristigen psychosozialen Belastungen und kritischen Lebensereignissen auseinander setzten (Tabelle 2). Während sich in den meisten Studien, die sich mit erheblichen kurzfristigen und dauerhaften Belastungen beschäftigen (Tod von Angehörigen, beruflicher und familiärer Stress etc.), Reduzierungen in unterschiedlichen spermiologischen Parametern zeigten, kam es in Phasen zeitweiliger erhöhter Anspannungssituationen (Prüfungsstress, kurzfristigen Alltagsbelastungen) sogar zu Verbesserungen der Spermaqualität.

Tabelle 2: Zusammenhänge zwischen kurzfristigen psychosozialen Stressoren und spermiologischen Parametern

---

1. Reduktion des Ejakulatvolumens sowie der Anzahl und der Motilität der Spermien nach Todesfällen in der Familie, Verlust der Arbeit etc.
   (z. B. Agostini, Patella, Primiero & Castagnino, 1979; McGrady, 1984)
2. Reduktion der Anzahl, der Motilität und Morphologie der Spermien bei familiärem und beruflichem Stress (Stauber, 1988)
3. Erhöhte Spermienanzahl bei Prüfungsstress (Poland, Giblin, Ager & Moghissi, 1986)
4. Bei Pathospermie ohne organisches Korrelat mehr kritische Lebensereignisse (Giblin, Poland, Moghissi, Ager & Olson, 1988; Greimel, Freidl & Pusch, 1992)
5. Widersprüchliche Befunde in prospektiven Einzelfalluntersuchungen: positive wie negative Korrelationen zwischen Befindlichkeits- und spermiologischen Parametern (Seikowski et al., 1998)
6. Infertilität als Stressor in Abhängigkeit von Copingstrategien (Pook, Tuschen-Caffier, Krause & Florin, 2001)

In den neunziger Jahren wurde die Perspektive ätiopathogenetischer Zusammenhänge zwischen der Zeugungsfähigkeit des Mannes mit psychosozialen Merkmalen um den psychosexuellen Aspekt erweitert (Tabelle 3).

Tabelle 3: Zusammenhänge zwischen psychosexuellen Problemen (Zeitpunkt der Spermienabgabe) und spermiologischen Parametern

1. Samentransportstörungen: Geschlechtsverkehr vs. Masturbation, Leistungsdruck, Phobien (Vogt, 1995)
2. Wissen zum Konzeptionsoptimum (Vogt, 1992; Pook, Krause & Röhrle, 1999a)
3. Keine vermehrten Partnerschaftsprobleme (Pook et al., in diesem Band)

Dabei wurden Defizite zum Wissen um das Konzeptionsoptimum deutlich. Am interessantesten erscheint jedoch der Vorschlag von Vogt (1995), bei der Bewertung spermiologischer Befunde mehr zwischen der Spermatogenese und den Samentransportstörungen (i. S. von funktionellen Störungen) zu unterscheiden. Möglicherweise wären widersprüchliche Befunde eher erklärbar, wenn man methodisch genauer trennen könnte, mit welchen Aspekten des spermiologischen Ergebnisses psychosoziale Belastungen in Beziehung zu setzen sind. Es fällt in diesem Zusammenhang jedoch auch auf, dass es kaum Studien gibt, die sich explizit mit der Situation des ungewollt kinderlosen Paares in Abhängigkeit von der Spermaqualität des Mannes beschäftigen. Lediglich die Untersuchung von Pook et al. (in diesem Band) berücksichtigt diesen Aspekt; es fanden sich jedoch keine vermehrt ausgeprägten Partnerschaftsprobleme.

Ausgehend von den bisher dargestellten Untersuchungen kann die derzeitige Forschungslage am ehesten mit einer Phase der Suche nach psychosozialen Merkmalen für den Bereich der Infertilität des Mannes beschrieben werden. In der nun folgenden Untersuchung, die innerhalb eines umfangreichen Forschungsprojektes (BMBF-Teilprojekt „Alltagsbelastung und Spermaqualität") entstand, soll nach weiteren Zusammenhängen von psychosozialen und spermiologischen Faktoren gesucht werden. Dabei konzentriert sich die Analyse auf psychologische Merkmale wie Lebenszufriedenheit, Alltagsbelastungen, psychosomatische Beschwerden sowie vor allem auf Dimensionen der partnerschaftlichen Beziehung bei ungewollt kinderlosen Paaren.

2. Methodik

2.1 Untersuchungsablauf

An der Untersuchung nahmen 152 Männer teil, die zur erstmaligen Überprüfung ihrer Fruchtbarkeit die andrologische Sprechstunde der Universität Leipzig aufsuchten. Die Befragung wurde im Zeitraum vom 1.4.1997 bis zum 22.4.1998 in den Räumen der andrologischen Abteilung der Universität Leipzig durchgeführt. Da fast alle Partnerinnen zur Begleitung ihrer Männer anwesend waren, konnten zu diesem Zeitpunkt auch die Frauen befragt werden. Das Paar wurde während der Wartezeit von einer Studienmitarbeiterin angesprochen, über die Studie aufgeklärt und um ihr Einverständnis an der Teilnahme gebeten. Das Paar füllte nach Zusage in einem separaten Raum verschiedene Fragebögen aus. Es wurde darauf geachtet, dass Männer und Frauen die Fragebögen unabhängig voneinander ausfüllten.

2.2 Fragebögen

Männer und Frauen erhielten jeweils die Fragebögen Nr.1-4 zum Ausfüllen. Die Fragebögen Nr. 5-8 wurden ausschließlich von den Männern ausgefüllt.

1. Soziodemographischer Fragebogen (Soziodat, nach USUMA, 1996)
2. Gießen-Test (GT, Brähler & Brähler, 1993)
3. Fragebogen zur Lebenszufriedenheit (FLZ, Fahrenberg, Myrtek, Schumacher & Brähler, 2000)
4. Partnerschaftsfragebogen (PFB, Hahlweg, 1996)

5. Fragebogen zur Alltagsbelastung (FzA, Goldschmidt, 1997)
6. Gießener-Beschwerdebogen (GBB, Brähler & Scheer, 1995)
7. Leipziger Stimmungsfragebogen (LSB, Hinz, Hessel & Brähler, 2001)
8. Fragebogen zur Beurteilung des eigenen Körpers (FBeK, Brähler, Strauß, Hessel & Schumacher, 2000)

Der *Soziodemographische Fragebogen* erfasst verschiedene relevante soziodemographische Angaben und gesundheitsbezogene Fragen. Die soziodemographischen Fragen wurden nach Vorlagen des Meinungsforschungsinstituts Usuma zusammengestellt. Bei einigen Fragen wurde darauf geachtet, dass die Antwortkategorien den Gegebenheiten der neuen Bundesländer entsprachen (z. B. bei Schulabschlüssen). Der *Gießen-Test zur Paardiagnostik* (vgl. Brähler & Brähler, 1993) kann zur Erfassung der Paardiagnostik eingesetzt werden. Er umfasst psychologische Persönlichkeitsvariablen, die sich fünf Skalen zuordnen lassen: Soziale Resonanz, Dominanz, Kontrolle, Stimmung sowie Durchlässigkeit. Mann und Frau schätzen sich zuerst selber bei 40 verschiedenen Items auf einer 7-stufigen Skala ein (Selbstbild). Anschließend schätzen sie den jeweils anderen Partner/in hinsichtlich derselben Items ein (Fremdbild). Der *Fragebogen zur Lebenszufriedenheit* erfasst wesentliche relevante Lebensaspekte aus 9 unterschiedlichen Bereichen: Gesundheit, Arbeit und Beruf, finanzielle Lage, Freizeit, Ehe- und Partnerschaft, eigene Person, Sexualität, soziales Netz, Wohnungssituation. Dabei können die Versuchspersonen den subjektiven Grad ihrer Zufriedenheit auf einer Skala von 1 bis 7 zu den Items einschätzen (1=sehr unzufrieden, 7=sehr zufrieden).

Der *Partnerschaftsfragebogen* von Hahlweg (1996) enthält 30 Items, die zu drei Skalen mit je zehn Items zusammengefasst werden. Diese entsprechen den Dimensionen: Streitverhalten, Zärtlichkeit sowie Gemeinsamkeit/Kooperation. Männer und Frauen können bei den einzelnen Items angeben, ob eine Verhaltensweise vom Partner in der letzten Zeit „nie", „selten", „oft" oder „sehr oft" gezeigt wurde. Der *Fragebogen zur*

Erfassung von Alltagsbelastungen wurde für das Projekt neu konzipiert, da bereits bestehende Fragebögen (wie z. B. von Kosarz & Traue, 1997) kinderwunschbezogene Belastungen nicht enthielten und die Antwortmöglichkeiten für die Befragten nicht optimal erschienen. Andere Fragebögen wie z. B. der Fragebogen zur Erfassung emotional relevanter Alltagsereignisse (ATE-36, von Schmidt-Atzert, 1989) erschien ebenfalls nicht geeignet, da er lediglich die Auftretenshäufigkeit von Ereignissen erfasst, aber nicht das Ausmaß der subjektiven Belastung. In den Fragebogen von Goldschmidt (1997) gingen nach einem Pre-Test folgende 12 Ereignisbereiche ein: Familie, Eltern, Verwandte, Arbeit/Beruf, Partnerschaft, Freunde/Bekannte, Gesundheit, Finanzen, Kinderwunsch, Umwelt/Verschiedenes, Eigene Person, Zeitdruck, Interpersonelle Variablen, Unspezifisch. Insgesamt enthält der Fragebogen 79 Items (je Bereich 6-8 Items), die sich z.T. an Items aus bestehenden Fragebögen orientierten oder neu formuliert wurden. Die Befragten konnten angeben, ob das Ereignis überhaupt in der vergangenen Woche aufgetreten war oder nicht. Im Falle eines Auftretens sollte weiterhin auf einer 4-stufigen Ratingskala angegeben werden, in welchem Ausmaß das Ereignis als Belastung erlebt wurde. Dazu bestand die Möglichkeit anzugeben, dass ein Ereignis zwar aufgetreten war, aber nicht als Belastung erlebt wurde. Durch die Erhebung des Auftretens des Ereignis sowie des Belastungsgrades sollte die individuelle Subjektivität von Belastungen Berücksichtigung finden. Zusätzlich zu den o.g. Lebensbereichen gab es noch Leerzeilen, auf denen der Proband mögliche, im Fragebogen nicht aufgeführte Ereignisse und deren mögliche Belastung selber eintragen konnte.

Körperliche Beschwerden wurden mittels des *Gießener Beschwerdebogens* von Brähler & Scheer (1995) erhoben. Die Probanden können bei 24 angeführten Beschwerden einschätzen, in welchem Ausmaß sie an diesen leiden. Je 6 Items werden zu vier Skalen zusammengefasst (Erschöpfungsneigung, Magenbeschwerden, Herzbeschwerden, Gliederschmerzen). Darüber hinaus lässt sich ein alle 24 Beschwerden umfassender Gesamtwert (Beschwerdedruck) berechnen. Der *Leipziger Stimmungsfragebogen* erfragt die Stimmung anhand von 30 Items, die auf einer 5-stufigen Skala (1=überhaupt nicht bis 5=sehr) eingeschätzt werden können. Die Items werden zu folgenden 5 Skalen zusammengefasst: Ausgeglichenheit, Aktivität und Tatkraft, Aggressivität und Gereiztheit, Erschöpfung sowie Niedergeschlagenheit und Apathie. Der *Fragebogen zur Beurteilung des eigenen Körpers* (FBeK) enthält 52 Items zum Körpererleben. In der revidierten Version erfasst der Fragebogen 4 Skalen: Attraktivität/Selbstvertrauen, Akzentuierung des Erscheinungsbildes, Unsicherheit oder Besorgnis sowie körperlich-sexuelles Missempfinden. Die Befragten können die Items mit „stimmt" oder „stimmt nicht" beantworten.

2.3 Fragestellung

Die im folgenden untersuchte Fragestellung war, ob es Unterschiede von Männern mit eingeschränkten spermiologischen Parametern hinsichtlich subjektiv wahrgenommenen alltäglicher Belastungen sowie verschiedener psychologischer Merkmale im Vergleich zu Männern mit einem normalem Spermienbefund gibt oder nicht.

2.4 Berechnungen

Um zu überprüfen, ob sich die Männer in Abhängigkeit ihres Spermienbefundes in psychologischen Variablen unterscheiden, wurden einfache Varianzanalysen berechnet. Bei der Auswertung des Gießen-Tests wurden 2-faktorielle Varianzanalysen berechnet, da auch die Daten der Frauen mit einbezogen wurden. Die Gruppenzuteilung der Frauen erfolgte nach derjenigen ihrer Partner.

3. Ergebnisse

3.1 Stichprobencharakteristik

3.1.1 Alter

Das durchschnittliche Alter der Männer betrug für die gesamte Stichprobe 31,8 Jahre (s=4,9). Das Alter der Frauen lag im Mittel bei 29,0 Jahren (s=3,9). Die Dauer der Partnerschaft betrug im Durchschnitt bei den Paaren 6,7 Jahre (s=3,7; range 1-20).

3.1.2 Familienstand

Von der Gesamtstichprobe (n=152) gaben 105 Männer (69,1%) an, verheiratet zu sein und mit ihrer Partnerin zusammenzuleben. 35 Männer (23%) gaben an, unverheiratet zu sein. 9 Männer (5,9%) waren geschieden. Jeweils ein Mann (n=1) gab an, verheiratet zu sein (0,7%), aber nicht mit seiner Ehefrau zusammenzuleben, oder aber verwitwet zu sein (n=1; 0,7%). Bei einem Mann (n=1; 0,7%) fehlten die Angaben.

3.1.3 Ausbildungsstatus

Wie Tabelle 4 zu entnehmen ist, hat die überwiegende Mehrzahl von Männern und Frauen einen Abschluss der Polytechnischen Oberschule (POS) nach der 10. Klasse erreicht. Der Anteil an Männern mit Hochschulreife oder einem universitären Abschluss liegt etwas höher als bei den Frauen, allerdings sollte berücksichtigt werden, dass der Anteil an missing data bei den Frauen insgesamt bei 21% (n=32) lag.

Die Angaben zum Beruf zeigen, dass der überwiegende Teil der Männer und Frauen als Arbeiter oder Angestellte tätig waren/sind. Die prozentuale Verteilung fällt für Männer und Frauen jedoch sehr unterschiedlich aus. 124 (81,6%) Männer waren Vollzeit berufstätig, bei den Frauen waren es 82 (53,9%). Im Vergleich zu den Männern (n=5; 3,3%) waren etwas mehr Frauen Teilzeit berufstätig (n=17; 11,3%). 15 (9,9%) der Männer und 12 (7,9%) der Frauen waren zum Untersuchungszeitpunkt arbeitslos.

Tabelle 4: Ausbildungsstatus und Berufsgruppen von Männern und Frauen, n=152

Schulabschluss*	Männer		Frauen	
Keinen Abschluss	3	(2,0%)	2	(1,3%)
Hauptschule/Volksschule	12	(7,9%)	2	(1,3%)
Polytechnische Oberschule	82	(53,9%)	72	(47,4%)
Fachschulabschluss	7	(4,6%)	13	(8,6%)
Hochschulreife/Abitur	20	(13,2%)	15	(9,9%)
Universität/Hochschule	28	(18,4%)	16	(10,5%)
Berufsgruppe				
Arbeiter	73	(48,1%)	31	(20,4%)
Angestellte/r	44	(28,9%)	79	(52,0%)
Beamtin/e	10	(6,5%)	1	(0,7%)
Selbständige/r	15	(9,9%)	2	(1,3%)
Sonstige (freie Berufe u.ä.)	9	(5,9%)	3	(2,0%)
Missing data	1	(0,7%)	36	(23,7%)

*missing data bei den Frauen n=32 (21,1%)

3.1.4 Monatliches Nettoeinkommen

Dazu sollten die Befragten (es wurden nur die Angaben der Männer berücksichtigt) die Summe angeben, die sich aus Lohn, Gehalt, Einkommen etc. jeweils nach Abzug der Steuer für den gesamten Haushalt ergibt. Wie man sieht, fällt der Anteil derjenigen, die ein sehr niedriges monatliches Einkommen haben, in der vorliegenden Stichprobe anteilig relativ gering aus.

Tabelle 5: Monatliches Haushaltsnettoeinkommen, n=152, missing data n=5 (3,3%)

Gesamtes monatliches Nettoeinkommen	n	
Bis unter 1000 DM	3	(2,2%)
1000-1500 DM	7	(4,6%)
1500-2000 DM	7	(4,6%)
2000-2500 DM	11	(7,2%)
2500-3000 DM	24	(15,8%)
3000-5000 DM	66	(43,4%)
5000-7000 DM	19	(12,5%)
Über 7000 DM	10	(6,6%)

3.1.5 Konfession

Betrachtet man die Religionszugehörigkeit, so fällt auf, dass zwei Drittel der Männer bzw. über die Hälfte der Frauen angibt, konfessionell nicht gebunden zu sein. Dieses Ergebnis stellt ein für Ostdeutschland charakteristisches Bild dar (Tabelle 6).

Tabelle 6: Angaben von Männern und Frauen zur Konfessionszugehörigkeit, n=152

Konfession	Männer		Frauen	
Evangelisch	15	(9,9%)	14	(9,2%)
Katholisch	13	(8,6%)	8	(5,3%)
Andere Konfession	3	(2,0%)	1	(0,7%)
Keine Konfession	114	(75,0%)	94	(61,8%)
Missing data	7	(4,6%)	35	(23,1%)

3.1.6 Fragen zur Gesundheit

Die Antworten zur Einschätzung des gegenwärtigen Gesundheitszustandes zeigt Abbildung 1. Die Mehrzahl an Männern und Frauen beurteilten ihren eigenen Gesundheitszustand als gut bis zufriedenstellend (missing data Männer n=1; 0,7%; Frauen: n=32; 21,1%). Weder Männer noch Frauen beurteilten ihre Gesundheit als schlecht.

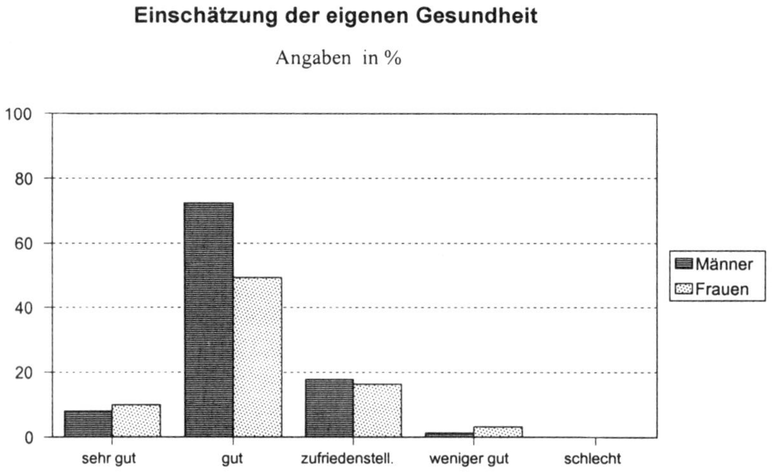

Abbildung 1: Einschätzung des eigenen Gesundheitszustandes von Männern und Frauen, n=152

Männer und Frauen wurden ebenfalls gefragt, wie stark sich Ihrer Meinung nach seelische Einflüsse auf die Gesundheit auswirken. Über die Hälfte der Männer und Frauen schätzen den Einfluss „mittelmäßig" bis „stark" ein (Tabelle 7).

Tabelle 7: Stärke seelischer Einflüsse auf die Gesundheit, n=152

Seelische Einflüsse...	Männer		Frauen	
Sehr stark	21	(13,8%)	28	(18,4%)
Stark	41	(27,0%)	42	(27,6%)
Mittelmäßig	54	(35,5%)	35	(23,0%)
Weniger stark	25	(16,4%)	12	(7,9%)
Gar nicht	10	(6,6%)	3	(2,0%)
Missing data	1	(0,7%)	32	(21,1%)

3.1.7 Gruppeneinteilung

Da sich alle Männer der vorliegenden Stichprobe im Anschluss an das Ausfüllen der psychologischen Fragebögen erstmalig einer andrologischen Untersuchung zur Überprüfung ihrer Spermienqualität unterzogen, lagen für die männliche Stichprobe die klinischen Laborparameter des Spermiogramms vor. Die klassischen Spermiogramm-Parameter Volumen, PH, Spermienkonzentration, -morphologie und -konzentration wurde entsprechend der WHO-Empfehlung (WHO, 1993) im Labor nach Verflüssigung ermittelt. Die Einteilung der Probanden in 3 Gruppen mit unterschiedlichen Graden der Zeugungsfähigkeit erfolgte anhand der Routine-Spermiogrammparameter durch den Experten (Andrologen) unter Berücksichtigung verschiedener Studien (Ayala, Steinberger & Smith, 1996; Bostofte, Serup & Rebke, 1984; Ombelet et al., 1997; WHO, 1993). Die Klassifizierung in

– *sehr stark* oder *stark* eingeschränkte Zeugungsfähigkeit (Gruppe 1),
– *eingeschränkte* Zeugungsfähigkeit (Gruppe 2),
– *keine* Einschränkung der Zeugungsfähigkeit (Gruppe 3)

hing von der Anzahl progressiv motiler und normomorpher Spermien pro Ejakulat ab. Die Grenzen wurden wie folgt festgelegt: (a) ≥10 Millionen, (b) ≥1< 10 Millionen und (c) <1 Million.

Gruppe 3 fungierte dabei als sogenannte „Kontrollgruppe", da bei diesen Männern keine Einschränkung der Fruchtbarkeit vorlag. Die drei Gruppen wurden hinsichtlich verschiedener soziodemographischer Angaben varianzanalytisch miteinander verglichen (Tabelle 8). Bezüglich Alter und Dauer der Partnerschaft gab es keine signifikanten Gruppenunterschiede. Zur Angabe der Bildung wurde die Unterteilung Hochschulreife/Abitur ja (1) bzw. nein (2) vorgenommen. Die Überprüfung auf signifikante Gruppenunterschiede ergab ebenfalls, dass sich die Gruppen hinsichtlich ihres Bildungsniveaus nicht voneinander unterscheiden. Dies traf auch auf das monatliche Nettoeinkommen zu. Die Angaben der Männer zur Gesundheit unterscheiden sich hinsichtlich der Einschätzung des eigenen Zustandes (die Antwortkategorien wurden jeweils mit 1-5 kodiert) ebenfalls nicht signifikant voneinander (p>0,05).

Einen signifikanten Unterschied gab es allerdings bei der Einschätzung der seelischen Einflüsse auf die Gesundheit. Männer der Gruppe 1 schätzten im Vergleich zu Männern der Gruppe 2 und 3 den Einfluss seelischer Faktoren auf die Gesundheit signifikant geringer ein (Kodierung dazu: sehr stark=1 bis gar nicht=5; p<0,05).

Tabelle 8: Mittelwerte und Standardabweichungen der Männer der Gruppen 1-3 für verschiedene soziodemographische Angaben

Männer	Gruppe 1	Gruppe 2	Gruppe 3	F-Wert, Sign.
Anzahl (n)	n=20	n=82	n=50	
Alter	31,60 (s=4,10)	31,70 (s=4,70)	31,90 (s=5,50)	F=0,97, n.s.
Partnerschaft (Jahre)	8,00 (s=4,10)	6,50 (s=3,60)	6,50 (s=3,70)	F=0,33, n.s.
Bildung (anteilig)	1,40 (s=0,50)	1,28 (s=0,45)	1,48 (s=0,50)	F=0,64, n.s.
Monatl. Einkommen*	5,63 (s=1,42)	5,39 (s=1,54)	5,68 (s=1,51)	F=0,56, n.s.
Beeinflussung Gesundh.	2,10 (s=1,07)	2,04 (s=0,84)	1,82 (s=0,84)	F=0,30, n.s.
Gegenw. Gesundheit	1,95 (s=0,75)	2,18 (s=0,53)	2,10 (s=0,46)	F=0,20, n.s.
Seelische Einflüsse	3,35 (s=1,22)	2,66 (s=1,01)	2,58 (s=1,13)	F=0,02, p<0,05

Die Einteilungen aus Tabelle 5 wurden mit 1-8 kodiert.

4. Ergebnisse zu körperlichen Beschwerden, Körpererleben und Stimmung

Die Auswertung ergab, dass sich Männer der Gruppe 1 und Männer der Gruppe 2 in verschiedenen psychologischen Variablen von Männern der Kontrollgruppe (Gruppe 3) nicht signifikant unterschieden. Dies betraf die körperlichen Beschwerden (GBB), die Beurteilung des eigenen Körpers (FBeK), sowie Angaben zur eigenen Stimmung (LSB).

Tabelle 9: Mittelwerte und Standardabweichungen der 3 Gruppen, p<0,05

GBB-Skalen	Gruppe 1	Gruppe 2	Gruppe 3	F-Wert, Sign.
Anzahl	n=20	n=74	n=47	
1. Erschöpfungsneigung	2,15 (s=3,04)	3,28 (s=3,67)	2,92 (s=3,10)	F=0,41, n.s.
2. Magenbeschwerden	2,05 (s=2,60)	2,24 (s=2,64)	1,85 (s=1,69)	F=0,67, n.s.
3. Gliederschmerzen	3,35 (s=3,01)	4,45 (s=3,23)	3,57 (s=2,91)	F=0,19, n.s.
4. Herzbeschwerden	1,05 (s=2,54)	1,67 (s=2,81)	1,32 (s=1,78)	F=0,53, n.s.
Gesamtbeschwerdedruck	8,60 (s=8,77)	11,64 (s=8,88)	9,65 (s=6,97)	F=0,45, n.s.

Fortsetzung folgt

Fortsetzung Tabelle 9:

FBeK-Skalen	Gruppe 1	Gruppe 2	Gruppe 3	F-Wert, Sign.
1. Attrakt./Selbstvertrauen	12,80 (s=2,14)	12,30 (s=3,27)	12,51 (s=2,72)	F=0,78, n.s.
2. Akz.d.Erscheinungsbildes	5,40 (s=2,06)	6,23 (s=2,38)	6,29 (s=2,75)	F=0,35, n.s.
3. Unsicherheit/Besorgnis	2,40 (s=2,42)	3,35 (s=1,95)	2,85 (s=2,18)	F=0,15, n.s.
4. Körpl.-sex. Missempf.	1,16 (s=1,07)	1,56 (s=1,25)	1,57 (s=1,19)	F=0,39, n.s.
LSB-Skalen				
1. Ausgeglichenheit	17,84 (s=3,57)	16,58 (s=3,95)	16,79 (s=3,90)	F=0,46, n.s.
2. Aktivität & Tatkraft	18,00 (s=5,65)	18,08 (s=4,71)	17,68 (s=5,20)	F=0,91, n.s.
3. Aggressiv. & Gereiztheit	10,31 (s=3,48)	11,60 (s=4,92)	10,78 (s=4,59)	F=0,45, n.s.
4. Erschöpfung	12,05 (s=5,11)	13,62 (s=4,72)	13,17 (s=4,11)	F=0,39, n.s.
5. Niedergeschl. & Apathie	9,00 (s=3,01)	10,69 (s=3,47)	9,36 (s=3,35)	F=0,40, n.s.

5. Ergebnisse zur Partnerschaft und zur Lebenszufriedenheit

5.1 Zur Paardiagnostik im Gießen-Test (Selbst- und Fremdbild)

Zur den Skalen des Gießen-Tests zeigten sich folgende interessante Haupteffekte bzw. Interaktionseffekte. Hinsichtlich der Sozialen Resonanz (Skala 1) zeigten sich im Selbstbild keine signifikanten Effekte. Bei Skala 2 (Dominanz) zeigte ein signifikanter Interaktionseffekt, dass sich *Frauen der Gruppe 1 dominanter einschätzten als Frauen der Gruppe 2 und 3*. Am wenigsten dominant sahen sich die Frauen der Gruppe 3. Entsprechend schätzten sich die *Männer der Gruppe 1 gefügiger als Männer der Gruppe 2 und 3* ein. Am gefügigsten sahen sich Männer der Gruppe 3.

Hinsichtlich der Stimmung (Skala 4) sowie der emotionalen Durchlässigkeit (Skala 5) zeigten sich signifikante Geschlechtseffekte. Frauen sahen sich in ihrer Stimmung insgesamt depressiver als sich Männer diesbezüglich einschätzten. Männer wiederum beurteilten sich selber signifikant retentiver als Frauen dies taten. Während die starke Dominanz der Frauen derjenigen Männer mit einer stark eingeschränkten Spermienqualität auf Partnerkonflikte hindeutet, sind die Selbsteinschätzungen der Frauen zur Depressivität bzw. der Männer zur Retentivität kongruent mit gängigen gesellschaftlichen Rollenerwartungen (emotional verschlossene Männer und eher depressive Frauen). In der Fremdwahrnehmung (Einschätzung des Partners) zeigte sich auf Skala 4 (Stimmung), dass Männer Frauen in ihrer Stimmung depressiver einschätzten, als Frauen es hinsichtlich der Männer taten. Bezüglich der emotionalen Durchlässigkeit (Skala 5) schätzten Männer die Frauen auch emotional durchlässiger ein; Frauen empfanden die Männer eher emotional verschlossen. Die wechselseitige (Fremd-) Wahrnehmung von Männern und Frauen bei diesen beiden Skalen fällt demnach übereinstimmend mit der jeweiligen Selbstwahrnehmung von beiden aus (Tabelle 10).

Tabelle 10: *Ergebnisse der 2-Weg Varianzanalyse, Selbst- und Fremdbild des Gießen-Tests*

GT-Skalen (1-5)	Haupteffekt Gruppe	Haupteffekt Geschlecht	Interaktion Gruppe x Geschlecht
Selbstbild			
Soziale Resonanz	n.s.	n.s.	n.s.
Dominanz	n.s.	n.s.	F= 3,56; p<0,05
Kontrolle	n.s.	n.s.	n.s.
Stimmung	n.s.	F=37,76; p<0,001	n.s.
Durchlässigkeit	n.s.	F= 7,48; p≤0,01	n.s.
Fremdbild			
Soziale Resonanz	n.s.	n.s.	n.s.
Dominanz	n.s.	n.s.	n.s.
Kontrolle	n.s.	n.s.	n.s.
Stimmung	n.s.	F=64,70; p<0,001	n.s.
Durchlässigkeit	n.s.	F= 8,93; p<0,001	n.s.

5.2 Zur Lebenszufriedenheit (FLZ)

Hinsichtlich der Skalen des FLZ ergaben sich keine signifikanten Interaktionen von Gruppe und Geschlecht. Allerdings gab es signifikante Haupteffekte (Geschlecht) bei den Skalen: Gesundheit (Skala 1, p<0,01), Arbeit und Beruf (Skala 2, p<0,05) sowie Eigene Person (Skala 6, p<0,05). Männer waren mit diesen drei Bereichen signifikant *zufriedener* als Frauen (siehe Abb. 2). In allen anderen Skalen unterschieden sich Männer und Frauen in ihrer Zufriedenheit jedoch nicht signifikant voneinander (p>0,05).

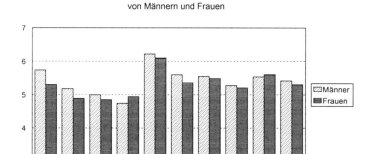

Abbildung 2: *Lebenszufriedenheit von Männern und Frauen im Vergleich.*
Skala 1: Gesundheit, Skala 2: Arbeit und Beruf, Skala 3: Finanzielle Lage, Skala 4: Freizeit, Skala 5: Ehe- und Partnerschaft, Skala 6: Eigene Person, Skala 7: Sexualität, Skala 8: Freunde, Bekannte, Verwandte, Skala 9: Wohnung, Ges.: allgemeine Lebenszufriedenheit, *p<0,05, **p<0,01

5.3 Zur Partnerschaftsqualität (PFB)

Der Partnerschaftsfragebogen enthält die Skalen Streitverhalten, Zärtlichkeit, Gemeinsamkeit und Kommunikation sowie einen sich aus allen Skalen zusammensetzenden Gesamtwert. Hinsichtlich des Streitverhaltens (Skala 1) zeigte sich, dass Frauen angaben, signifikant weniger zu streiten als Männer dies angaben ($\bar{x}=5,11$ versus $\bar{x}=6,40$; p<0,05, Tabelle 11). Auch bezüglich des Austausches von Zärtlichkeiten (Skala 2), gaben Frauen an, dies signifikant häufiger zu tun als Männer ($\bar{x}=21,43$ versus $\bar{x}=19,89$; p<0,01). Hinsichtlich partnerschaftlicher Gemeinsamkeiten/Kommunikation (Skala 3) zeigte sich ein signifikanter Gruppeneffekt: *Männer und Frauen der Gruppe 2 (eingeschränkte Zeugungsfähigkeit) gaben signifikant weniger Gemeinsamkeiten an (p<0,05), als dies Paare der Gruppe 1 oder 3 taten.*

Betrachtet man den Gesamtwert (über alle drei Skalen), so zeigte sich unabhängig von den Gruppen, dass Frauen einen höheren Gesamtwert hatten, also die Partnerschaft insgesamt signifikant positiver einschätzten als Männer ($\bar{x}=66,96$ versus 64,25; p<0,05). Darüber hinaus lag der Gesamtwert der Paare aus Gruppe 2 im Vergleich zu Gruppe 1 und 3 signifikant niedriger (p<0,05). Paare der Gruppe 2 schätzten ihre Partnerschaft demnach insgesamt weniger positiv ein, als es Paare der Gruppe 1 oder 3 taten.

Tabelle 11: Haupteffekte und Interaktionen des Partnerschaftsfragebogens (PFB)

Skalen (1-4)	Haupteffekt Gruppe	Haupteffekt Geschlecht	Interaktion Gruppe x Geschlecht
1. Streitverhalten	n.s.	F=4,46; p<0,05	n.s.
2. Zärtlichkeit	n.s.	F=6,89; p<0,05	n.s.
3. Gemeins./Kommunik.	F=3,13; p<0,05	n.s.	n.s.
4. Gesamtwert	F=3,52; p<0,05	F=4,12; p<0,05	n.s.

5.3 Alltagsbelastung und spermiologische Parameter

Für jeden der 12 Bereiche (Skalen) des Alltagsbelastungsfragebogens wurde ein Mittelwert über das Ausmaß der angegebenen Belastung von der Gesamtstichprobe gebildet. Dieser diente als sogenannter cut-off Wert. Im folgenden wurden diejenigen Männer, deren Belastungswert unterhalb dieses Mittelwertes lagen zu einer Gruppe zusammengefasst (Gruppe 0=wenig Belastung); zum anderen bildeten die Männer, deren Belastungswert oberhalb des cut-off Wertes lag die andere Gruppe (Gruppe 1=stärkere Belastung). Die zwei Gruppen wurden dann hinsichtlich der spermiologischen Parameter miteinander verglichen (t-Test für unabhängige Gruppen).

Interessant ist vor allem, dass die Männer, die stärkere Belastungen in der *Partnerschaft* angegeben haben, signifikant weniger schnell progressive Spermien hatten, als Männer mit weniger Belastungen (Tabelle 12). Bezüglich der langsam progressiven Spermienanzahl findet sich der gegenteilige Effekt; hier hatten Männer mit Belastungen im Vergleich zu Männern ohne Belastungen signifikant mehr langsame Spermien. Im Gesamtwert zeigte sich allerdings kein signifikanter Unterschied zwischen den Gruppen hinsichtlich der spermiologischen Parameter.

Tabelle 12: Motilität (a - d) und Morphologie (a= Normalform, b=Kopfdefekte, c=Mittelstückdefekte, d=Geißeldefekte, e=Zytoplasmatropfen) in Abhängigkeit der angegebenen Belastung, Gruppe 0: geringe Belastung, Gruppe 1: stärkere Belastung, Einteilung nach cut-off-Wert (s.o.). *p<0,05, **p<0,01

Skalen Alltagsbelastung	Motilität				Morph.
	a) schnell prog.	b) langsam prog.	c) lokal	d) immotil	a-e
Familie/Eltern/Verwandte	n.s.	n.s.	n.s.	n.s.	n.s.
Arbeit/Beruf	n.s.	n.s.	1>0*	1<0*	n.s.
Partnerschaft	1<0**	1>0**	n.s.	n.s.	n.s.
Freunde/Bekannte	n.s.	n.s.	n.s.	n.s.	n.s.
Gesundheit	n.s.	n.s.	1>0*	1<0*	n.s.
Finanzen	n.s.	n.s.	1>0**	1<0**	n.s.
Kinderwunsch	n.s.	n.s.	n.s.	n.s.	d) 1>0*
Umwelt	n.s.	n.s.	n.s.	n.s.	n.s.
Eigene Person	n.s.	n.s.	n.s.	n.s.	n.s.
Zeitdruck	n.s.	n.s.	1>0*	n.s.	n.s.
Interpersonelle Variablen	n.s.	n.s.	n.s.	n.s.	n.s.
Unspezifisch	n.s.	n.s.	1>0*	n.s.	n.s.
Gesamtwert	n.s.	n.s.	n.s.	n.s.	n.s.

6. Diskussion und Ausblick

Männer unterschieden sich in allen 3 Gruppen hinsichtlich körperlicher Beschwerden, dem Erleben des Körpers sowie der Einschätzung der eigenen Stimmung nicht signifikant voneinander. Diese Ergebnisse verweisen darauf, dass Männer mit einer eingeschränkten Zeugungsfähigkeit keine klinisch auffälligen Beschwerden zeigen, die stressbedingte Beeinflussungen der Spermienqualität annehmen lassen. Dies entspricht auch weitestgehend den Untersuchungen von Pook et al. (in diesem Band), der mittels SCL-90 keine Unterschiede zwischen fertilen und infertilen Paaren fand. Hinsichtlich der Lebensqualität (FLZ) fanden sich zwischen den Gruppen ebenfalls keine signifikanten Unterschiede. Möglicherweise ist dieses Ergebnis so zu interpretieren, dass sich alle 3 Gruppen in der gleichen Ausgangssituation befanden: vergleichbare soziodemographische Angaben, unerfüllter Kinderwunsch, erstmaliges Aufsuchen einer andrologischen Sprechstunde zur Diagnostik der Zeugungsfähigkeit des Mannes. Zumindest kann konstatiert werden, dass für die Paare mit deutlich eingeschränkter Zeugungsfähigkeit des Mannes in den o.g. Bereichen keine nennenswerten psychologischen Auffälligkeiten gefunden werden konnten.

Hinsichtlich der Partnerschaftsqualität zeigten sich jedoch deutliche Unterschiede in den Gruppen: Auffällig war die mit dem Gießen-Test (Paardiagnostik) gefundene Konstellation der dominanten Frau und des gefügigen Mannes in der Gruppe mit der stark eingeschränkten Zeugungsfähigkeit (Gruppe 1) sowie des dominanten Mannes und der gefügigen Partnerin in der Gruppe der uneingeschränkten Spermaqualität (Gruppe 3). In den anderen Dimensionen dieses Verfahrens fanden sich keine weiteren Unterschiede. Bei der Merkmalskombination „weibliche Dominanz versus männliche Gefügigkeit" der Skala 2 des Gießen-Tests wäre zu fragen, ob es sich dabei möglicherweise um eine für die Zeugungsfähigkeit des Mannes spezifische Beziehungskonstellation handeln könnte. Diese Interpretation scheint jedoch zum gegenwärtigen Zeitpunkt noch problematisch, denn das würde den Ergebnissen dieser Stichprobe nach bedeuten, dass der Einfluss einer dominanten Partnerin auf die Zeugungsfähigkeit des „gefügigen" männlichen Partners eher negativ ist und zu seiner Depotenzierung (Impotentia generandi) führt. Unabhängig davon, dass dies auch psychoanalytischen Vorstellungen („Kastrationsängste" des Mannes) entspricht, kann diese Frage erst dann beantwortet werden, wenn es im Rahmen von Partnerschaftsberatungen und/oder -therapien zu einer Abschwächung oder Umkehr dieser Beziehungskonstellation käme und sich die Zeugungsfähigkeit des Mannes in Folge verbessern würde. Derartige Untersuchungen stehen derzeit allerdings noch aus. Mit dem Partnerschaftsfragebogen von Hahlweg (1996) fanden wir ebenfalls signifikante Unterschiede zwischen den Gruppen. So gaben Männer und Frauen der Gruppe mit der eingeschränkten Zeugungsfähigkeit (Gruppe 2) signifikant weniger Gemeinsamkeiten bzw. weniger partnerschaftliche Kommunikation an, als Paare der anderen beiden Gruppen (Gruppe 1 und 3). Der Gesamtwert der partnerschaftlichen Qualität fiel für diese Gruppe im Vergleich ebenfalls signifikant niedriger aus. Auch hier zeigte sich eindrücklich, dass die Partnerschaften, bei denen die Zeugungsfähigkeit durch die Männer beeinträchtigt ist, in Mitleidenschaft gezogen sind.

Zusätzlich zeigten sich in der Analyse zu den bereichsspezifischen Alltagsbelastungen signifikant geringere Motilitätswerte bei Männern, die sich durch ihre Partnerschaft im Vergleich zu anderen Männern stärker belastet fühlten, was einem weiteren Beleg für die Bedeutung der Beziehungskonstellation in der Partnerschaft gleichkommt. Darüber hinaus zeigt sich in diesem Ergebnis im Vergleich mit anderen Studien ebenfalls, dass von den spermiologischen Parametern das Merkmal der Motilität am ehesten mit psychosozialen Faktoren in Beziehung steht (vgl. Agostini et al., 1979; McGrady, 1984; Hellhammer et al., 1985; Hubert, Hellhammer & Fleischem, 1985; Seikowski et al., 1998; Stauber, 1988; Tuschen-Caffier et al., 1999). Dabei ist zu bedenken, dass sich die bisherigen Ergebnisse auf die Angaben einer einmaligen Untersuchung zu einem Zeitpunkt, zu dem die Paare das erste Mal Auskunft über die Spermaqualität des männlichen Partners erhielten, stützen. Interessant wäre die Frage, wie sich die psychologischen (insbesondere die partnerschaftliche Beziehungskonstellation) und spermiologischen Parameter gestalten, sollte es im zeitlichen Verlauf bei einer Infertilität bleiben. Zur Klärung dieser Fragestellung sind weiterführende (Längsschnitt-) Untersuchungen erforderlich. Abschließend sollte kritisch angemerkt werden, dass für die Einschätzung der Spermaqualität die zwar üblichen, jedoch möglicherweise zu groben Parameter wie Motilität und Spermienmorphologie verwendet wurden. Dabei sollte berücksichtigt werden, dass auf molekularbiologischer Ebene zusätzlich Defekte bestehen können, die sich in keinem der gängigen Parameter widerspiegeln. Derartige Hinweise auf organisch bedingte Anteile einer eingeschränkten Zeugungsfähigkeit sollten allerdings in der Diskussion zu psychosozialen Zusammenhängen als ebenfalls mögliche Einflussfaktoren nicht vernachlässigt werden.

Infertilität als Stressor

Martin Pook und Walter Krause

Zusammenfassung

In dieser Übersichtsarbeit werden Befunde zum Ausmaß, zum Verlauf, zu partnerschaftlichen Aspekten und zu kognitiven Faktoren der Infertilitätsbelastung sowie zur Verarbeitung der Infertilität vorgestellt. Nur bei einem kleinen Teil infertiler Männer zeigt sich ein Stressausmaß, das in einem klinisch relevanten Grad erhöht ist. Trotzdem stellt die Infertilität für eine Reihe von Betroffenen eine nachhaltige subjektive Belastung dar. Auch wenn sich kein genereller Verlauf der Infertilitätsbelastung ausmachen lässt, ist häufig ein erhöhtes Stressniveau im Zusammenhang mit reproduktionsmedizinischen Maßnahmen zu erkennen. Partnerschaftliche Faktoren erweisen sich als bedeutsam für die Auswirkung der Infertilitätsbelastung auf die allgemeine Lebenszufriedenheit, während kognitive Faktoren für das Ausmaß der Infertilitätsbelastung relevant sind. Für die Verarbeitung der Infertilität erweist sich ein geringes Gesamtcopingbemühen als vorteilhaft, das zu einem großen Teil aus Distanzierungscoping bestehen sollte. Abschließend werden therapeutische Konsequenzen erörtert.

Summary

The present survey reviews findings on the level of distress caused by infertility, the course of infertility distress, marital and cognitive factors of infertility distress as well as coping with infertility. Even though a small number of infertile males shows clinical relevant symptoms of distress a larger number reports serious distress. Although there is no general course of infertility distress, a raised level of distress often is associated with medical treatment of infertility. Marital factors are mediating the influence of infertility distress on the quality of life, whereas cognitive factors are essential for the level of infertility distress. For adjustment to infertility it is favorable to show less prominent overall coping efforts including a high proportion of distancing coping. Finally, therapeutical implications are discussed.

1. Infertilität und Psychologie

In Arbeiten zur Bedeutung psychischer Aspekte im Zusammenhang mit der Infertilität werden drei Hypothesen vertreten: (1) psychische Aspekte sind ätiologisch relevant bei Infertilität, (2) die Infertilität verursacht psychische Belastungen oder (3) zwischen infertilitätsbedingten Belastungen und der Fertilität besteht eine Wechselwirkung (vgl. die Literaturübersicht von Wright, Allard, Lecours & Sabourin, 1989). In zwei dieser Hypothesen wird somit einem unerfüllten Kinderwunsch die Rolle eines Stressors eingeräumt. Pantesco (1986) stellt im Rahmen seiner Übersichtsarbeit fest, dass ungefähr ab Mitte der sechziger Jahre verstärktes Augenmerk auf mögliche psychische Begleiterscheinungen der Infertilität gelenkt wurde, während davor die Beschäftigung mit einer psychogenen Infertilität in der Forschung vorherrschte. Charakteristisch für die Zeit bis Mitte der sechziger Jahre ist es nach Pantesco (1986) ferner gewesen, dass infertile Frauen im Mittelpunkt des Interesses standen.

Es stellt sich die Frage, ob Infertilität für Männer tatsächlich einen nennenswerten Stressor darstellt. So muss aufgrund epidemiologischer Erhebungen davon ausgegangen werden, dass sich nur ein geringer Teil der betroffenen Männer um medizinische Hilfe für die Infertilität bemüht (Olsen, Küppers-Chinnow & Spinelli, 1996). Außerdem suchen Männer reproduktionsmedizinische Einrichtungen häufig erst aufgrund äußerer Umstände wie dem Wunsch der Partnerin auf (McGrade & Tolor, 1981). Vor dem Hintergrund der Frage, ob ein unerfüllter Kinderwunsch für Männer tatsächlich ein Stressor ist, wird im Folgenden zunächst der Belastungsgrad bei Infertilität erörtert. Im Anschluss daran werden Befunde zum Verlauf der Infertilitätsbelastung vorgestellt sowie die Bedeutung partnerschaftlicher und kognitiver Aspekte erläutert. Abschließend wird sich behavioralen Faktoren der Infertilitätsbelastung gewidmet, da der Aspekt der Verarbeitung der Infertilität (Coping) besonders relevant ist für eine mögliche psychologische Intervention bei belasteten Männern. Zu diesen Punkten werden die Ergebnisse relevanter Studien vorgestellt, die um einige unveröffentlichte eigene Befunde ergänzt werden.

2. Belastungsgrad bei Infertilität

In einer Reihe von Studien ist das Belastungsausmaß Infertiler mit dem von Kontrollgruppen oder mit Normwerten der Allgemeinbevölkerung verglichen worden. Insgesamt führten diese Untersuchungen zu inkonsistenten Ergebnissen. Zwei Übersichtsartikel zu den Resultaten dieser Studien kommen darüber hinaus zu genau entgegengesetzten Schlussfolgerungen. Wright und Mitarbeiter (1989) kommen zu der Schlussfolgerung, dass die Hypothese, Infertile seien belasteter als andere, bestätigt sei, während Dunkel-Schetter und Lobel (1991) diese Einschätzung nicht teilen. Greil (1997) vermutet im Rahmen einer weiteren Übersichtsarbeit, dass diese konträre Beurteilung auf die Maßstäbe der jeweiligen Autoren zurück geht. So weisen Wright et al. (1989) darauf hin, dass beinahe jede Untersuchung zu diesem Thema Unterschiede auf *zumindest* einer Fragebogenskala ergab. Für Dunkel-Schetter und Lobel (1991) stellt sich die Befundlage jedoch so dar, dass in den einzelnen Studien Unterschiede durchweg *nur* auf einzelnen Fragebogenskalen auftraten. Aufgrund seiner eigenen Literaturübersicht sieht es Greil (1997) als gerechtfertigt an, insgesamt ein erhöhtes Belastungsniveau bei Infertilität anzunehmen. Gerade in den Studien, die abweichende Ergebnisse erbrachten, wurde ein unorthodoxes Design gewählt oder es wurden spezielle Subgruppen von Infertilen untersucht. Beispielsweise findet sich bei Patienten, die eine IVF-Behandlung planen, durchweg ein geringeres Belastungsniveau. Als Ursache für derartige Befunde sind Antworttendenzen im Sinne sozialer Erwünschtheit und die Sorge, von der Behandlung ausgeschlossen zu werden, diskutiert worden (vgl. Strauß, 1991). Nach Greil (1997) spiegelt sich das Belastungsniveau Infertiler bei Vorgabe von Symptomskalen besonders in Ängstlichkeits- und Depressivitätswerten wider, wobei das Belastungsausmaß in den meisten Fällen nicht in einem *klinisch* relevanten Grad erhöht ist.

Geht man davon aus, dass nur ein Teil der infertilen Männer mit dem medizinischen Versorgungssystem in Kontakt kommen (s. o.) und von diesen nur wenige eine Belastung im Sinne einer Depression aufweisen, wird erneut die einleitend bereits aufgeworfene Frage relevant, ob Infertilität für Männer tatsächlich ein nennenswerter Stressor ist. In diesem Zusammenhang ist z. B. eine Untersuchung von Freeman, Boxer, Rickels, Tureck und Mastoianni (1985) an 200 Paaren, die konsekutiv an einer IVF-Behandlung teilnahmen, relevant. Es gaben 49% der Frauen, aber auch 15% der Männer an, dass die Infertilität die belastendste Erfahrung ihres Lebens ist. Um die nummerische Größe dieser 15% einschätzen zu können, muss die absolute Zahl von Patienten, die artifizielle Befruchtungstechniken in Anspruch nehmen, berücksichtigt werden. So gibt das Deutsche IVF-Register allein die Zahl der ihm gemeldeten ICSI-Behandlungen im Jahre 1996 mit 16233 an (Felberbaum & Dahnke, 1997). Selbst wenn zahlreiche Paare mehrere Behandlungsversuche vornehmen ließen, deutet sich an, dass die Zahl von Männern, die ihr unerfüllter Kinderwunsch subjektiv deutlich belastet, erheblich ist.

Bei der Stresseinwirkung durch die Infertilität ist ferner interessant, dass sich die Belastung nicht nur im subjektiven Befinden niederschlägt, sondern auch in objektivierbaren Parametern. So zeigte sich in gut kontrollierten Studien eine Abnahme der Ejakulatqualität im Laufe einer IVF-Behandlung (Harrison, Callan & Hennessey, 1987; Ragni & Caccamo, 1992). Das Ausmaß der Infertilitätsbelastung hat darüber hinaus prognostischen Wert zur Vorhersage von Veränderungen der Ejakulatqualität (Pook, Röhrle & Krause, 1999b). Auch wenn die Verschlechterung der Samenzellparameter aufgrund der infertilitätsbedingten Belastung nicht auf eine Abnahme der tatsächlichen Fertilität hindeutet (vgl. Pook & Krause, 1999) wird an diesen Befunden deutlich, dass ein unerfüllter Kinderwunsch eine Belastung für eine Reihe der Betroffenen darstellt.

Vor diesem Hintergrund überrascht es nicht, wenn Greil (1997) kritisiert, dass häufig eher die Frage „Sind Infertile belastet?" untersucht wurde und nicht die Frage „Ist Infertilität belastend?". Es erscheint jedoch sinnvoll, sich nicht nur einem Vergleich von fertilen und infertilen Männern zu widmen, wie dies in zahlreichen Studien zur Belastung Infertiler geschehen ist. Vielmehr sollten darüber hinaus auch zeitliche, partnerschaftliche, kognitive und behaviorale Gesichtspunkte auf ihre Bedeutung für die Infertilitätsbelastung betrachtet werden, um Aussagen über den Belastungsaspekt eines unerfüllten Kinderwunsches machen zu können.

3. Verlauf der Infertilitätsbelastung

Für die klinische Praxis wäre es hilfreich, wenn sich Parallelen im Belastungsverlauf von Infertilitätspatienten identifizieren ließen. Im Folgenden werden drei Ansätze vorgestellt, anhand derer versucht wurde, den Verlauf der Infertilitätsbelastung zu charakterisieren. Zum einen wird ein möglicher Stufenablauf der Infertilitätsbelastung erörtert, zum anderen werden Zusammenhänge von Belastungsausmaß und Infertilitätsdauer beschrieben. Im Rahmen des dritten Ansatzes werden Bezüge zu reproduktionsmedizinischen Maßnahmen hergestellt, die im Laufe des betrachteten Zeitabschnittes durchgeführt wurden.

Der Gedanke eines gleichförmigen Verlaufs der Belastung wird besonders deutlich bei Stufenmodellen der Infertilität. Basierend auf Beobachtungen aus der klinischen Praxis beschrieb Menning (1980) einen Stufenablauf der Infertilität. Demnach lassen sich fünf Stufen im Verlauf der Infertilität identifizieren: Überraschung, Verleugnung, Isolation, Schuld und Trauer. Auch in neuerer Zeit wird sich mitunter noch auf dieses Modell bezogen (z. B. Kowalcek, 1998); daneben wurden erweiterte Stufenmodelle vorgeschlagen (z. B. Onnen-Isemann, 1998). Sowohl die Vorstellung eines Stufenmodells im allgemeinen als auch das Konzept von Menning (1980) im speziellen sind jedoch breiter Kritik ausgesetzt. So finden sich nach Dunkel-Schetter und Lobel (1991) Hinweise auf die Gültigkeit der Annahmen nur in deskriptiven Berichten, denen dieses Modell von vornherein zugrunde lag. Stanton und Dunkel-Schetter (1991) führen an, dass weder eine vorhersagbare Stufenabfolge noch die postulierten Voraussetzungen für eine angemessene Bewältigung empirisch belegt worden sind. Slade, Raval, Buck und Liebermann (1992) stellen in Frage, dass ein solcher Prozess der Infertilität aus differenzierten Stufen existiert. Eunpu (1995) weist darauf hin, daß die einzelnen Stufen des Modells wiederholt durchlaufen werden können. Letztlich sind diese Einwände den Kritikpunkten an Stufenmodellen in der Entwicklungspsychologie ähnlich (u. a. Gültigkeit nur für einige Fälle, fragliche Distinktheit der Stufen, uneindeutige Reihenfolge der Stufen), wie sie seit langem in gängigen Lehrbüchern dieser Fachrichtung vorgebracht werden (z. B. Oerter, 1967), um auf die begrenzte praktische Nützlichkeit solcher Modelle hinzuweisen.

Der Gedanke eines gleichförmigen Verlaufs der Infertilitätsbelastung spiegelt sich jedoch nicht nur in Stufenmodellen wider, sondern auch in Studien, in denen das Belastungsausmaß in Bezug gesetzt wurde zur Infertilitätsdauer bzw. zur Dauer der Infertilitätsbehandlung. Insgesamt führten diese Studien zu widersprüchlichen Ergebnissen. Während Sabatelli, Meth und Gravazzi (1988) in einer Querschnittsstudie (n = 29) fanden, dass die Belastung mit fortschreitender Dauer abnimmt, erbrachte das gleiche Studiendesign bei Kedem, Mikulincer, Nathanson und Bartoov (1990) den gegenteiligen Befund (n = 107). Keine Zusammenhänge zwischen Belastung und Infertilitätsdauer fanden Wright et al. (1991) (n = 449) und Band, Edelmann, Avery und Brinsden (1998) (n = 51). In einer unveröffentlichten eigenen Korrelationsanalyse ließ sich ebenfalls kein Zusammenhang sichern (n = 228, r = .06, n. s.) zwischen der Kinderwunschdauer und einer spezifischen Skala zur Infertilitätsbelastung (Pook et al., 1999b).

In den gerade beschriebenen Auswertungen wurde ein linearer Zusammenhang zwischen Belastung und Zeit überprüft. Die Ergebnisse einer Querschnittsstudie von Berg und Wilson (1991), in der allerdings nicht nach Männern und Frauen differenziert wurde, deuten dagegen auf einen nichtlinearen Zusammenhang von Infertilitätsdauer und Belastung. Hier zeigte sich eine tendenziell geringere Symptombelastung in der Gruppe, die sich im zweiten Jahr der Infertilitätsbehandlung befand, verglichen mit der Gruppe, die am Anfang der Infertilitätsbehandlung stand. Die Gruppe mit zwei oder mehr Jahren Infertilitätsbehandlung wies signifikant höhere Belastungswerte auf als die beiden anderen Gruppen.

Während diese Ergebnisse auf querschnittlichen Auswertungen beruhen, liegen auch einige Längsschnittstudien vor. Connolly, Edelmann, Cooke und Robson (1992) fanden eine Abnahme der Belastung zwischen Klinikserstkontakt und der Nachuntersuchung sechs bis acht Monate später. Eine Ausnahme bildete allerdings die heterogene Subgruppe von Männern mit auffälligem Ejakulatbefund (Oligo-, Terato-, Astheno- oder Azoospermie); hier zeichnete sich eine Zunahme des Belastungsniveaus ab. In anderen Längsschnittuntersuchungen (Benazon, Wright & Sabourin, 1992; Glover, Gannon, Sherr & Abel, 1996; Möller & Fällström, 1991; Slade et al., 1992) konnten keine Veränderungen im Belastungsniveau ausgemacht werden.

In den bisher genannten Untersuchungen wurde das Belastungsniveau ausschließlich zur vergangenen Zeit in Bezug gesetzt. Dagegen wurden in anderen Studien Bezüge zu reproduktionsmedizinischen Maßnahmen hergestellt, die im Laufe des betrachteten Zeitabschnittes durchgeführt wurden. So fanden Lalos, Lalos, Jacobsson und Von Schoultz (1985) bei Männern, deren Partnerin sich einer Eileiteroperation unterzog, eine signifikante Zunahme der Belastung zwischen dem Erhebungszeitpunkt kurz vor dem Eingriff und einer Zweijahres-Nachuntersuchung. Newton, Hearn und Yuzpe (1990) berichten von einer signifikanten Belastungszunahme nach einer erfolglosen IVF-Behandlung. Ein solcher Befund ergab sich auch in der Studie von Slade, Emery und Lieberman (1997), in der Männer nach drei erfolglosen IVF-Versuchen eine signifikante Zunahme der Depressivität bei verminderter partnerschaftlicher und sexueller Zufriedenheit zeigten. Eigene unveröffentlichte Untersuchungen an einer Gruppe von Männern, die wiederholt eine andrologische Sprechstunde aufsuchten, deuten jedoch darauf hin, dass es unangemessen ist, einen deutlichen Zusammenhang zwischen der Häufigkeit erfolgloser Befruchtungsversuche mit artifiziellen Befruchtungstechniken und dem Belastungsausmaß anzunehmen ($r = .20$, $n = 66$, n. s.). Boivin et al. (1998) untersuchten die Belastung im Verlauf einer IVF- bzw. ICSI-Behandlung und fanden ein erhöhtes Belastungsniveau bei Männern zu dem Zeitpunkt, an dem sich herausstellte, ob eine künstliche Befruchtung bei der Partnerin Erfolg hatte. Daniluk (1988) nahm eine differenzierte Längsschnittuntersuchung des Belastungsverlaufs im Rahmen der Infertilitätsdiagnostik vor. Sie erfasste die Symptombelastung zu den Untersuchungszeitpunkten Klinikserstkontakt, Diagnostikphase (vier Wochen später) sowie eine Woche und sechs Wochen nach Mitteilung des Befundes. Verglichen mit den drei späteren Erhebungszeitpunkten war die Belastung beim Klinikserstkontakt signifikant erhöht. Ein ähnliches Bild ergab sich in der Studie von Takefman, Brender, Boivin und Tulandi (1990) bei der Gruppe, die eine Standardinfertilitätsdiagnostik durchlief. Bei den beiden anderen Untersuchungsgruppen, die ergänzende Hinweise zum Umgang mit emotionalen bzw. sexuellen Problemen im Zusammenhang mit der Infertilität erhielten, zeigte sich hingegen ein signifikant abweichender Verlauf, da hier die Belastung nicht abnahm bis zur Nachuntersuchung.

Die Ergebnisse der Studien, in denen der Belastungsverlauf im Zusammenhang mit reproduktionsmedizinischen Maßnahmen untersucht wurde, machen deutlich, warum sowohl die Hypothese eines Stufenmodells der Infertilität als auch eine ausschließliche Betrachtung des Zusammenhangs von Belastungsausmaß und Infertilitätsdauer zu wenig aussagekräftigen Befunden führten. Doch ist davon auszugehen, dass nicht die reproduktionsmedizinischen Maßnahmen als solche für die Veränderungen im Belastungsniveau verantwortlich sind. Vielmehr deutet sich an, dass hier spezifische Faktoren relevant sind. Beispielsweise könnten eine Reihe von Ergebnissen zur Änderung im Belastungsniveau auf kognitive Faktoren zurückzuführen sein, wie eine subjektive Hilflosigkeit oder die Beschäftigung mit der Infertilität. Bevor diese Faktoren eingehender erörtert werden, erfolgt eine Darstellung möglicher partnerschaftlicher Faktoren im Zusammenhang mit der Infertilitätsbelastung, wie sie sich z. B. in der oben genannten Studie von Slade et al. (1997) als relevant andeuteten für das Belastungsausmaß.

4. Partnerschaftliche Faktoren der Infertilitätsbelastung

Andrews, Abbey und Halman (1991) setzten sich das Ziel, Aspekte wie die partnerschaftliche Sexualität und die Konflikthäufigkeit auf ihre Bedeutung bei einem unerfüllten Kinderwunsch zu untersuchen. Dabei betrachteten sie unter anderem den Zusammenhang von Infertilitätsbelastung und allgemeiner Lebenszufriedenheit. In einer aufwändigen pfadanalytischen Auswertung zeigte sich eine deutliche *wechselseitige* Beeinflussung der Infertilitätsbelastung von Mann und Frau. Außerdem scheint bei Männern eine infertilitätsbedingte Belastung nahezu keinen *direkten* Einfluss auf die Lebenszufriedenheit zu haben.

Andrews et al. (1991) fanden dagegen Hinweise, dass die von ihnen untersuchten Mediatorvariablen von Bedeutung sind, um eine Einschränkung der Lebenszufriedenheit von Männern mit unerfülltem Kinderwunsch zu erklären. Nach dem pfadanalytisch überprüften Modell von Andrews et al. (1991) kann eine hohe Infertilitätsbelastung zu häufigeren partnerschaftlichen Konflikten führen, die sich ihrerseits negativ auf die Lebenszufriedenheit auswirken. Ein entgegengesetztes Bild ergibt sich für die Koitushäufigkeit: Eine hohe Infertilitätsbelastung kann zu verminderter Koitusfrequenz führen, in deren Folge ebenfalls die Lebenszufriedenheit abnimmt. Von Bedeutung erwies sich ebenfalls das sexuelle Selbstwertgefühl infertiler Männer. Nach Andrews et al. (1991) spiegelt sich im sexuellen Selbstwertgefühl zum einen das Gefühl wider, sich männlich zu fühlen, zum anderen ist der Eindruck relevant, von der Partnerin sexuell attraktiv gefunden zu werden. Mit zunehmender Infertilitätsbelastung nimmt im Modell von Andrews et al. (1991) das sexuelle Selbstwertgefühl ab, was wiederum negative Auswirkungen auf die Lebenszufriedenheit hat. Ferner ist eine hohe Infertilitätsbelastung mit sexueller Unzufriedenheit verbunden, für die sich allerdings nur ein sehr schwacher Einfluss auf die Lebenszufriedenheit finden ließ.

Die Ergebnisse von Andrews et al. (1991) stellen eine wichtige Ergänzung zu Befunden anderer Studien dar. So steht der fehlende *direkte* Einfluss der Infertilitätsbelastung auf die Lebenszufriedenheit in Einklang damit, dass das Belastungsausmaß infertiler Männer in den meisten Fällen nicht in einem *klinisch* relevanten Grad erhöht ist (s. o.). Die eher geringen Pfadladungen im Zusammenhang mit den Mediatorvariablen in dem Modell von Andrews et al. (1991) deuten ferner an, dass die Vermutung, infertile Paare führten durchweg eine belastete Partnerschaft, unangemessen ist (vgl. auch Pook, Tuschen-Caffier, Krause & Florin, 2000).

Zusammenfassend lässt sich feststellen, dass die Studie von Andrews et al. (1991) einen Hinweis darauf gibt, dass partnerschaftliche Aspekte für die *Auswirkung* der Infertilitätsbelastung auf die allgemeine Lebenszufriedenheit von Bedeutung sind. Allerdings ist grundsätzlich bei jeder Pfadanalyse denkbar, dass bei Berücksichtigung zusätzlicher Faktoren die von den Autoren untersuchten Gesichtspunkte ein geringeres Gewicht erhalten hätten. Außerdem finden sich in der Studie keine Hinweise, *was* an einem unerfüllten Kinderwunsch belastend ist, bzw. welche Aspekte die Infertilität subjektiv als aversiv erscheinen lassen. Hier erweisen sich kognitive Aspekte als relevant.

5. Kognitive Faktoren der Infertilitätsbelastung

Der oben beschriebenen Arbeit von Andrews et al. (1991) lag der Anspruch zugrunde, partnerschaftliche Mediatoren einer Infertilitätsbelastung zu untersuchen. Dabei berücksichtigten die Autoren mit dem sexuellen Selbstwertgefühl eine Variable, die in Studien zur Infertilität auch als kognitiver Faktor der Infertilitätsbelastung betrachtet wurde (z. B. Berg, Wilson & Weingartner, 1991; Edelmann, Humphrey & Owen, 1994). Besonderes Augenmerk ist bei der Untersuchung kognitiver Faktoren jedoch der Bedeutung von Attributionen, Kontrollüberzeugungen und situativen Bewertungen gewidmet worden. Berg et al. (1991) fanden beispielsweise, dass die Selbstzuschreibung persönlicher Verantwortung für die Infertilität mit einem erhöhten Belastungserleben verbunden ist. Kedem et al. (1990) fanden dagegen keine Korrelation zwischen einer internalen Attribution der Infertilitätsursache und dem Belastungsausmaß. Abbey und Halman (1995) konnten ebenfalls keine Zusammenhänge zwischen dem Belastungsniveau bzw. der Lebensqualität und einer Zuschreibung persönlicher Verantwortung entdecken. Auch die Attribution auf Partner, Ärzte oder Gott korrelierte in dieser Untersuchung nicht mit der Lebensqualität. Dagegen fanden Abbey und Halman (1995) eine negative Korrelation zwischen einer Zufallsattribution und der Lebensqualität. Stanton (Stanton, 1991; Stanton, Tennen, Affleck & Mendola, 1991) untersuchte die drei situativen Bewertungskategorien (Hilflosigkeit, Bedrohung und Herausforderung) aus dem Stresskonzept von Lazarus und Folkman (1984) auf ihre Bedeutung für die Infertilitätsbelastung. Im Gegensatz zu den Untersuchungsteilnehmerinnen zeigte sich für die Männer ihrer Untersuchungsgruppen kein durchgängiges Zusammenhangsmuster zwischen dem Befinden und den drei situativen Bewertungskategorien.

Vor dem Hintergrund dieser teilweise uneinheitlichen Befunde widmeten sich zwei eigene Untersuchungen ausführlich der Bedeutung von Kognitionsmustern bei Infertilität. Bei der Entwicklung eines Fragebogens zur Erfassung von Kognitionen bei Infertilität (Pook et al., 1999c) ist es trotz entsprechender Fragen im Itempool nicht möglich gewesen, einen Faktor zu identifizieren, der im Zusammenhang mit spezifischen Attributionsmustern stand. Dieses Ergebnis stützt Vorbefunde, nach denen Attributionsmuster bei Infertilität eine untergeordnete Bedeutung zu haben scheinen. Stattdessen zeigten sich vier spezifische Kognitionsmuster, die jeweils mit der Befindlichkeit korrelierten. Ein hohes Belastungsniveau stand sowohl im Zusammenhang mit Gedanken der Hilflosigkeit als auch mit einer ausgeprägten Beschäftigung mit der eigenen Befindlichkeit. Eine starke kognitive Beschäftigung mit Lösungsmöglichkeiten für die Infertilität wie z. B. Behandlungsangebote steht ebenfalls mit einer erhöhten Belastung in Zusammenhang. Kognitionen wie die Gewissheit, auch ohne Kind ein ausgefülltes Leben führen zu können, erwiesen sich in der Arbeit von Pook et al. (1999c) als negativ korreliert mit dem Belastungsniveau, was die Angemessenheit solcher Gedanken unterstreicht.

Im Rahmen einer anderen Arbeit (Pook et al., 1999b) wurden spezifische kognitive Aspekte faktoranalytisch auf ihre Bedeutung für eine infertilitätsbedingte Belastung untersucht. Es zeigte sich, dass direkte Selbsteinschätzungen der Infertilitätsbelastung für Männer mit sechs weiteren Aspekten zusammenhängen. Zum einen sind dies alle drei situativen Bewertungskategorien (Hilflosigkeit, Bedrohung und Herausforderung) aus dem Stresskonzept von Lazarus und Folkman (1984). Zum anderen sind die Stärke des Kinderwunsches, die Häufigkeiten von Gedanken an den Kinderwunsch sowie die Wichtigkeit eines Kindes für die Lebensplanung belastungsrelevante Aspekte. Im Sinne der Konstruktvalidität ist ferner interessant, dass weder eine partnerschaftliche noch eine berufliche Belastung eine substantielle Ladung auf dem Faktor Infertilitätsbelastung aufwies.

Zusammenfassend lässt sich somit feststellen, dass kognitive Aspekte von zentraler Bedeutung für den Belastungsgrad infertiler Männer sind. Hier ist zum einen die Einschätzung der Hilflosigkeit zu nennen. Zum anderen erweist sich eine kognitive Involviertheit in die Infertilität als nachteilig. Aufgrund der Relevanz einer kognitiven Involviertheit kann es dann nicht überraschen, dass die Einschätzung der Infertilität sowohl als Bedrohung wie auch als Herausforderung mit einem hohen Belastungsniveau korrespondieren. Dagegen liegen mehrere Studien vor, die auf eine nur begrenzte Wichtigkeit der internalen Ursachenattribution deuten. Es scheint allerdings adaptiv zu sein, wenn das Ausbleiben einer Schwangerschaft als Zufall bewertet wird. Insgesamt deutet sich also an, dass kognitive Faktoren für das Ausmaß der Infertilitätsbelastung von Bedeutung sind, während partnerschaftliche Faktoren (s. o.) relevant sind, damit sich die Infertilitätsbelastung auf die allgemeine Lebenszufriedenheit auswirkt. Doch sind kognitive Faktoren nicht für das Belastungs*ausmaß* aufgrund eines unerfüllten Kinderwunsches bedeutsam, sondern auch bei der Belastungs*verarbeitung* (Coping) bei Infertilität.

6. Behaviorale Faktoren der Infertilitätsbelastung (Coping)

Die Untersuchungen zur Effektivität verschiedener Copingstrategien bei Infertilität basieren mehr oder weniger explizit auf der Annahme, dass das Ausmaß der persönlichen Belastung durch das Copingverhalten moderiert wird (z. B. Folkman & Lazarus, 1988). In Tabelle 1 sind Studien dargestellt, in denen die Adaptivität des Copingverhaltens infertiler Männer untersucht wurde (mind. n = 20). In den meisten Studien wurde der Ways-of-Coping-Fragebogen (Lazarus & Folkman, 1984) in der Faktorlösung von Folkman, Lazarus, Dunkel-Schetter, DeLongis & Gruen (1986) eingesetzt. Deshalb beschränkt sich die Darstellung in Tabelle 1 auf die acht Copingstrategien dieses Fragebogens. Die Adaptivität der Copingstrategien wurde sehr unterschiedlich operationalisiert und selbst innerhalb der einzelnen Studien wurden teilweise verschiedene Kriterien gewählt. So wurde sowohl die infertilitätsspezifische Belastung betrachtet wie auch anhand von Depressivitäts- oder Ängstlichkeitsskalen die allgemeine Belastung. Auch die allgemeine oder infertilitätsbezogene Anpassung wurde gelegentlich erhoben. Unter dem Gesichtspunkt, dass eine infertilitätsbedingte Belastung einen Risikofakor für eine Verschlechterung der Ejakulatqualität darstellt (Pook et al., 1999b) setzten Pook, Krause und Röhrle (1999a) das Copingverhalten u. a. in Beziehung zu Veränderungen der Ejakulatqualität.

Tabelle 1: Adaptivität von Coping bei Infertilität

Studie	Abhängige Variable	Copingstrategien							
		Konfrontative Bewältigung	Distanzierung	Selbstkontrolle	Suchen sozialer Unterstützung	Verantwortungsübernahme	Flucht/Vermeidung	Aktives Problemlösen	Positive Neubewertung
Sabatelli, Meth & Gravazzi (1988)	Anpassung an Infertilität				+				+
	Depressivität				-				+
	Ängstlichkeit				o				o
Cook, Parsons, Mason & Golombok (1989)	Depressivität						-		
	State-Ängstlichkeit						-		
	Trait-Ängstlichkeit						o		
Stanton (1991)	Allgemeine Belastung	-	o	-	o	o	-	o	o
	Allgemeines Wohlbefinden	o	o	-	o	o	o	o	+
Stanton, Tennen, Affleck & Mendola (1992)	Allgemeine Belastung	o	o	o	o	o	-	o	o
Huth (1992)	Infertilitätsbelastung	o	o	-	o	o	-	o	o
Abbey, Andrews & Halman (1994)	Allgemeine Belastung							-	
Morrow, Thoreson & Penney (1995)	Allgemeine Belastung						-		
Band, Edelman, Avery & Brinsden (1998)	Infertilitätsbelastung	o	o	o	o	o	-	o	o
	Depressivität	o	o	-	o	o	-	o	o
	State-Ängstlichkeit	o	o	-	+	-	-	o	o
	Trait-Ängstlichkeit	o	o	-	o	-	-	o	o
Pook, Krause & Röhrle (1999a)	Infertilitätsbelastung		+	-	-	-	-	-	o
	Veränderung der Ejakulatqualität		+	-	o	-	-	-	o

+ adaptive Copingstrategie
- nicht adaptive Copingstrategie
o kein signifikanter Zusammenhang

Zusammenfassend lässt sich feststellen, dass mit einer Ausnahme sämtliche Studien, in denen ein spezifisches Maß für Flucht und Vermeidungs-Coping Verwendung fand, die Nachteiligkeit dieses Verhaltens erkennen ließen. Für die anderen Copingstrategien ist das Bild weniger klar. Zumindest vier Studien deuten auf einen negativen Effekt der Selbstkontrolle. Bemerkenswert erscheint ferner der Befund von Sabatelli et al. (1988), nach dem die Suche nach Unterstützung in gleicher Form mit Depressivität und (angemessener) Anpassung an die Infertilität verbunden ist. Ferner fällt auf, dass sich ansonsten nur bei Band et al. (1998) ein positiver Effekt für die Suche nach sozialer Unterstützung abzeichnet, allerdings auch nur bei einer von vier Belastungsvariablen. Bei Pook et al. (1999a) fand sich dagegen erneut ein negativer Effekt im Zusammenhang mit der Suche nach sozialer Unterstützung. Während für ein aktives Problemlösen keine positiven Befunde vorliegen, lassen zumindest zwei Studien die Angemessenheit einer positiven Neubewertung vermuten.

Diese insgesamt uneindeutige Befundlage kann zum einen durch unterschiedliche Arten der Fragebogenauswertung bedingt sein (relative vs. absolute Werte, vgl. z. B. Hart, 1996). Zum anderen können hier situative Faktoren eine Rolle spielen. So fand Terry (1994), dass zwar das individuelle Copingverhalten relativ stabil ist. Doch bei Kontrolle der Bedeutung stabiler Faktoren zeigten sich mit der Art des Stressors sowohl situative Einflüsse als auch mit der situativen Bewertung des Betroffenen ein Einfluss der Interaktion von Situation und Person. Ferner ist zu berücksichtigen, dass in den meisten Untersuchungen die Instruktion gegeben wurde, das Copingverhalten im Zusammenhang mit „der Infertilität" zu beschreiben. Da „die Infertilität" wie viele chronische Stressoren keinen homogenen Stressor darstellt (vgl. z. B. McQueeney, Stanton & Sigmon, 1997), besteht somit die Möglichkeit einer situativen Varianz. Um ihr Copingverhalten im Zusammenhang mit der Infertilität zu beschreiben, bezogen sich beispielsweise die Untersuchungsteilnehmer von Huth (1992) auf heterogene Situationen wie die Infertilitätsbehandlung, den Vergleich mit Fertilen, Konflikte mit der Partnerin oder die Belastung der Partnerin. Es ist naheliegend, dass für diese Vielzahl von Problemsituationen nicht ein generell vorteilhaftes Copingverhalten zu identifizieren ist.

Darüber hinaus stellen einige der genannten Problemsituationen nach dem Modell von Andrews et al. (1991, s. o.) eher Mediatoren dar, die bei der Auswirkung der Infertilitätsbelastung auf die allgemeine Lebenszufriedenheit von Bedeutung sind. Um stattdessen die tatsächliche Infertilitätsbelastung in den Vordergrund zu stellen, wurden die Untersuchungsteilnehmer im Rahmen einer eigenen Studie (Pook et al., 1999a) gebeten, sich bei der Beschreibung ihres Copingverhaltens auf die letzte Situation zu beziehen, in der sie erfuhren, dass entgegen ihrer Hoffnung wieder keine Schwangerschaft eingetreten war. In der Untersuchung zeigte sich, dass ein geringes Gesamtcopingbemühen günstig ist, wobei dieses Gesamtcopingbemühen vorwiegend aus distanzierenden Verhaltensweisen bestehen sollte. Dieses Ergebnismuster wird zum einen durch die Befunde gestützt, dass eine kognitive Involviertheit in die Infertilität nachteilig ist. Zum anderen liegt mit der Goodness-of-Fit-Hypothese ein theoretisches Konzept vor, mit dem dieses Ergebnis erklärt werden kann (z. B. Forsythe & Compas, 1987). Nach der Goodness-of-Fit-Hypothese ist ein aktives Coping vorteilhaft, wenn der Stressor kontrollierbar ist, jedoch nicht, wenn er unveränderbar ist. In dem Fall sollte eher ein emotionsbezogenes Coping gezeigt werden, das auf eine affektive Stabilisierung abzielt. Da die betroffenen Patienten keine Kontrolle über ihren Fertilitätsstatus haben, ist es plausibel, dass ein emotionsbezogenes Copingverhalten wie eine Distanzierung bei Infertilität vorteilhaft ist.

Auf den ersten Blick könnte dies dazu verleiten, Patienten unmittelbar zu ermutigen, mehr Distanz zu ihrer Infertilität zu entwickeln. Eine solche Anregung ist jedoch unangemessen, da sie im Widerspruch steht zu den Wertvorstellungen eines Patienten, falls für ihn ein eigenes Kind eine hohe Priorität hat (vgl. z. B. Tuschen & Fiegenbaum, 1996). Darüber hinaus müssen bei der Infertilitätsbehandlung nicht nur die Überzeugungen des Mannes berücksichtigt werden, sondern auch die Erwartungen seiner Partnerin. Häufig wird das in der klinischen Praxis zu beobachtende Phänomen beschrieben (z. B. Wright et al., 1991), dass sich bei infertilen Paaren die Frau von ihrem Partner mehr Engagement bei der Infertilitätsbehandlung wünscht. Im Vergleich zu Frauen bemühen sich Männer nicht nur seltener um medizinische Hilfe bei Infertilität (Olsen et al., 1996), sondern sie bedürfen auch größerer äußerer Einwirkung, um sich einer Fertilitätsdiagnostik zu unterziehen (McGrade & Tolor, 1981). Vor diesem Hintergrund besteht bei der Anregung zu mehr Distanz die Gefahr, dass dieses Behandlungsziel nicht den Wünschen des Patienten entspricht, wenn eine Vaterschaft für ihn sehr wichtig ist. Oder aber es bestünde die Gefahr, dass es zu partnerschaftlichen Spannungen kommt, da sich die Partnerin des Patienten nicht genügend unterstützt fühlen könnte.

Es deutet sich somit an, dass eine größere Distanz zum Kinderwunsch nur *mittelfristig* das Ziel eines psychotherapeutischen Behandlungsangebots an Infertile sein sollte. Auch wenn eine kognitive Involviertheit besonders ungünstig für das Belastungsniveau bei einem unerfüllten Kinderwunsch ist, sollte nicht übersehen werden, dass die Infertilitätsbelastung auch noch andere Aspekte beinhaltet, wie z. B. eine subjektive Hilflosigkeit. Als eher *kurzfristiges* Behandlungsziel könnte daher die Verringerung der subjektiven Hilflosigkeit lohnend sein. Ein entsprechender Behandlungsschwerpunkt wurde von Florin, Tuschen-Caffier, Krause und Pook (2000) gewählt. Im Mittelpunkt dieser Paartherapie steht die Überwindung der subjektiven Hilflosigkeit unter anderem durch eine Änderung der partnerschaftlichen Sexualität. Ein weiterer Behandlungsschwerpunkt liegt auf einer Wissensvermittlung im Zusammenhang mit der Infertilität. In der Therapieevaluation (Tuschen-Caffier, Florin, Krause & Pook, 1999) zeigte sich neben anderen positiven Ergebnissen (erhöhte Schwangerschaftsrate, verbesserte Samenzellkonzentration, verringerte Hilflosigkeit) das Katamneseresultat, dass trotz ausgebliebener Schwangerschaft die problembezogenen Gedanken signifikant abgenommen hatten. Bei Männern *und* Frauen wurde das Verhalten erkennbar, dass sich in der Studie von Pook et al. (1999a) als vorteilhaft für Männer im Umgang mit der Infertilität erwies. Somit ist es denkbar, dass sich bei den Patienten von Tuschen-Caffier et al. (1999) durch die Überwindung der subjektiven Hilflosigkeit und durch eine größere Aktivität das Gefühl entwickeln konnte, alles getan zu haben für einen Schwangerschaftseintritt, um so mittelfristig eine größere Distanz zum Kinderwunsch zu haben.

Ein solch relativ umfangreiche psychologische Betreuung ist in der reproduktionsmedizinischen Behandlungsroutine natürlich kaum zu leisten. Hier erwies sich jedoch die ausführliche Vermittlung von Informationen über Behandlungsablauf und -möglichkeiten als hilfreich für die Patienten. Es ist jedoch zu beachten, dass eine

Beratung zum Umgang mit infertilitätsbedingten Problemen im Rahmen der reproduktionsmedizinischen Behandlungsroutine offenbar eher belastungsinduzierend ist (Takefman et al., 1990, s. o.).

Für die Zukunft ist es wünschenswert, wenn weitere psychotherapeutische Behandlungsangebote zur Belastungsreduktion Infertiler entwickelt *und* evaluiert werden. Die Entwicklung sollte jedoch nicht ad hoc erfolgen, sondern auf theoretischen Konzepten der Stressforschung basieren (wie z. B. McQueeney et al., 1997) oder zumindest die empirischen Befunde zur Infertilitätsbelastung berücksichtigen. Vor dem Hintergrund der Diskussion, ob die Notwendigkeit psychotherapeutischer Angebote bei Infertilität überschätzt wird (vgl. z. B. Boivin, 1997), sollte darüber hinaus die Zielgruppe der tatsächlichen Interessenten genauer ermittelt werden. So deutet eine eigene Untersuchung (Pook, Röhrle, Tuschen-Caffier & Krause, in Druck) darauf hin, dass (subklinisch) depressive Männer für ein psychologisches Behandlungsangebot für infertile Paare eher offen sind. Da sich der Ejakulatbefund offenbar nicht nachhaltig auf das Belastungsniveau auswirkt, erwies sich dieser Aspekt als *zusätzlich* relevant für die Inanspruchnahme psychologischer Paarbetreuung. Ferner bleibt zu erwägen, ob die Selbstzuschreibung von Verantwortung für die Infertilität durch die männlichen Patienten und eine geringe partnerschaftliche Belastung von Bedeutung sind (vgl. Pook et al., in Druck).

Psychische Auswirkungen neuer Techniken der Reproduktionsmedizin und Wunsch nach psychologischer Hilfestellung aus der Sicht des Mannes

Manfred E. Beutel, Peter Kirchmeyer, Wolfgang Weidner, Julio G. Herrero, Frank-Michael Köhn, Immo Schroeder-Printzen, Holger Gips und Jörg Kupfer

Zusammenfassung

In zahlreichen Studien wurden die psychischen Belastungen dargestellt, die sich während einer reproduktionsmedizinischen Behandlung (meist IVF) für die Patientinnen ergeben. Die Partner waren seltener Untersuchungsgegenstand oder verweigerten häufiger die Teilnahme. Durch die Einführung von neuen Behandlungsmöglichkeiten der männlichen Infertilität, wie MESA/TESE, sind die Partner durch die notwendigen Operationen allerdings wesentlich stärker in das Behandlungsverfahren involviert.

Deshalb hat diese retrospektive Studie das Ziel psychische Belastungen durch den unerfüllten Kinderwunsch und die reproduktionsmedizinische Behandlung, insbesondere bei MESA/TESE-Teilnehmern im Vergleich zu den Partnern von ICSI- und IVF-Patientinnen, zu bestimmen. Die Fragebögen, die von den Partnern getrennt ausgefüllt werden sollten, wurden an alle Paare verschickt, die im Laufe eines Jahres eine reproduktionsmedizinische Behandlung begonnen hatten. Neben eigenen Fragen kamen zwei standardisierte Verfahren zur Erfassung von Depressivität (D-S) und Selbstwertgefühl zum Einsatz. Die Rücklaufquote betrug 62%, was zu einer Stichprobengröße von 299 Männer und 299 Frauen führte. Wie die Auswertung der Krankenakten zeigte, nahmen vermehrt Paare teil, bei denen eine Schwangerschaft eingetreten war. Gegenüber IVF-Partnern waren Männer aus den MESA/TESE- und ICSI-Gruppen stärker belastet durch die Behandlung. Es fanden sich bei ihnen aber keine generell erhöhte Depressivität oder Selbstwerteinbußen. Die Männer der MESA/TESE-Gruppe waren am optimistischsten bezüglich der Erfolgserwartung. Die Hauptlast der Behandlung lag weiterhin bei den Frauen, die v. a. bei erfolgloser Behandlung auch mehr interessiert an psychologischer Betreuung waren. Klinisch relevante Risikomerkmale für die psychische Belastung der Männer, wie die Zuschreibung der subjektiven Verantwortlichkeit, werden diskutiert.

Summary

Numerous studies demonstrated considerable psychological stresses during reproductive treatment (usually IVF) for women. Male partners were rarely studied and tended to decline from participation. Partners are more strongly involved in new treatment options for male infertility such as MESA and TESE (e.g. by the need for operations). The purpose of this retrospective study was therefore to identify treatment-related stresses of men undergoing MESA/TESE-treatment as compared to the partners of women treated by IVF and ICSI-procedures. All couples who had started treatment in the course of one year were mailed questionnaires to be filled out separately. In addition to questions regarding infertility and treatment – related strains, depression and self-esteem were assessed by standardized scales: 299 men and 299 women participated (62% of those eligible). As analysis of the medical charts revealed, successful couples were more likely to participate. MESA/TESE and ICSI carried additional treatment-related strains for the men. These men, however, had no increased depression scores or a reduced self-esteem. Men in the MESA/TESE group were most optimistic regarding treatment outcome. Women still carried most of the burdens and had stronger wishes for psychological support, particularly in the case of treatment failure. Risk factors for strains of the men (e.g. self-blame) are discussed.

1. Einleitung

Die Ursachen für den unerfüllten Kinderwunsch sind etwa gleich häufig bei Männern und Frauen anzusiedeln (DeKretser, 1997). Bis vor ca. 10 Jahren bedeuteten allerdings Diagnosen wie Oligozoospermie (verminderte Anzahl funktionstüchtiger Spermien) und Azoospermie (keine funktionstüchtigen Spermien im Ejakulat aufgrund von Verschluss der Samenleiter oder Störung der Produktion), dass diese Paare lediglich mit heterologer Insemination (Samenfremdspende) im Zuge einer IVF behandelbar waren. Dieses Verfahren war aber mit einer Fülle von ethischen, psychischen und juristischen Bedenken verbunden. Seit ca. 10 Jahren stehen Behandlungsverfahren zur Verfügung, die die Behandlung der männlichen Infertilität erlauben. Die intrazytoplasmatische Spermatozoeninjektion (ICSI) kann als Behandlungsverfahren bei Oligozoospermie durchgeführt werden. In Kombination mit mikrochirurgischen Techniken der MESA (Mikrochirurgische Epididymale Spermatozoen Extraktion) und TESE (Testikuläre Spermatozoenextraktion) kann dieses Verfahren auch bei Azoospermie Anwendung finden (Köhn & Schill, 2000).

Bisher existieren allerdings nur wenige Studien, die sich mit der Verarbeitung der ungewollten Kinderlosigkeit bei männlicher Infertilität beschäftigten. Zudem sind die vorliegenden Ergebnisse widersprüchlich. Die Studien wurden meist zu einem Zeitpunkt durchgeführt, zu dem noch keine Behandlungsverfahren für die männliche Infertilität vorlagen. Deshalb sind die Ergebnisse immer unter dem Blickwinkel der fehlenden Behandlungsmöglichkeit für den infertilen Mann zu interpretieren. In einer der ersten Studien zu diesem Thema (Conolly, Edelmann & Cooke, 1987) war die emotionale Belastung von Frauen und Männern erhöht, wenn die Ursache der Kinderlosigkeit in der männlichen Infertilität begründet war. Unter dieser Voraussetzung wurde auch die Partnerschaft als stärker beeinträchtigt erlebt. Außerdem berichteten beide Partner eine erhöhte Unzufriedenheit mit Diagnostik und Behandlung, wenn ein Fertilitätsproblem beim Mann festgestellt worden war (Owens & Read, 1984). Diese Ergebnisse konnten allerdings in einer späteren Studie nicht repliziert werden (Morrow, Thoreson & Penney, 1995). Andere Studien fanden, dass die Männer mehr an dem unerfüllten Kinderwunsch und einem verminderten Selbstwertgefühl litten, wenn die Ursache der Kinderlosigkeit bei ihnen lag (Kedem, Mikulincer, Nathanson & Bartoov, 1990). Eine generelle Selbstwerteinbuße konnte jedoch in einer späteren Studie nicht belegt werden (Küchenhoff & Könnecke, 1998). Rohde et al. (1997) konnten zeigen, dass die männlichen Teilnehmer einer Kinderwunschsprechstunde der Vaterschaft eine sehr große Bedeutung für die eigene Lebensgestaltung, Sinngebung, Identität und als Quelle positiver Emotionen zuschrieben, wobei die Bedeutung des Kinderwunsches mit der Dauer der Behandlung zunahm; Küchenhoff und Könnecke (2000) zufolge war die Verarbeitung des unerfüllten Kinderwunsches erschwert, wenn die mangelnde Zeugungsfähigkeit als gravierende Kränkung erlebt wurde oder mit dem Kinderwunsch ein starker Wunsch nach Ausgleich eigener Mangelerfahrungen verbunden war.

Insgesamt scheint der unerfüllte Kinderwunsch für die betroffenen Paare nicht nur die Vereitelung zentraler Lebensziele zu bedeuten, sondern zieht auch eine Reihe weiterer Beeinträchtigungen nach sich, wie Verringerung des Selbstwertgefühls und Belastungen für die Partnerschaft, Sexualität und die sozialen Beziehungen. In zahlreichen psychologischen Studien mit IVF-Patientinnen (Abbey, Halman & Andrews, 1992; Boivin, 1997; Felder, Pantke-Ehlers & Meyer, 2000) konnte gezeigt werden, dass die reproduktionsmedizinische Behandlung mit großen psychischen und körperlichen Belastungen verbunden ist. Emotionale Rückschläge, erhöhte Depressivität, vermindertes Selbstwertgefühl und die Beeinträchtigung des Sexuallebens scheinen dabei die gravierendsten Belastungen für die Patientinnen darzustellen. Über die Belastungen der Männer sind nur wenige Kenntnisse vorhanden (Beutel et al., 1999; Küchenhoff & Könnecke, 1998). Sie waren seltener bereit an den vorliegenden Studien teilzunehmen. Wenn sie teilnahmen, waren sie über die Behandlung weniger informiert als ihre Partnerinnen. Für sie stand die Samenspende im Vordergrund, verbunden mit Versagensängsten oder Befürchtungen, ihr Sperma könnte vertauscht werden (Strauß, Argiriou, Buck & Mettler, 1991). Insgesamt zeigten sie sich aber meist geringer psychisch belastet als ihre Partnerinnen. Zwei mögliche Gründe hierfür werden diskutiert. Zum einen sind die Männer aus den zeitaufwendigen, nebenwirkungsreichen IVF-Behandlungen ihrer Partnerinnen weitgehend ausgeschlossen und zum anderen schien der Kinderwunsch für ihre Lebensplanung weniger bedeutsam und sie verfügten über mehr selbstwertstabilisierende Alternativen als ihre Partnerinnen (Dunkel-Schetter & Stanton, 1991).

Bedenkt man die große körperliche und psychische Belastung zumindest bei den Patientinnen, so verwundert es, dass nur wenige Kenntnisse zum *Bedarf an psychologischen Hilfen* bei der reproduktionsmedizinischen Behandlung vorliegen. In der Studie von Shaw, Johnston und Shaw (1988) wünschten 52% von 60 Paaren, die auf die IVF-Behandlung warteten, zusätzliche psychologische Unterstützung. Bei Ulrich, Strauß, Appelt und Bohnet (1988) waren dies 21% der Frauen, bei Hölzle (1990) 18% (individuell) bzw. 16% (Paarberatung). Nach erfolgloser IVF-Behandlung wünschten 24% der Frauen und 13% der Männer psychologische Unterstützung (Baram, Tourtelot, Muechler & Huang, 1988). Die Zufriedenheit mit der reproduktionsmedizinischen Behandlung hing maßgeblich von dem Erfolg ab: Nach Behandlungserfolg waren 67% zufrieden, nach Misserfolg aber nur 17% (Weaver, Clifford, Hay & Robinson, 1997). Die tatsächliche *Inanspruchnahme* psychologischer Beratung war weit geringer als die subjektiven Bedarfseinschätzungen (3% bis 15%; Baram et al., 1988; Strauß, Städing, Hepp & Mettler, 2000; Ulrich et al., 1988).

Obgleich die neueren ICSI-Verfahren bereits mindestens so häufig durchgeführt werden wie IVF, fehlen Studien zu den psychischen Auswirkungen der ICSI- und MESA/TESE-Behandlung. Im Gegensatz zur IVF werden diese Behandlungen ausschließlich (MESA/TESE) oder vorwiegend bei männlicher Infertilität durchgeführt. Die eingehenden und wiederholten andrologischen Untersuchungen stellen dabei einen hohen zeitlichen Aufwand für die Männer dar. Bei MESA/TESE ist außerdem ein operativer Eingriff erforderlich, in Vollnarkose oder perkutan in Lokalanästhesie (Levine & Lisek, 1998; Pavlovich & Schlegel, 1997). Vitale (bewegliche) Spermatozoen werden anschließend aufbereitet und tiefgefroren. Durch die Kryokonservierung vermindert sich der Behandlungsaufwand. Wiederholte Operationen zur Gewinnung von Spermatozoen sind meist überflüssig. Nach einer Übersichtsarbeit (Pavlovich & Schlegel, 1997) kann davon ausgegangen werden, dass bis zu 2% der Männer nach mikrochirurgischer Aspiration Komplikationen erleiden und 1% reoperiert werden müssen (Hämatom, Infektion). Für die meist gesunden Frauen ist die ICSI-Behandlung vergleichbar mit der IVF-Behandlung (Stimulationsbehandlung, Follikelpunktion, Embryotransfer). Für beide Partner kommt eine humangenetische Untersuchung und die Empfehlung einer pränatalen Diagnostik hinzu. Insgesamt ist die ICSI-Behandlung (mit oder ohne MESA/TESE) mit einem höheren Aufwand verbunden als die IVF-Behandlung.

Dabei können auch diese neueren Verfahren auf jeder Behandlungsstufe scheitern. Die Erfolgschancen sind IVF-Behandlungen vergleichbar und hängen vor allem vom Alter der Frau ab (Grimbizis et al., 1998). Van Steirteghem et al. (1998) gaben 27% Entbindungen pro durchgeführtem Embryotransfer an (vgl. Köhn & Schill, 2000; Schroeder-Printzen, Köhn, Ludwig & Weidner, 1997); die Schwangerschaftsrate unterschied sich statistisch nicht signifikant zwischen ejakulierten, aus dem Nebenhoden oder Hoden entnommenen Spermatozoen.

Um die psychischen Auswirkungen der neuen reproduktionsmedizinischen Verfahren auf die Männer zu bestimmen, verglichen wir Paare nach einer MESA/TESE-Behandlung mit Paaren, die sich einer ICSI- oder IVF-Behandlung unterzogen hatten. Folgende Fragen sollten untersucht werden:

1) Wie belastend sind der unerfüllte Kinderwunsch und die reproduktionsmedizinische Behandlung für Männer im Vergleich zu ihren Frauen?
2) Unterscheiden sich die psychischen Auswirkungen auf die Männer und ihre Partnerinnen bei den neuen ICSI- und MESA/TESE-Verfahren (verglichen mit IVF)?
3) Welche Wünsche bestehen bei den verschiedenen Behandlungsverfahren nach psychologischer Unterstützung?

Wir gingen von den Hypothesen aus, dass a) die Männer durch den unerfüllten Kinderwunsch und die Behandlung insgesamt weniger belastet sind als ihre Frauen, b) die Belastung für beide Partner bei Misserfolg verstärkt ist und c) Männer durch die MESA/TESE-Behandlung in höherem Maße belastet sind als Männer, deren Frauen sich einer ICSI- oder IVF-Behandlung unterzogen haben.

2. Methode

2.1 Patienten

Im Zuge der retrospektiven Studie (Oktober/November 1997) wurden Fragebögen an alle Paare versandt, deren Partnerinnen ihren ersten Behandlungszyklus mit ICSI oder IVF zwischen dem 1. Mai 1996 und dem 30. April 1997 an der Universität Gießen hatten. Da im Untersuchungszeitraum noch zu wenige Paare mit MESA/TESE behandelt worden waren, wurden in einer zweiten Welle (Juni 1998) weitere

12 Paare, die zwischen Mai und Dezember 1997 nach einem MESA/TESE-Eingriff in das ICSI-Programm aufgenommen worden waren, mit den gleichen Verfahren untersucht. Ausschlusskriterien für beide Untersuchungszeitpunkte waren mangelnde deutsche Sprachkenntnisse (N=3 Paare) oder das Fehlen einer gültigen Adresse (N=10; z. B. Wegzug in das Ausland).

Der MESA/TESE-Eingriff wurde bei Azoospermie nach der operativen Standardtechnik mit Hodenfreilegung (Schroeder-Printzen et al., 1997) unter Vollnarkose (in 2 Fällen in rückenmarksnaher Anästhesie) durchgeführt. Für die anschließende ICSI-Behandlung wurden die gewonnenen Spermatozoen kryokonserviert (im Folgenden ist vereinfacht von „MESA/TESE"-Gruppe die Rede). Bei der ICSI-Gruppe erfolgte die Befruchtung, ebenso wie bei der IVF-Gruppe mit ejakulierten Spermien (durch Masturbation gewonnen).

Die Gruppeneinteilung (ICSI, MESA/TESE, IVF) erfolgte aufgrund der Krankenakten. Insgesamt konnten 482 Paare angeschrieben werden, die nicht unter die Ausschlusskriterien fielen. In 299 Fällen füllten beide Partner die Fragebögen aus (62%). 165 Paare (34%) antworteten überhaupt nicht, während bei weiteren 18 Paaren lediglich die Partnerinnen (4%) die ausgefüllten Fragebögen zurück sandten. Diese Gruppe wurde ebenfalls aus der Studie ausgeschlossen. Der Rücklauf war bei MESA/TESE mit anschließender ICSI-Behandlung am höchsten (77%), während ICSI-Teilnehmer deutlich seltener antworteten (57%). Aus der IVF-Gruppe antworteten 67% (Chi²(2)=12.78; p<.01).

Um zu bestimmen, wie repräsentativ unsere Stichprobe ist, wurden klinische und soziodemographische Angaben aus den Krankenakten der Nichtteilnehmer entnommen und mit denen der Teilnehmer verglichen. Nichtteilnehmende Männer (t(469)= 2.04; p<.05) und Frauen (t(318)=3.09; p<.01) waren älter und hatten weniger Behandlungszyklen (t(470)=3.36; p<.001). Sie berichteten signifikant weniger Schwangerschaften bzw. Entbindungen (Chi²(2)=19.52; p<.001). Sie hatten aber bereits vor der Sterilitätsbehandlung häufiger Kinder als Studienteilnehmer (Chi²(1)=11.48; p<.001). Die Dauer des unerfüllten Kinderwunsches und der Behandlung unterschieden sich nicht. Eine Übersicht über die Studienteilnehmer gibt Tabelle 1.

Von den 299 Paaren wurden 45% mit ICSI, weitere 11% kombiniert mit MESA (N=13) oder TESE (N=21) behandelt (Tabelle 1); mit IVF 44%. MESA/TESE-Teilnehmer waren am ältesten (vergleichbar den IVF-Partnern); ihre Partnerinnen waren am jüngsten (vergleichbar den Frauen der ICSI-Gruppe). Die Kinderwunschdauer war in der MESA/TESE-Gruppe am kürzesten, bei der IVF-Gruppe am längsten. Die bisherige Behandlungsdauer unterschied sich dagegen nicht. Erwartungsgemäß differierten die Sterilitätsursachen: Bei ICSI-Teilnehmern lag in der Regel eine Oligozoospermie vor, es fanden sich auch kombinierte und – selten – vorwiegend weibliche Ursachen. Bei MESA/TESE standen eindeutig männliche Ursachen im Vordergrund. Diagnostisch lag der Azoospermie meist ein Verschluss der Samenleiter (N=12) oder eine Schädigung des Hodens (N=9) zu Grunde, seltener ein Zustand nach Vasektomie, ein Tumor, eine Spermato- bzw. Varikozele oder eine Querschnittslähmung. Der operative Eingriff (MESA/TESE) lag zum Zeitpunkt der Erhebung durchschnittlich 12 Monate zurück (5 bis 28 Monate). IVF wurde vor allem bei weiblicher Sterilität durchgeführt. Die höhere Zahl der Behandlungszyklen bei ICSI-

und IVF-Paaren erklärte sich aus dem Zeitbedarf für die MESA/TESE-Operation und den Vorbehandlungen einiger ICSI- und IVF-Paare an anderen Zentren. Die Raten der Schwangerschaften und Entbindungen lagen in allen 3 Gruppen zwischen 20 und 30%. Nahezu alle Paare waren verheiratet; auffällig war der hohe Anteil geschiedener Männer bei MESA/TESE. Drei MESA/TESE-Teilnehmer hatten bereits eigene Kinder aus einer früheren Ehe, in der sie sich hatten sterilisieren lassen. Zwei weitere hatten eigene Kinder, waren aber nach einer Hodenoperation (Tumor bzw. Spermatozele) unfruchtbar geworden. Zwei Männer hatten Adoptivkinder (davon eines aus der ersten Ehe der Frau).

Tabelle 1: Stichprobenbeschreibung

		MESA/TESE N=34 11.4%		ICSI N=135 45.2%		IVF N=130 43.5%		Gesamt N=299 100%	
Alter (Jahre)	Männer	36.7 (30-48)		35.0 (24-56)		36.5 (28-55)		35.9 (24-56)[1] *	
	Frauen	32.1 (23-38)		32.4 (24-45)		34.0 (26-44)		33.1 (23-45)[2] **	
Kinderwunsch	Jahre	5.6 (1-15)		6.3 (2-25)		7.3 (2-25)		6.7 (1-25)[3] *	
Behandlungsdauer	Jahre	3.0 (1-7)		3.3 (1-25)		4.2 (1-21)		3.7 (1-25) n.s.	
		N	%	N	%	N	%	N	%
Sterilitätsursache	männlich	33	97.1	107	79.3	21	16.2	161	53.8[4] ***
	weiblich	0	0	7	5.2	77	59.2	84	28.1
	beide	1	2.9	21	15.6	10	7.7	32	10.7
	unbekannt	0	0	0	0	22	17.0	22	7.0
Zahl der Behandlungszyklen	1	28	82.4	57	42.2	57	43.9	142	47.5[5] ***
	2	5	14.7	61	45.2	51	39.2	117	39.1
	mehr	1	2.9	17	12.6	22	16.9	40	13.4
Behandlungsergebnis	nicht schw.	27	79.4	94	69.6	102	78.5	223	74.5 n.s.
	Schwanger	6	17.6	22	16.3	16	12.3	44	14.7
	Entbindung	1	2.9	19	14.1	12	9.2	32	10.7
Scheidung	Männer	7	26.3	7	5.3	17	13.3	31	10.4[6] **
	Frauen	2	5.0	3	2.3	20	15.2	25	8.4[7] ***
Kinder vorhanden	Männer	7	20.6	8	5.9	16	12.3	31	10.4[8] *
	Frauen	4	11.8	5	3.7	13	10.0	22	7.4[9] .10

Vergleich der 3 Behandlungsgruppen mit ANOVA (bzw. Chi²): [1] $F=3.49$; [2] $F=6.48$; [3] $F=3.86$; [4] $Chi^2(6)=176.50$; [5] $Chi^2(4)=20.35$; [6] $Chi^2(2)=9.23$; [7] $Chi^2(2)=15.68$; [8] $Chi^2(2)=7.34$; [9] $Chi^2(2)=4.95$; *** $p<.001$; ** $p<.01$; * $p<.05$; .10 $p<.10$

2.2 Messverfahren

Bei allen Paaren, die die Einschlusskriterien erfüllten, erhielten die Männer und Frauen postalisch getrennte Fragebögen mit frankierten Rückumschlägen. Mit den Fragebögen wurden klinische und soziodemographische Merkmale erfasst. Außerdem stellten wir Fragen zur Verarbeitung des unerfüllten Kinderwunsches, zu Belastungen durch die Sterilitätsbehandlung (Ängste, Beschwerden, zeitliche Anforderungen), Lebenszufriedenheit, Qualität der Paarbeziehung, positiven oder negativen Lebensereignissen, früheren Depressionen, psychotherapeutischen oder psychiatrischen Vorbehandlungen. Die Skala „Unterstützung durch den Partner" umfasste vier Items (Partner einfühlsam, gute Kommunikation, wenig Auseinandersetzungen, glückliche Beziehung; Cronbach $\alpha=.69$). Wünsche nach psychologischer Unterstützung wurden mit 3 Items differenziert: gemeinsam mit dem Partner, für die eigene Person, für den Partner.

Außerdem wurden standardisierte Messverfahren eingesetzt. Die Depressivität wurde mit der Depressivitäts-Skala (D-S; von Zerssen, 1976) erfasst. Dieses Verfahren misst mit 16 Items auf einer 4-Punkte-Skala (von „trifft nicht zu" bis „trifft völlig zu") eine ängstliche und reizbare depressive Verstimmung. Männer und Frauen wurden jeweils nach dem Alter mit Zufallsstichproben von 299 Männern und 299 Frauen aus einer repräsentativen Gemeindestichprobe von 1666 Männern und Frauen paarweise gematcht (von Zerssen, 1976) und bezüglich ihrer Depressivität verglichen. Für die Messung des Selbstwertgefühls wurde die deutsche Version der Rosenberg Selbstwertskala (Badura et al., 1987) eingesetzt. Dabei müssen 10 Items auf einer 5-Punkte-Skala (von „nicht zutreffend" bis „völlig zutreffend") beantwortet werden.

2.3 Statistische Auswertung

Die Daten wurden mit dem Statistical Package for the Social Sciences (SPSS) mit parametrischen (t-Test, Pearson Korrelation, ANOVA; MANOVA) und nichtparametrischen Verfahren (Chi^2, Spearman Rho) ausgewertet.

3. Ergebnisse

3.1 Belastungen der Männer durch den unerfüllten Kinderwunsch und die reproduktionsmedizinische Behandlung im Vergleich zu ihren Partnerinnen

Abb. 1 gibt eine Übersicht über die Belastung durch den unerfüllten Kinderwunsch und die Behandlung bei Männern und Frauen.

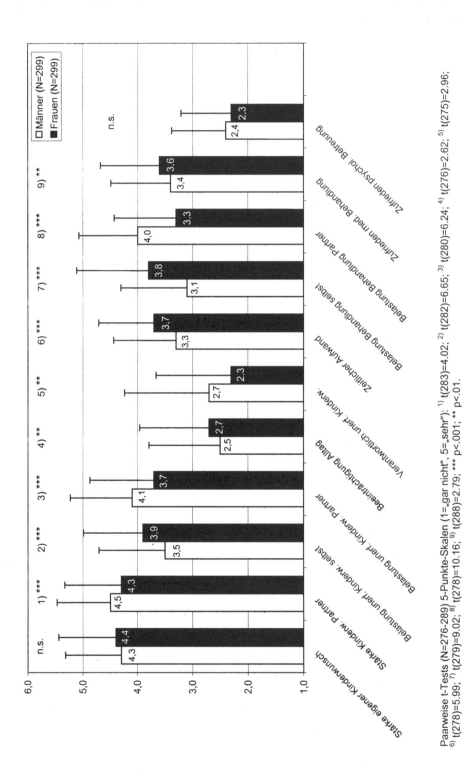

Paarweise t-Tests (N=276–289) 5-Punkte-Skalen (1=„gar nicht", 5=„sehr"): [1] t(283)=4.02; [2] t(282)=6.65; [3] t(280)=6.24; [4] t(276)=2.62; [5] t(275)=2.96; [6] t(278)=5.99; [7] t(279)=9.02; [8] t(278)=10.16; [9] t(288)=2.79; *** p<.001; ** p<.01.

Abb. 1: Belastung durch den unerfüllten Kinderwunsch, die Behandlung und Behandlungszufriedenheit: Männer und Frauen im Vergleich

Bezüglich der Stärke des Kinderwunsches bestand kein Unterschied; dieser wurde von Männern und Frauen sehr hoch angegeben. Die *Belastung durch den unerfüllten Kinderwunsch* war bei den Männern in der Selbstbeurteilung und der Fremdbeurteilung durch die Frauen geringer als bei den Frauen; dies galt auch für die resultierende Beeinträchtigung im Alltag. Auch schätzten beide Partner den *zeitlichen Aufwand* und die *Belastung durch die Behandlung* für die Frauen größer ein. Lediglich die *Verantwortlichkeit* für den unerfüllten Kinderwunsch wurde von den Männern höher angegeben als von den Frauen. Die *Zufriedenheit* mit der *medizinischen Betreuung* war höher als bei der *seelischen Betreuung*; Männer waren bzgl. der medizinischen Betreuung unzufriedener als ihre Partnerinnen. Für Männer und Frauen hing die Zufriedenheit mit der medizinischen Betreuung vor allem vom Behandlungserfolg ab (ANOVA, p<.001); dies galt bei den Frauen auch für die Zufriedenheit mit der seelischen Betreuung. Männer beurteilten die Wahrscheinlichkeit, durch die reproduktionsmedizinsche Behandlung ein Kind zu bekommen, etwas zuversichtlicher als die Frauen (57% vs. 53%; t(254)=2.25; p<.05).

Die Möglichkeit, auf eine offene Frage hin *Anmerkungen* zu ihrer Behandlung und zum Fragebogen zu machen, nutzten Männer seltener (13% machten insgesamt 99 Äußerungen; Mehrfachantworten) als die Frauen (23% mit 201 Äußerungen). Bei den Männern standen *äußere Belastungsaspekte* der Behandlung im Vordergrund (38%), oft Umstände der Spermaabgabe (z. B. „Spermagewinnung auf dem Klo ist echt beschissen!"), gefolgt von Klagen über einen *unpersönlichen Umgang* (31%, z. B. „Massenabfertigung"). Das Ausmaß *medizinischer Information* wurde weit häufiger (27%) bemängelt als die *psychologische Unterstützung* (10%). 21% der Äußerungen kommentierten den *Fragebogen* (teils befürwortend, teils kritisch), 15% äußerten *Lob oder Dank* gegenüber den Behandlern (z. B. „IVF. 1. Schuss hat geklappt, Kind ist da, süßer Fratz, wunderbar. Danke!"). *Frauen* vermissten eingehendere *medizinische Informationen* vor allem bei Behandlungsfehlschlag (20%, z. B. „nach gescheiterter IVF keine Nachbesprechung") gleich häufig wie eine eingehendere *psychologische Betreuung* (19%, z. B. „Schwestern sind bemüht, aber überfordert bei seelischen Problemen"). Von ihnen wurden auch der *unpersönliche Umgang* beklagt (17%) oder *äußere Aspekte der Behandlung* bemängelt (16%, z. B. „Wartezeiten"). *Dank und Lob* äußerten 15%, positive oder kritische *Anmerkungen* zur Studie 9% (z. B. „Ausfüllen hat schon geholfen", „hat Berufsausbildung wirklich Relevanz?"); *emotionale Belastungen* beschrieben 7% (z. B. „Enttäuschung über gescheiterte IVF nimmt jedes Mal zu").

Lässt sich die geringere Belastung der Männer auch bei der *Depressivität* nachweisen? Tabelle 2 zeigt den Vergleich zwischen Männern und Frauen und ihren gleichaltrigen Matched Pairs aus der Normstichprobe. Als Einflussgröße wurde der *Behandlungsverlauf* (Eintritt einer Schwangerschaft und die Zahl erfolgloser Behandlungszyklen) berücksichtigt.

Tabelle 2: Depressivität (D-S) im Laufe der reproduktionsmedizinischen Behandlung: Männer im Vergleich zu ihren Partnerinnen

		Männer (N=291)	Frauen (N= 292)
Gesamtwert		5.0 (5.4)[1]	7.9 (6.6)[2,3]
Matched Pairs		4.4 (4.1)	5.4 (4.7)
Schwangerschaft	keine	5.3	8.5 [4]
	schwanger	5.0	7.2
	Entbunden	2.9	4.8
Zahl erfolgloser Behandlungszyklen	1	5.6	8.4 [5]
	2	4.5	7.7
	3 und mehr	6.6	11.2

Paarweise t-Tests: [1] Männer-Matched Pairs: t(290)=1.64; p=.10; [2] Frauen-Matched Pairs: t(291)=5.53; p<.001; [3] Männer-Frauen: t(288)=8.71; p<.001; [4] ANOVA (mit Eintritt einer Schwangerschaft und Geschlecht): „Behandlungserfolg" F(2)=7.36; Geschlecht F(1)=34.99; p<.001; [5] Zahl erfolgloser Zyklen F(2)=4.35; p<.05; Geschlecht F(1)=28.20; p<.001

Wie Tabelle 2 zeigt, waren entsprechend unserer Hypothese Männer insgesamt weniger depressiv als Frauen. Dies wird dadurch unterstrichen, dass die Männer sich nicht signifikant von ihrer altersgematchten Zufallsstichprobe unterschieden, während die Frauen signifikant depressiver waren als ihre Matched Pairs. Erwartungsgemäß war die Depressivität am höchsten bei den Paaren, bei denen *keine Schwangerschaft* eingetreten war. Deutlich depressiv gestimmt waren die Frauen, die bereits *mehrere „erfolglose" Behandlungszyklen* hinter sich hatten, der Mittelwert ihrer Depressivität lag oberhalb des Normalbereichs (>10; von Zerssen, 1976). Weitere Risikomerkmale für eine höhere Depressivität waren bei beiden Geschlechtern eine ausländische Staatsangehörigkeit, ein geringerer Sozialstatus und eine stärkere Belastung durch den unerfüllten Kinderwunsch; vor allem bei Frauen auch eine mangelnde Unterstützung durch den Partner (Beutel et al., 1999). Unterschiede zwischen den Behandlungsformen (ICSI, MESA/TESE, IVF) fanden sich für die Depressivität nicht.

3.2 Psychische Auswirkungen der neuen reproduktionsmedizinischen Behandlungen: Zusammenhang zwischen Behandlungsform (MESA/TESE-, ICSI- und IVF-Behandlung) und Geschlecht

Um ein differenzierteres Bild über Belastungen im Rahmen der Sterilitätsbehandlung, Lebenszufriedenheit und Wünsche nach psychologischer Unterstützung von Mann und Frau bezüglich der verschiedenen Behandlungsformen zu bekommen, wurden zweifaktorielle Varianzanalysen berechnet (Behandlungsform x Geschlecht). Tabelle 3 gibt einen Überblick über die wichtigsten Ergebnisse.

Tabelle 3: Geschlechtsunterschiede der Belastung durch unerfüllten Kinderwunsch und die Behandlung in Abhängigkeit von der Behandlungsform (N=299 Paare)

	Männer			Frauen			Sign.
	ICSI	IVF	MESA / TESE	ICSI	IVF	MESA / TESE	
Belastung durch unerfüllten Kinderwunsch	3.5 (.87)	3.3 (.92)	3.6 (1.0)	3.7 (.77)	3.6 (.93)	3.7 (.97)	M < F [1] ***
Verantwortlich für unerfüllten Kinderwunsch	3.1 (1.54)	2.0 (1.19)	3.7 (1.55)	2.1 (1.24)	2.8 (1.43)	1.4 (.72)	M > F [2] *** Interaktion ***
Belastung durch Behandlung	3.3 (.98)	3.0 (.96)	3.4 (.98)	3.7 (.95)	3.7 (.86)	3.7 (.93)	M < F [3] *** Interaktion *
Wahrscheinlichkeit für Behandlungserfolg	55.3 (30.92)	54.7 (31.0)	68.2 (27.42)	55.6 (32.4)	49.8 (30.63)	54.8 (30.63)	M > F [4] ** Interaktion *
Depressivität	4.8 (5.6)	4.8 (4.55)	5.3 (6.39)	8.0 (6.73)	8.0 (6.09)	7.4 (7.98)	M < F [5] ***
Selbstwertgefühl	29.4 (6.03)	29.5 (5.89)	29.1 (4.65)	28.4 (7.00)	28.4 (6.19)	28.1 (7.49)	M > F [6] *
Lebenszufriedenheit	3.9 (.69)	4.0 (.70)	3.5 (.94)	3.8 (.87)	3.9 (.72)	3.9 (.98)	Interaktion [7] *
Wunsch nach gemeinsamer psychologischer Unterstützung	2.3 (1.48)	2.0 (1.3)	1.7 (1.37)	2.4 (1.55)	2.2 (1.44)	2.2 (1.53)	M < F [8] **

MANOVA mit Geschlecht als Messwiederholung und Behandlungsform als Faktor: [1] Geschlecht: F(1)=3.39; p>.001; [2] Männer > Frauen: F(1)=48.58; p<.001; Interaktion: F(2)=61.08; p<.001; [3] Männer < Frauen; F(1)=53.46; p<.001; Interaktion: F(2)=4.16; p<.05; [4] Männer > Frauen: F(1)=10.01; p<.01; Interaktion: F(2)=3.81; p<.05; [5] Männer < Frauen: F(1)=44.42; p<.001; [6] Männer > Frauen: F(1)=4.33; p<.05; [7] Interaktion: F(2)=3.68; p<.05; [8] Männer < Frauen: F(1)=7.45; p<.01

Am höchsten schätzten MESA/TESE-Männer ihre Verantwortlichkeit für den unerfüllten Kinderwunsch ein, gefolgt von Männern aus der ICSI-Gruppe und den Frauen aus der IVF-Gruppe. Die subjektive Einschätzung entspricht also weitestgehend den objektiven Ursachen, wie sie in Tabelle 1 berichtet wurden. Auffallend ist allerdings, dass das subjektive Verantwortlichkeitsgefühl bei den Männern insgesamt stärker ausgeprägt ist. Sowohl die Belastung durch den unerfüllten Kinderwunsch als auch durch die Behandlung wird von den Männern geringer eingeschätzt als von den Frauen. Allerdings ergab sich bei der Belastung durch die Behandlung wieder ein Interaktionseffekt. Männer aus der MESA/TESE- und ICSI-Gruppe schätzten ihre Belastung durch die Behandlung höher ein als Männer aus der IVF-Gruppe. Während diese Einschätzung für die MESA/TESE-Gruppe aufgrund der notwendigen Operation unmittelbar verständlich ist, scheint die erhöhte Belastung der ICSI-Gruppe allein durch einen erhöhten zeitlichen Aufwand kaum erklärbar. Eventuell kommt hier eher zum Tragen, dass auch bei der ICSI-Gruppe in erster Linie die Männer verantwortlich sind für die Kinderlosigkeit des Paares. Die Wahrscheinlichkeit für einen Behandlungserfolg wird von den Männern höher eingeschätzt als von ihren Partnerinnen. Je höher die Beteiligung der Männer am Behandlungsverfahren ist, bzw. je höher ihre subjektive Verantwortlichkeit für die Kinderlosigkeit ist, um so höher schätzen sie die Wahrscheinlichkeit für den Behandlungserfolg ein. Bei den Partnerinnen war eher eine gegenläufige Tendenz zu erkennen. Je höher ihre subjektive Verantwortlichkeit ist (IVF-Gruppe), um so geringer schätzten sie die Wahrscheinlichkeit für den Behandlungserfolg ein.

Die Ergebnisse für die Variablen Depressivität und Selbstwertgefühl entsprachen weitestgehend den Erwartungen. Männer sahen sich als weniger depressiv als ihre Partnerinnen sich sehen und gaben höhere Werte für ihr Selbstwertgefühl an. Weder die Depressivität noch das Selbstwertgefühl ist dabei von der Art der Behandlungsverfahren abhängig. Die Lebenszufriedenheit war bei Frauen und Männern vergleichbar hoch. Lediglich die Männer der MESA/TESE-Gruppe gaben eine niedrigere Lebenszufriedenheit an. Der Wunsch nach gemeinsamer psychologischer Unterstützung war bei den Männern insgesamt niedriger als bei ihren Partnerinnen.

Interessanterweise fanden sich insgesamt bei den *Partnerinnen* keine Hinweise auf eine höhere Belastung bei den neuen Verfahren. Sie äußerten lediglich eine geringere subjektive Verantwortlichkeit in der MESA/TESE- und ICSI-Gruppe. Bei den Männern scheint hingegen eine deutlichere Abhängigkeit der Belastung, nicht aber der Depressivität, vom Behandlungsverfahren vorzuliegen.

3.3 Wünsche nach psychologischen Hilfen

Männer und Frauen wurden danach gefragt, wie stark sie eine psychologische Unterstützung wünschten: mit dem Partner zusammen, für sich alleine oder für den Partner alleine. Diese Fragen wurden von 78% (Hilfe für Partner) bis 92% (gemeinsam) beantwortet. Abb. 2 zeigt den Anteil der Männer und Frauen mit einem starken Wunsch nach Hilfen (Skalenpunkte 4 und 5 auf einer 5-Punkteskala von 1=gar nicht bis 5=sehr stark). Im Gegensatz zur vorherigen Analyse wurde hier betrachtet wie viele Männer und Frauen den starken Wunsch haben stärker psychologisch unterstützt zu werden und nicht nur wie die mittlere Ausprägung auf dieser Variablen ist.

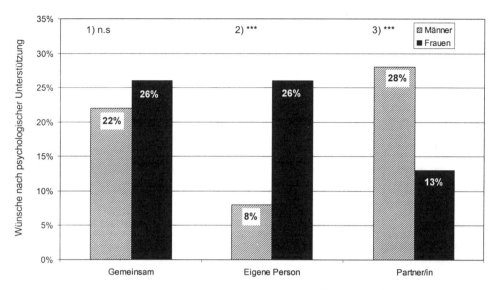

Skalenpunkte 4 und 5 auf 5-Punkteskala (1="gar nicht", 5="sehr"); [1] Chi² n.s.; N=275 Paare;
[2] Chi²(1)=25.40; [3] Chi²(1)=15.94; *** p<.001

Abb. 2: Wünsche nach psychologischer Unterstützung von Männern und Frauen in reproduktionsmedizinischer Behandlung

Wie Abb. 2 zeigt, war die gemeinsame psychologische Beratung für Männer und Frauen am akzeptabelsten; dies wünschte jeder 5. Mann und jede 4. Frau (n.s. im Gegensatz zur vorherigen Analyse bzgl. der mittleren Stärke des Wunsches nach psychologischer Unterstützung). Gleich viele Frauen fanden auch eine Einzelberatung für sich wünschenswert, hingegen nur wenige Männer. Umgekehrt hielten Männer eine Beratung für ihre Partnerinnen weit häufiger für angezeigt als umgekehrt.

6 Männer (2.1%) und 12 Frauen (4.1%) gaben an, dass sie früher bereits psychologische Hilfe in Anspruch genommen hatten (n.s.).

3.4 Wer wünscht eine gemeinsame psychologische Unterstützung?

Um zu bestimmen, welche Studienteilnehmer eine psychologische Unterstützung wünschten, verglichen wir Männer und Frauen mit „hohen" und „geringen" Wünschen nach psychologischer Unterstützung hinsichtlich soziodemographischen Merkmalen, Behandlungsvorgeschichte und -ergebnis, Belastungen im Zusammenhang mit dem unerfüllten Kinderwunsch und der reproduktionsmedizinischen Behandlung und Behandlungszufriedenheit. Tabelle 4 präsentiert nur signifikante Ergebnisse.

Tabelle 4: Einflussgrößen auf den Wunsch nach psychologischer Unterstützung bei Männern und Frauen in reproduktionsmedizinischer Behandlung

	Hoher Wunsch	Geringer Wunsch	Mittelwert
Männer			
Belastung durch unerfüllten Kinderwunsch	3.9 (.75)	3.3 (.94) 1)***	3.4 (.93)
Belastung durch Behandlung	3.4 (1.2)	3.0 (1.2) 2)*	3.1 (1.2)
Belastung Partnerin	4.5 (.75)	3.9 (1.1) 3)***	4.0 (1.0)
Depressivität (D-S)	6.7 (7.1)	4.6 (4.7) 4)*	5.0 (5.4)
Sexuelle Beziehung befriedigend	2.6 (.78)	2.8 (.73) 5)*	2.8 (.74)
Zufrieden seelische Unterstützung	2.0 (1.0)	2.5 (1.1) 6)**	2.4 (1.1)
Verantwortlich für Kinderlosigkeit	3.2 (1.6)	2.6 (1.5) 7)*	2.7 (1.6)
Frauen			
Belastung durch unerfüllten Kinderwunsch	4.0 (.73)	3.6 (.93) 8)**	3.7 (.89)
Belastung durch Behandlung	3.9 (.66)	3.4 (.88) 9)***	3.8 (1.2)
Belastung Partner	3.6 (1.1)	3.2 (1.1) 10)**	3.3 (1.1)
Depressivität (D-S)	10.0 (7.4)	7.2 (6.1) 11)**	7.9 (6.6)
Sexuelle Beziehung befriedigend	2.4 (.92)	2.8 (.67) 12)**	2.7 (.77)
Zufrieden seelische Unterstützung	1.8 (.98)	2.5 (1.2) 13)***	2.3 (1.2)
Selbstwertgefühl	26.3 (7.2)	29.0 (6.4) 14)**	28.4 (6.7)
Partnerunterstützung	4.1 (.72)	4.3 (.64) 15)**	4.3 (.66)
Belastung Beruf/Haushalt	3.4 (1.0)	2.9 (1.2) 16)***	3.0 (1.2)

Nur signifikante Unterschiede werden berichtet; „hoher Wunsch" nach Unterstützung: Skalenpunkte 4 und 5, „geringer Wunsch" 1 bis 3 auf 5-Punkte-Skala von 1=„gar nicht" bis 5=„sehr stark"; N=266-276:
1) t(109)=4.84; 2) t(268)=2.33; 3) t(130)=4.56; 4) t(72)=2.13; 5) t(275)=2.27; 6) t(271)=3.23; 7) t(267)=2.53; 8) t(151)=3.89; 9) t(265)=3.94; 10) t(263)=2.83; 11) t(102)=2.86; 12) t(95)=3.39; 13) t(270)=4.79; 14) t(262)=2.93; 15) t(263)=2.46; 16) t(267)=3.58; *** p<.001; ** p<.01; * p<.05

Männer mit einem Wunsch nach psychologischer Unterstützung fühlten sich in erheblichem Maße durch den unerfüllten Kinderwunsch belastet und sahen sich, noch mehr ihre Partnerin, durch die Behandlung belastet. Sie fühlten sich in hohem Maße für den unerfüllten Kinderwunsch verantwortlich und waren depressiver gestimmt. Mit ihrer sexuellen Beziehung mit der Partnerin und der seelischen Unterstützung durch das Behandlungsteam waren sie unzufrieden. Der Wunsch nach gemeinsamer psychologischer Unterstützung wurde von ICSI-Teilnehmern weit häufiger (29%) angegeben als bei MESA/TESE (16%) und IVF (15%; $Chi^2(2)=7.76$; $p<.05$).

Bei den *Frauen* waren ähnliche Faktoren ausschlaggebend für den Wunsch nach psychologischer Unterstützung wie bei den Männern (Belastung durch unerfüllten Kinderwunsch und die Behandlung, Depressivität, unbefriedigende sexuelle Beziehung und Unzufriedenheit mit der seelischen Unterstützung durch das Team). Für sie spielten zusätzlich ein geringes Selbstwertgefühl, unzureichende Unterstützung durch den Partner und eine hohe Belastung durch Beruf und Haushalt eine Rolle; die durchgeführte Behandlung war ebenso wenig maßgeblich für sie, wie ihre subjektive Verantwortlichkeit für den unerfüllten Kinderwunsch.

4. Diskussion

Insgesamt verzeichnete die Studie eine gute Rücklaufquote. Insbesondere antwortete eine vergleichsweise große Zahl männlicher Probanden. Bei der Interpretation der Studie ist allerdings der retrospektive Ansatz einschränkend zu beachten. Die Unterschiede zwischen Teilnehmern und Nicht-Teilnehmern (Alter, Zahl der Zyklen, Behandlungsergebnis, etc.), deuten darauf hin, dass die Teilnehmer wahrscheinlich weniger belastet waren als die Studienverweigerer.

Entsprechend unserer ersten beiden Hypothesen waren die Männer insgesamt weniger belastet durch den unerfüllten Kinderwunsch und die reproduktionsmedizinische Behandlung als ihre Frauen (vgl. Felder et al., 2000). Vor allem wiederholte Behandlungsfehlschläge gingen für beide Partner mit einer erhöhten Depressivität einher. Im Unterschied zu den Frauen war die Depressivität bei den Männern aber im Vergleich zu altersgematchten Männern aus der Durchschnittsbevölkerung im Mittel nicht signifikant erhöht. Bei der Interpretation ist zu berücksichtigen, dass sich die Mehrzahl der Männer durch den unerfüllten Kinderwunsch erheblich belastet fühlte (Küchenhoff & Könnecke, 2000). Belastungen durch den unerfüllten Kinderwunsch und die Sterilitätsbehandlung waren bei den Männern in der MESA/TESE- und der ICSI-Gruppe höher als bei den Partnern von IVF-Patientinnen. Die Lebenszufriedenheit der MESA/TESE-Teilnehmer war am geringsten. MESA/TESE-Patienten fühlten sich im Mittel am stärksten für ihre Kinderlosigkeit verantwortlich. Dies schlug sich aber nicht generell in einer vermehrten Depressivität oder verringertem Selbstwertgefühl nieder. Außerdem überschätzten die MESA/TESE-Teilnehmer am deutlichsten die Erfolgswahrscheinlichkeit der Behandlung.

Die Einschätzungen der Frauen waren in vielen Variablen unabhängig von der Behandlungsart (Belastung durch unerfüllten Kinderwunsch, Belastung durch Behandlung, Depressivität, Selbstwertgefühl, Lebenszufriedenheit, Wunsch nach psychologischer Unterstützung). Lediglich bei der subjektiven Verantwortlichkeit gab es unterschiedliche Angaben in Abhängigkeit von der Behandlungsart. Interessant erscheint auch die etwas realistischere Einschätzung der Frauen bezüglich der Erfolgswahrscheinlichkeit. Insbesondere die Frauen der IVF-Gruppe (überwiegend weibliche Ursachen der Kinderlosigkeit) gaben eher niedrigere Erfolgswahrscheinlichkeiten an, während Männer der MESA/TESE-Gruppe (fast ausschließlich allein männliche Ursachen der Kinderlosigkeit) die höchsten Erfolgswahrscheinlichkeiten angaben. Für letztere Werte spielt es sicher eine Rolle, dass die MESA/TESE-Operation erfolgreich verlaufen war (die Männer haben ihren Anteil an der Behandlung erfolgreich erfüllt) und sich die Paare häufig im ersten Behandlungszyklus befanden (weniger Misserfolgserlebnisse).

Außerdem zeigten MESA/TESE-Paare eine Reihe von Besonderheiten in den soziodemographischen Daten verglichen mit den beiden anderen Untersuchungsgruppen: Die Männer waren älter (vergleichbar IVF) und die Frauen jünger (vergleichbar ICSI), so dass in dieser Gruppe die größte Altersdifferenz zwischen den Partnern bestand. Es handelte sich vermehrt um Zweitehen für die Männer, die häufiger bereits Kinder mitbrachten (eigene Kinder vor Eintritt der Azoospermie oder Adoptivkinder). Keine Unterschiede bestanden zwischen den Gruppen bzgl. Behandlungsdauer und -ergebnis.

Entgegen verbreiteten Vorstellungen (Dunkel-Schetter & Stanton, 1991) unterschied sich die Stärke des Kinderwunsches bei Männern und Frauen nicht. Allerdings fühlten sich die Frauen durch den unerfüllten Kinderwunsch stärker belastet. Obgleich die Männer durch die MESA/TESE-Operation mehr in die Behandlung einbezogen waren, waren weiterhin die Frauen am stärksten belastet durch die Behandlung – vor allem, wenn sie erfolglos verlief. Frauen (26%) waren nicht signifikant stärker an psychologischer Unterstützung gemeinsam mit dem Partner interessiert als ihre Männer (22%), während sie sich eine Einzelberatung eher vorstellen konnten als ihre Partner. Letztere wünschten eher eine Unterstützung für die Partnerin alleine. Für beide Geschlechter war der Wunsch nach psychologischer Beratung eng verbunden mit den Belastungen durch den unerfüllten Kinderwunsch und die Behandlung, ihre Depressivität und ihre Unzufriedenheit mit der sexuellen Beziehung und der seelischen Unterstützung durch die Klinik. Andere Gründe waren unterschiedlich: Männer waren interessiert an psychologischer Unterstützung, wenn sie sich für den unerfüllten Kinderwunsch verantwortlich fühlten; Frauen wünschten Unterstützung, wenn sie sich vom Partner unzureichend unterstützt fühlten, unter einem geringen Selbstwertgefühl oder einem hohen Maße an beruflichen oder Haushaltsbelastungen litten. Wie den offenen Antworten zu entnehmen ist, scheint es sich bei den Wünschen nach psychologischer Unterstützung vor allem um Hilfestellungen bei kritischen Behandlungspunkten (vor allem Behandlungsmisserfolg) und Unsicherheit über den zukünftigen Behandlungsprozess zu handeln.

Unsere Ergebnisse deuten darauf hin, dass infertile Männer durch ihre stärkere Einbeziehung in die reproduktionsmedizinische Behandlung vermehrt belastet sind (zeitlicher Aufwand, Auseinandersetzung mit der eigenen Verantwortlichkeit). Eine allgemein erhöhte Depressivität beim Mann oder Selbstwerteinbußen sind allerdings nicht nachzuweisen. Klinisch sollte den, insbesondere von den Männern, überzogenen Erfolgserwartungen vermehrt Augenmerk geschenkt werden, die auf einen hohen „Erfolgsdruck" hinweisen und möglicherweise zu vermehrten depressiven Reaktionen nach Behandlungsmisserfolg führen könnten. Dass die MESA/TESE-Behandlung für Männer nicht zu einer höheren Belastung gegenüber ICSI-Partnern führte, könnte damit zusammenhängen, dass nur erfolgreich operierte Männer in der Studie waren. Die erfolgreiche Anlage eines Kryodepots könnte sie entlasten, da sie damit ihren „Beitrag" zur Sterilitätsbehandlung geleistet hatten und somit auch die geringste Notwendigkeit zu psychologischer Beratung sahen. Durch die wiederholte Samenspende sind die Männer der anderen Gruppen möglicherweise immer wieder mit dem unerfüllten Kinderwunsch, der damit verbundenen Versagensangst, Insuffizienz oder Peinlichkeit (Strauß et al., 1991) konfrontiert. Dass die Männer allenfalls an psychologischer Unterstützung für ihre Partnerin oder gemeinsam mit ihr interessiert waren, kann eher als Bereitschaft verstanden werden, ihre Partnerin zu unterstützen, die sich wegen der Störung des Mannes belastenden Prozeduren unterziehen muss, als Hilfestellungen für sich selbst zu suchen. Insgesamt lag allerdings auch die größere psychische Belastung in unserer Studie bei den Frauen, die auch bei den neuen reproduktionsmedizinischen Verfahren die Hauptlast zu tragen haben (vgl. Pavlovich & Schlegel, 1997).

Die vorliegende Studie zeigt eine Reihe von möglichen Risikomerkmalen für die psychische Belastung und seelische Verarbeitung der reproduktionsmedizinischen Behandlung bei infertilen Männern und ihren Partnerinnen auf. Allerdings könnten erst mit einem prospektiven längsschnittlichen Ansatz und hinreichend großen Stichproben, speziell bei den MESA/TESE-Patienten, Prädiktoren für die psychische Verarbeitung der reproduktionsmedizinischen Behandlungen aufgezeigt werden.

Fertilitätsvorsorge und Kinderwunsch bei männlichen Tumorpatienten

Gerhard Schreiber, Birgit Schreiber, Bert Hochheim, Annette Looks und Bernhard Strauß

Zusammenfassung

Moderne Therapieoptionen haben die Lebensprognose von Tumorpatienten im reproduktionsfähigen Alter verbessert, so dass Fragen zur Erfüllung eines Kinderwunsches realistisch sind. Die Fertilitätsprognose wird jedoch durch die spezifische Tumortherapie belastet, eine Erholung ist nicht sicher vorhersehbar. Daher wird allgemein zur Fertilitätsvorsorge eine Kryokonservierung von Samenzellen empfohlen. Die sehr niedrigen Abrufraten von Spermakonserven für eine spätere Schwangerschaft werfen jedoch Fragen nach dem Kinderwunsch des Tumorpatienten überhaupt und möglichen Einflussfaktoren auf.
Von 107 retrospektiv analysierten Patienten, die in 67 Fällen einen Hodentumor (Gruppe 1) und in 40 Fällen ein anderweitiges Tumorleiden (Gruppe 2) aufwiesen, liegen uns folgende Ergebnisse vor: 77,5% der Patienten waren sich im Kinderwunsch noch unsicher, 22,4% wollten in 2 Jahren oder später den Kinderwunsch realisieren. Nur einer hatte im gesamten Beobachtungszeitraum eine Spermakonserve abgefordert, einmal war es zur Spontankonzeption der Ehefrau gekommen, einmal forderte ein Patient die Auflösung seines Depots. Die Angaben zum Kinderwunsch korrelierten signifikant mit dem Lebensalter, einer festen Partnerschaft und einem vorhandenen Kind. Korrelationen bestanden nicht zu Ausbildung und Beruf, der Diagnose und Therapieoption, der allgemeinen und Fertilitätsprognose sowie der Sexualität. Die Gruppen 1 und 2 unterschieden sich signifikant im Alter und der Lebensprognose. Patienten der Gruppe 1 entwickelten häufiger Ejakulationsstörungen, die der Gruppe 2 spermatologisch schlechtere Fertilitätsprognosen.
Die Diskussion unserer Ergebnisse zeigt die Defizite im Erkenntnisstand zum Kinderwunsch junger Tumorpatienten: z. B. welche Bewältigungsstrategien sind verfügbar, ist die Kinderwunsch-Motivation abweichend von der der Allgemeinbevölkerung, wie entwickelt sich der Kinderwunsch prospektiv, werden artifizielle Techniken der Befruchtung abgelehnt, welche Alternativen gibt es zur Realisierung des Kinderwunsches. Kenntnisse darüber können die notwendige Information und Beratung des Patienten zum Zeitpunkt der Diagnosestellung und der Indikationsstellung für eine Spermadepot-Anlage sowie die weitere interdisziplinäre Betreuung des Patienten in seiner Familiengründung deutlich verbessern.

Summary

The prognosis of young oncologic patients has been improved by modern therapeutic options, making issues such as family planning and having children more realistic. However, the prognosis of fertility is affected by tumour therapy – recovery is not predictable. Therefore, sperm cryopreservation is commonly recommended. The very few calls made for cryopreserved sperm, however, raise the question whether there is a wish for children at all, and what factors affect it.
107 patients where analysed retrospectively and 67 had a testicular tumour (group 1) and 40 a non-testicular tumour (group 2). Of these 107 patients, 77,5% were undecided as to having a child and 22,4% were planning to have a child in two years time or later. Only one patient called for cryopreserved sperms, one time a spontaneous conception was recorded and one patient demanded the elimination of his sperm depot. There was a significant correlation between wish for a child, age, solid

partnership and existing children. No correlation was recorded between education and profession, diagnosis and therapeutic options, general and fertility prognosis and sexuality. Groups 1 and 2 significantly differed with regard to age and prognosis of life. Patients of group 1 showed disturbance of ejaculation more frequently, and, given their spermiograms, patients of group 2 were characterised by a worse fertility prognosis.

By discussing these results we point out that there is a deficiency of knowledge concerning the wish for children of young tumour patients, i.e. strategies to cope with the diagnosis, differing motivations for the wish for children compared to healty men, prospectiveness of the wish for children, attitude to artificial insemination and alternatives to realise the desire for children. Knowledge about these points can clearly improve the information and advice for patients at the time of diagnosis, furthermore it can indicate the demand for sperm cryopreservation and aid the interdisciplinar treatment and care for the patient.

1. Einleitung

Hodentumoren und maligne Lymphome sind die häufigsten onkologischen Erkrankungen des jüngeren Mannes im reproduktionsfähigen Alter. Die jährliche Inzidenz testikulärer Tumoren beträgt bei steigender Tendenz z. Z. 7/100 000 Männer mit einem Altersgipfel um 26 (Nichtseminome*) bzw. 36 Jahre (Seminome**) (Albers, 1997). Die malignen Hodgkin-Lymphome zeigen eine Inzidenz von 3/100 000 p.a. mit einer Altershäufung im 3. Lebensjahrzehnt (Renner & Trümper, 1997), die malignen Non-Hodgkin-Lymphome kommen in 6-8/100 000 p.a. vor, fast ausschließlich nach dem 20. Lebensjahr und ebenfalls in steigender Tendenz (Trümper & Renner, 1997). Andere Tumorleiden betreffen bevorzugt das Kindesalter (z. B. Leukämien, Ewing-Sarkom, Wilms-Tumor, Schilddrüsen-Carcinom) oder höhere Lebensdekaden (Rectum-, Analcarcinom, Pleuramesotheliom), sind aber in einzelnen Fällen der andrologischen Klientel vertreten.

Diese sehr unterschiedlichen onkologischen Erkrankungen weisen andrologisch-psychologisch sowohl Gemeinsamkeiten als auch Besonderheiten auf. Auf der einen Seite liegt eine maligne, lebensbedrohliche Erkrankung vor, die eine invasive und belastende Therapie erfordert; die Erkrankung fällt in eine entscheidende Entwicklungsphase der Ausbildung, beruflichen Konsolidierung, Partnerwahl und -bindung sowie der Familiengründung und ist für viele Betroffene „erwartungswidrig", da eine Tumorerkrankung im Vergleich zu anderen Lebensabschnitten deutlich seltener auftritt (Freudenberg & Erpenbach, 1989). Die besondere Situation des Hodentumor-Patienten ergibt sich dabei aus der Fokussierung auf die reproduktiven Organe, die Notwendigkeit einer Orchidektomie*** des tumorösen Hodens und einer begleitenden retroperitonealen Lymphadenektomie (RLA), die direkt und für den Patienten erlebbar die sexuelle und generative Potenz beeinträchtigen (Ofman, 1995; Schreiber & Hipler, 1999). Holland-Moritz und Krause (1990) sprechen in diesem Zusammenhang von einem „entwertenden Einschnitt in die Männlichkeit". Die Besonderheiten der Patienten mit nichttestikulären, häufig systemischen Tumorleiden bestehen zunächst darin, dass die reproduktiven Organe primär nicht spürbar betroffen sind,

---

*)   Hodentumoren aus primitiven malignen embryonalen Zellen
**) Hodentumoren des Keimgewebes
***) operative Entfernung des Hodens

trotzdem resultiert aus der aggressiven Chemo- und/oder Radiotherapie eine sehr schlechte Prognose für die Fertilität. Zumeist ist auch die Lebensprognose dieser onkologischen Patienten ungünstig.

Da eine sichere Einschätzung des Fertilitätspotentials nach erfolgter Tumortherapie derzeit nicht möglich ist, wird zur Fertilitätsvorsorge generell die Spermakryokonservierung empfohlen. Nach Wunsch des Patienten bzw. des Paares kann mit Hilfe eines assistierten Reproduktionsverfahrens eine spätere maritogene Schwangerschaft ermöglicht werden. Durch kryobiologische und technische Weiterentwicklungen der Spermadeponierung sind Voraussetzungen für die Lagerung der Zellen über Jahre geschaffen, allerdings fehlen Langzeiterfahrungen über mögliche Qualitätsverluste. Während das Angebot der Fertilitätsvorsorge von den jungen Patienten meist dankbar angenommen wird – eventuell auch unter dem psychologischen Aspekt des Erhaltes einer individuellen Integrität (Holland-Moritz & Krause, 1990), ist die Nachfrage und Abrufrate der Spermakonserven eher geringfügig; sie wird mit deutlich unter 10% angegeben (Köhn & Schill, 1988; Holland-Moritz & Krause, 1990; Krause & Brake, 1994; Kliesch, Kamischke & Nieschlag, 1996). Daraus resultieren eine Reihe von Fragen, die den Kinderwunsch des jungen onkologischen Patienten unter den besonderen Bedingungen der invasiven/aggressiven Tumortherapie sowie einer eingeschalteten Fertilitätsvorsorge und gleichzeitig mehrere Einflussfaktoren berühren.

In einer ersten retrospektiven Bestandsaufnahme der Daten von 107 von uns betreuten Patienten mit testikulären und nichttestikulären malignen Tumoren sind wir folgenden Fragen nachgegangen:

1. Welche soziodemographischen und onkologisch-andrologischen Befunde charakterisieren unsere Patienten?

2. Welche Beziehungen bestehen zwischen dem Kinderwunsch zur Zeit der andrologischen Erstvorstellung und verschiedenen Einflussfaktoren wie Partnerschaft, Sexualfunktion, bereits vorhandene Kinder, Diagnose, Lebens- und Fertilitätsprognose, Invasivität der vorgesehenen Behandlung?

3. Wie entwickelt sich der Kinderwunsch im Verlauf der Krankheit und welche Einflüsse lassen sich erkennen?

4. Sind Unterschiede zwischen den Patienten mit malignen Tumoren des Hodens bzw. anderweitiger Organe/Organsysteme zu erkennen?

2. Material und Methode

In die Studie wurden insgesamt 107 Patienten eingeschlossen, die uns aus klinischen und ambulanten onkologischen Einrichtungen zur Fertilitätsvorsorge mit Hilfe der Spermakryokonservierung zugewiesen wurden. Die diagnostische Zuordnung erfolgte nach direkter oder eingeforderter fachärztlicher Befundübermittlung, wobei 67 Patienten mit Hodentumoren (Gruppe 1) und 40 mit anderweitigen Tumoren (Gruppe 2) aufgenommen werden konnten. Den entsprechenden Mitteilungen entstammen auch die differenzierten Therapieverfahren (Tabelle 1).

Tabelle 1: Onkologische Charakteristik

	Gruppe 1 (n = 67)			Gruppe 2 (n = 40)		
		n	%		N	%
Diagnose						
Seminom		21	31.3	Hodgkin-Lymphom	15	37.5
Embryonales Carcinom		13	19.4	Chronische Leukämie	7	17.5
Teratom		5	7.5	Akute Leukämie	3	7.5
Mischtumor		22	32.8	Non Hodgkin-Lymphom	5	12.5
n.n. differenziert		6	8.9	Ewing-Sarkom	2	5.0
				Wilms-Tumor	1	2.5
				Schilddrüsen-Carcinom	1	2.5
				Sigma-Carcinom	1	2.5
				Anal-Carcinom	1	2.5
				Pleuramesotheliom	1	2.5
				Andere	3	7.5
Therapie						
Sk + RLA		19	28.4	Ch	18	45.0
Sk+RLA+Ch		14	20.9	Ch+Ra	10	25.0
Sk+Ch		13	19.4	OP+Ch+Ra	6	15.0
Sk+Ra		11	16.4	OP	2	5.0
Sk		10	14.9	Ra	2	5.0
				OP+Ra	1	2.5
				OP+Ch	1	2.5

Ch = (Poly-)Chemotherapie; OP = Operation; Ra = Radiotherapie; Sk = Semikastratio
Gruppe 1: testikuläre Tumoren, Gruppe 2: nichttestikuläre Tumoren

Die Grundlage der Erfassung soziodemographischer Daten (Tabelle 2 und 3) war ein von den Patienten auszufüllender medizinischer Anamnesebogen. Daraus wurden folgende Angaben übernommen: Alter, Ausbildung, Beruf/Tätigkeit, Partnerschaft/ verheiratet seit..., Kinderwunsch unsicher/Realisierung in...Jahren, bereits vorhandene Kinder, Sexualität (ungestört / Libidomangel, unvollständige Gliedversteifung beim Geschlechtsverkehr, ausbleibende morgendliche Gliedversteifungen, gestörter/ vorzeitiger Samenerguss).

Tabelle 2: Soziodemographische Charakteristik (Erstvorstellung)

	n	%
Ausbildung		
Hauptschule	38	35.5
Real- /Fachschule	18	16.8
Abitur/ Fachhochschule /Uni	39	36.4
Kein Abschluss / nicht angegeben	12	11.2
Beruf /Tätigkeit		
Ohne Arbeit / Invalide	7	6.5
Schüler/ Azubi/ Student	10	9.3
Einfache Angestellte/ Beamte / Arbeiter	28	26.2
Facharbeiter/ Meister	19	17.8
Mittlere Angestellte/ Beamte	23	21.5
Leitende Angestellte/ Beamte	17	15.9
Nicht angegeben	3	2.8
Partnerschaft		
Keine	33	30.8
< 1 Jahr	12	11.2
> 1 Jahr	45	42.1
Ehe	17	15.9
Kind		
Keins	84	78.5
Ein Kind	18	16.8
Zwei Kinder	3	2.8
Drei Kinder	1	0.9
Nicht angegeben	1	0.9

Tabelle 3: Kinderwunsch, Sexualität und Fertilitätsprognose bei Erstvorstellung

	Gruppe 1		Gruppe 2		Gesamt	
	n	%	n	%	n	%
Kinderwunsch [1]						
Unsicher	39	72.2	30	85.7	69	77.5
Ja, innerhalb von 2 Jahren	7	13.0	3	8.6	10	11.2
Ja, innerhalb 2-5 Jahren	8	14.8	2	5.7	10	11.2
Ja, in >5 Jahren	0	0	0	0	0	0
Sexualität [2]						
Ungestört	52	94.5	32	91.4	84	93.3
Libidostörung	0	0	1	2.9	1	1.1
Erektile Dysfunktion	1	1.8	1	2.9	2	2.2
Ejakulationsstörung	1	1.8	0	0	1	1.1
Kein GV	1	1.8	1	2.9	2	2.2
Fertilitätsprognose [3]						
Subfertil	29	50.9	17	47.2	46	49.5
Fertil	28	49.1	19	52.8	47	50.5

[1] fehlende Angaben: 18   [2] fehlende Angaben: 17   [3] fehlende Angaben: 14
Gruppe1: testikuläre Tumoren, Gruppe 2: nichttestikuläre Tumoren
keine signifikanten Gruppenunterschiede.

Die in jedem Falle erfolgte exakte klinisch-andrologische Untersuchung bleibt hier unberücksichtigt, dagegen wurden spermatologische Befunde zur Einschätzung der Fertilitätsprognose (Tabelle 3) nach Ausschluss einer Azoospermie bei Erstvorstellung übernommen: Spermatozoenkonzentrationen >0<20 Mio/ml galten als „subfertil", Konzentrationen >20 Mio/ml als „fertil" und in der Folge aufgetretene Azoospermien als „infertil". Die Patienten wurden über die spermatologischen Befunde und deren prognostische Bewertung informiert. Die Einschätzung der jeweiligen Lebensprognose orientierte sich an der Diagnose, der aktuellen Tumor-Nodulus-Metastase (TNM)-Klassifikation der Union internationale contre le cancer (UICC) und den serologischen Tumormarkern bei Hodentumoren (Zusammenstellungen bei Wittekind & Wagner, 1997; Pfreundschuh, 1997; Albers, 1997). Eine gute Prognose ist danach mit einer 5-Jahres-Überlebensrate von 95% verbunden, die intermediäre mit 70% und die schlechte mit 50%. Im Einzelfall bekamen wir innerhalb von 6-24 Monaten nach der Erstvorstellung die Mitteilung, dass Patienten an ihrem Tumorleiden verstorben seien (Gruppe 1: ein Patient, Gruppe 2: fünf Patienten): In diesen Fällen ordneten wir die Erkrankung zum Zeitpunkt der Erstvorstellung als „lebensbedrohlich / sehr schlecht" ein. Bei inkompletter Datenlage bzw. gegenwärtig nicht einzuschätzender Prognose blieb die Zuordnung offen (Tabelle 4).

Tabelle 4: Prognose (5-Jahres-Überlebenschance)

	Gruppe 1		Gruppe 2	
	N	%	n	%
Gut	30	44.8	9	22.5
Intermediär	15	22.4	7	17.5
Schlecht	3	4.5	11	27.5
Sehr schlecht	1	1.5	5	12.5
Nicht klassifiziert	18	26.8	8	20.0

Signifikanter Unterschied, vgl. Tab. 6
Gruppen: Gruppe 1: testikuläre Tumoren, Gruppe 2 = nichttestikuläre Tumoren

Zur Verlaufsbeobachtung wurden die Patienten in jährlichem Abstand einberufen, motiviert zum einen über das Angebot einer Kontrolluntersuchung zur Erfassung einer möglichen Erholung der Spermaqualität, zum anderen ergab sich der zeitliche Rahmen aus der notwendigen Verlängerung der juristischen Vereinbarung zum Spermadepot. Die dabei erhobenen Daten zum aktuellen Kinderwunsch, einer Partnerschaft und der Sexualität wurden wiederum aufgenommen (Tabelle 5).

Tabelle 5: signifikante Einflüsse auf den Kinderwunsch

	Kinderwunsch bei Erstvorstellung (n = 89)			Kinderwunsch nach 1 Jahr (n = 44)			Kinderwunsch nach 2 Jahren (n = 24)		
	Wert	DF	Sign.	Wert	DF	Sign.	Wert	DF	Sign.
Alter	67.07	48	0.036*						
Partnerschaft	18.30	6	0.006**	17.54	9	0.041*	14.59	6	0.024*
Vorhandenes Kind	14.40	6	0.025*						

Kinderwunsch: in welchem Zeitraum ist ein Kind geplant: unsicher, <2 Jahre, 2-5 Jahre, >5 Jahre
Statistisches Verfahren: Kontingenztafel(χ^2)
*Signifikanzniveaus: * ($p<0.05$) ** ($p<0.01$)*

Die Bearbeitung erfolgte mit Hilfe des Statistical Package for Social Sciences (SPSS); neben der rein deskriptiven Darstellung der Ergebnisse wurden Gruppenunterschiede in der t-Testung bzw. im Kontingenztafel-χ^2 Test auf Signifikanz geprüft.

3. Ergebnisse

3.1 Soziodemographische und onkologisch-andrologische Daten

Das durchschnittliche Alter der 107 Patienten betrug zum Zeitpunkt der Erstvorstellung 26,5 Jahre (SD=5,6), der jüngste war 16, der älteste 41 Jahre alt. Die Hodentumorpatienten waren im Mittel 2,3 Jahre älter als die Patienten mit nichttestikulären Erkrankungen ($p<0,05$). Die einzelnen onkologischen Diagnosen innerhalb der Gruppen 1 und 2 sind der Tabelle 1 zusammengestellt, ebenso finden sich hier die differenzierten Therapieverfahren.

Die Schulbildung der untersuchten Männer ist in Tabelle 2 dargestellt: zu je etwa einem Drittel waren Hauptschulabschlüsse oder Abitur/Fachhochschul- bzw. Hochschulabschlüsse angegeben worden, die übrigen verteilten sich auf die Real-/Fachschule oder „ohne Abschluss" bzw. „nicht mitgeteilt". Die am häufigsten angegebene berufliche Tätigkeit war mit 26,2% die eines einfachen Angestellten / Arbeiters / Beamten im einfachen Dienst, es folgten mit 21,5% die Beschäftigung als mittlerer Angestellter / Beamter und mit 17,8% Facharbeiter / Meister. 15,9% waren leitende Angestellte / Beamte / Akademiker. Insgesamt 15,8% waren noch Schüler / Auszubildende / Studenten oder als Invalidenrentner bzw. Arbeitslose ohne Beschäftigung.

Bei der Erstvorstellung bestand in 30,8% der Fälle keine Partnerschaft (Tabelle 2), 53,3% lebten in einer kürzeren (bis 1 Jahr) oder länger (über 1 Jahr) bestehenden Partnerschaft und nur 15,9% der Patienten waren verheiratet. 78,5% unserer Patienten hatten noch kein Kind, 16,8% hatten eines, 3,7% hatten bereits 2 oder mehr Kinder. Der Kinderwunsch wurde in 77,5% mit „noch unsicher" beschrieben, und in je 11,2% gaben die Patienten an, in bis zu 2 Jahren bzw. in 2-5 Jahren den Kinderwunsch realisieren zu wollen; 18 Patienten machten keine Angaben (Tabelle 3). Über sexuelle Funktionsstörungen klagten nur 4 Patienten, 93,3% waren beschwerdefrei, 17 hatten die Fragen nicht beantwortet.

Die medizinische Prognose der Gruppe 1 und 2 unterschied sich signifikant voneinander (Tabelle 4): Während Patienten mit Hodentumoren in 44,8% eine gute und in 6% eine schlechte bis sehr schlechte Prognose aufwiesen, war sie für die Patienten der Gruppe 2 nur in 22,5% gut und in 40% schlecht bis sehr schlecht ($p<0,001$). Die Fertilitätsprognose (Tabelle 3) unterschied sich nach Ausschluss einer Azoospermie gemäß der Überweisung zur Spermakryokonservierung innerhalb der beiden Patientengruppen nicht voneinander: Als „fertil" konnten 50,9 bzw. 47,2% eingestuft werden, 49,1 bzw. 52,8% der Patienten waren bei der Erstvorstellung „subfertil".

3.2 Einflussfaktoren auf den Kinderwunsch

Lebensalter der Tumorpatienten und Kinderwunsch standen in signifikanter Beziehung zueinander (Tabelle 5): Die Erfüllung des Kinderwunsches erhofften die bis 20-jährigen Patienten in einer kumulativen relativen Häufigkeit von 3,4%, die bis 25-jährigen in 5,6%, die bis 30-jährigen in 16,8%, die bis 35-jährigen in 17,9 und die über 35-jährigen in 22,5%.

Beziehungen zwischen Partnerschaft und Kinderwunsch waren in der Gesamtstichprobe ebenfalls statistisch signifikant (p<0,01): Patienten ohne Partnerschaft waren sich in 26/28 Fällen (=92,8%) über den Kinderwunsch unsicher, nur je ein Patient wollte den Kinderwunsch innerhalb von 2 Jahren bzw. 2-5 Jahren realisieren. Bei Partnerschaften über 1 Jahr / Ehe gaben sich dagegen nur 37/53 (=69,8%) unsicher, und 9 (=16,9%) wollten ein Kind in 2 Jahren bzw. 7 (=13,2%) innerhalb von 2-5 Jahren. Für Patienten mit testikulären Tumoren war dieser Zusammenhang statistisch hochsignifikant (p<0,001), für Patienten mit nichttestikulären Tumorleiden nur in der Tendenz (p=0,1).

Das Vorhandensein von Kindern in der Partnerschaft beeinflusste den (weiteren) Kinderwunsch in der Gesamtstichprobe signifikant (p<0,05). War noch kein Kind geboren, gaben 56/73 Patienten (=76,7%) Unsicherheit an, aber 17/73 (=23,3%) wünschten sich ein Kind. Bei bereits vorhandenen Kindern war mit 12/15 Fällen (=80%) die Unsicherheit im Kinderwunsch größer, nur 3 (=20%) wünschten sich ein (weiteres) Kind. Für die Gruppe 1 ließ sich dieser Zusammenhang ebenfalls sichern (p=0,02), in der Gruppe 2 nicht.

Kein Einfluss ließ sich dagegen darstellen aus der schulischen und beruflichen Ausbildung, der beruflichen Tätigkeit, dem Vorhandensein sexueller Störungen, der diagnostischen Zuordnung zur Patientengruppe 1 oder 2, der Therapieoption und der damit verbundenen Invasivität sowie der medizinischen und Fertilitätsprognose (jeweils p>0,05).

3.3 Verlaufsbeobachtungen

In der Verlaufsbeobachtung fiel zunächst auf, dass die Patientenzahlen ohne Partnerschaften von 30,8% der Erstvorstellung auf 25% bei der Wiedervorstellung nach einem Jahr zurückgegangen, die der Verheirateten dafür von 15,9 auf 20,4% gestiegen waren (p<0,05). Die Angaben zum Kinderwunsch zeigten bei noch bestehender Unsicherheit mit 47,7% gegenüber 64,5% der Erstvorstellung eine rückläufige Tendenz (p=0,05). Sexuelle Funktionsstörungen hatten drastisch zugenommen; dabei fielen insbesondere die Ejakulationsstörungen mit 11/32 Fällen ins Gewicht gegenüber 1,1% der Erstvorstellung (p<0,005). Darüber hinaus zeigten sich spermatologische Veränderungen mit Auswirkungen auf die Fertilitätsprognose (Abbildung 1): Nach einem Jahr waren 37% der Patienten, die spermatologisch nachuntersucht werden konnten, infertil und nur 22,9% fertil. Dabei stellte sich für die Patienten mit nichttestikulären Tumoren eine schlechtere Fertilitätsprognose heraus als für die mit Hodentumoren (p<0,0005). Später konnten Unterschiede wegen der kleinen Fallzahlen nicht gesichert werden.

In der Verlaufsbeobachtung (Tab. 5) blieb der signifikante Zusammenhang zwischen Partnerschaftsangaben und Kinderwunsch bestehen (p<0,05): Ein Jahr nach Erstvorstellung waren 8/11 Patienten ohne Partnerschaft unsicher und 3 wünschten sich ein Kind in 2-5 Jahren. Bestand eine Partnerschaft mindestens 1 Jahr oder war eine Ehe geschlossen, gaben nur 8/26 Unsicherheit an, dagegen 18/26 Kinderwunsch (9mal in 2 Jahren, 8mal in 2-5 Jahren und einmal in über 5 Jahren). Im zweiten Jahr der Beobachtung verhielten sich die Patienten entsprechend (p<0,03): Patienten ohne

Partnerschaft waren sich bezüglich des Kinderwunsches alle unsicher, Patienten mit fester Partnerschaft oder Ehe waren sich nur in 3/7 Fällen unsicher, 14/17 hatten dagegen Kinderwunsch (8 Patienten wollten den Kinderwunsch in 2 Jahren, 4 in 2-5 Jahren und 2 in mehr als 5 Jahren realisieren). In der Verlaufsbeobachtung von 2 Jahren war es in einem Fall zu einer Spontangravidität der Ehefrau gekommen, einmal wurde innerhalb eines halben Jahres eine Konserve zur maritogenen Insemination abgerufen und einmal wurden wir aufgefordert, alle Konserven zu liquidieren, da ausdrücklich kein Kinderwunsch mehr bestehe.

Ob bereits Kinder geboren waren, hatte ein oder zwei Jahre nach der Erstvorstellung keinen sicheren Einfluss auf einen (weiteren) Kinderwunsch ($p>0,05$). Die sexuellen Funktionsstörungen ließen ebenfalls einen Zusammenhang zum Kinderwunsch nicht erkennen. Lebens- und Fertilitätsprognosen hatten nach ein bzw. zwei Jahren der Nachbeobachtung ebenfalls statistisch keinen Einfluss.

3.4 Gruppenunterschiede

Die Daten sind der Tabelle 6 zu entnehmen. Die soziodemographischen Erhebungen der Erstkonsultation zu Ausbildung, beruflicher Tätigkeit, Partnerschaft, Sexualfunktion, bereits vorhandenen Kindern und (weiterem) Kinderwunsch ließen Unterschiede der Gruppen 1 und 2 nicht erkennen.

Tabelle 6: Gruppenunterschiede bei Erstvorstellung

	Mean	SD	Signifikanz
Lebensalter:			
Gruppe 1	27.06	5.68	
Gruppe 2	24.70	5.52	0.045*
	Wert	**DF**	**Signifikanz**
Ausbildung	2.61	3	0.43
Beruf	11.26	7	0.13
Partnerschaft	3.41	3	0.33
Kind vorhanden	3.03	3	0.39
Medizinische Prognose	20.25	3	0.00***
Fertilitätsprognose	0.12	1	0.73
Sexuelle Funktionsstörungen	2.52	4	0.64
Kinderwunsch	3.61	1	0.57

Gruppen: Gruppe 1: testikuläre Tumoren, Gruppe 2: nichttestikuläre Tumoren
Statistische Verfahren: Alter: t – Test, übrige: Kontingenztafel (χ^2)
Signifikanzniveaus: * ($p<0.05$)   *** ($p<0.001$)

Differenzen zeigten sich jedoch in der onkologisch-andrologischen Patientencharakteristik: Die Hodentumor-Patienten waren um 2,3 Jahre älter (p<0,05), sie waren je nach Stadium operativ/kombiniert chemo-radiotherapeutisch behandelt worden, während die nichttestikulären Tumorpatienten eine Polychemo-/Radiotherapie erhielten und nur im Einzelfall eine Tumorchirurgie erfolgte. Die Lebensprognose der Hodenkrebs-Patienten war signifikant günstiger als die der nichttestikulären Fälle (p<0,001); die spermatologische Fertilitätsprognose unterschied sich zunächst nicht, verschlechterte sich allerdings drastisch innerhalb eines Jahres (Abb. 1), ebenfalls zuungunsten der Gruppe 2 (p<0,0005). In der Gruppe 1 waren dagegen postoperative Störungen der Sexualfunktion, insbesondere Ejakulationsstörungen, bedeutsam (p<0,005).

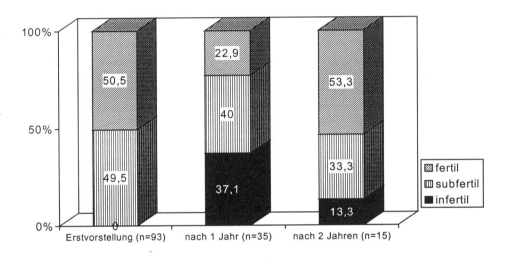

Abb. 1: *Fertilitätsprognose anhand vorliegender spermatologischer Befunde*

4. Diskussion

Die vorliegende Studie stellt eine erste Bestandsaufnahme von Daten andrologisch betreuter Tumorpatienten dar, die vor einer aggressiven onkologischen Therapie zur Fertilitätsvorsorge mit Hilfe der Spermakryokonservierung vorgestellt wurden. Die Auswertung halten wir trotz der kritisch zu wertenden retrospektiven Datenlage für mitteilenswert, da bislang vergleichbare Untersuchungen nicht vorliegen. Anstoß für unsere Untersuchungen war die Beobachtung, dass die Tumorpatienten nach erfolgter Anlage eines Spermadepots nur sehr selten auch davon Gebrauch machten.

Die Abrufrate von deutlich weniger als 10% der Spermakonserven aus einem Depot für die Einleitung einer maritogenen Gravidität ist allgemein niedrig. Von unseren 107 onkologischen Patienten hatte sich jedoch nur einer dafür entschieden. Praediktive Daten für die Nutzung der Spermakonserven nach der ursprünglich angenommenen Fertilitätsvorsorge vor einer belastenden Krebstherapie sind u.w. nicht bekannt. Krause und Brake (1994) finden zunächst keinen Zusammenhang zwischen dem Alter der Patienten, einer Partnerschaft, der Art der Erkrankung, der Art der Therapie oder den spermatologischen Befunden. Ob die fehlende Nachfrage mit der Ablehnung einer artifiziellen Technik zur Erlangung einer Schwangerschaft in Verbindung gebracht werden kann (Holland-Moritz & Krause, 1990), ist bisher nicht stichhaltig geprüft. Auch die Frage nach einem eventuell geringeren Kinderwunsch des jungen Tumorpatienten ist bisher nicht beantwortet. Dabei ist insbesondere die Entwicklung des Kinderwunsches vom physisch und psychisch hoch sensiblen Zeitpunkt der Diagnosemitteilung eines „Krebsleidens" an über Jahre der Nachbetreuung interessant und zeigt den entsprechenden Forschungsbedarf auf. Wir hatten Gelegenheit, Patienten im Rahmen der Spermakryokonservierung seit 1992 zu untersuchen und Daten bei einer Wiedervorstellung in jährlichen Abständen zu ergänzen.

Der Kinderwunsch unserer 107 Patienten war bei der Erstvorstellung in 69 Fällen noch unsicher, 18 Patienten hatten keine Angaben gemacht und nur je 10 wünschten sich in bis zu 2 oder in 2-5 Jahren ein Kind. Vergleichsdaten der Literatur liegen nach unserer Kenntnis nicht vor. Als statistisch sichere Einflussfaktoren auf den Kinderwunsch erwiesen sich das Lebensalter, der Bestand einer Partnerschaft und bereits vorhandene Kinder. Unabhängig war der Kinderwunsch dagegen von sozioökonomischen Faktoren wie Ausbildung und Beruf, den onkologischen Faktoren Diagnose, Therapieoption und Prognose sowie dem Faktor Sexualität. Die Studie von Krause und Brake (1994) zeigte an 92 Fällen keinerlei Korrelationen, sie stützte sich allerdings auf Angaben zur Verwendung / Umlagerung / Vernichtung der Spermakonserven und nicht explizit auf den Kinderwunsch.

Dass das Lebensalter und der Bestand einer Partnerschaft Einfluss auf den Kinderwunsch haben, erscheint plausibel. Ebenso können vorhandene Kinder einer Partnerschaft die Motivation zu einem weiteren Kind signifikant beeinflussen. Inwiefern jedoch die Kinderwunsch-Motivation (Rohde et al., 1996) speziell des Tumor-Patienten von der der Allgemeinbevölkerung abweicht, ist bisher nicht untersucht.

Über die besondere Belastung des jungen Krebspatienten, zum Zeitpunkt der Diagnoseeröffnung, der unsicheren Lebensprognose und vieler offener Fragen zur (künftigen) Fertilität eine Entscheidung für ein späteres Kind zu treffen, liegen keine Untersuchungen vor. Bei Patienten mit unerfülltem Kinderwunsch werden die Belastung, spezifische Persönlichkeitsfaktoren und Bewältigungen erst in Ansätzen verstanden (Deipenwisch, Hilse, Oberpennig, Sader & Nieschlag, 1994; Schilling, Küchenhoff, Könnecke & Tilgen, 1996; Küchenhoff & Könnecke, 1998); die speziellen Belange des Tumorpatienten sind bisher nicht erforscht.

Unsere Ergebnisse charakterisieren zunächst die Situation der Patienten zur Zeit der Erstvorstellung und entsprechen damit einer Querschnittstudie. Ergänzend haben wir Untersuchungen im Sinne einer Längsschnittstudie begonnen. Sie zeigen Veränderungen in der Partnerschaftskonstellation (hin zur festen Partnerschaft/Ehe), in der Tendenz auch vermehrten Kinderwunsch, trotz der Zunahme von sexuellen Störungen beziehungsweise der Verschlechterung der Fertilitätsprognose. Die „Fertilitätspotenz" berücksichtigt allerdings nur die aktuelle spermatologische Situation und nicht die „stille" Sicherheit des Patienten, über ein Spermadepot zu verfügen. Die Bedeutung der Partnerschaft in der Entscheidung für ein Kind ist auch im Längsschnitt evident, allerdings werden die verfügbaren Zahlen und die statistischen Sicherheiten ab dem 2. Beobachtungsjahr geringer.

Wenn Patienten trotz des angegebenen Kinderwunsches auf den Einsatz der Spermakonserven verzichten, ist die Frage nach Alternativlösungen wichtig. Für einige Patienten kann die Erholung einer Spermatogenesedepression nach Jahren die Möglichkeit einer Spontankonzeption bedeuten. Wir haben Erholungen bei Patienten mit Hodentumoren beobachtet, jedoch nur im Einzelfall bei Patienten mit nichttestikulären Tumorleiden (Schreiber & Hipler, 1999). Eine Spontankonzeption wurde hier nur in einem Fall mitgeteilt. Inwiefern Alternativen im Falle der Nichterholung und Nichtnutzung von Spermakonserven in Frage kommen, ist völlig unklar. Alternativen für Kinderwunsch-Patienten aus einer IVF-Vorbereitungsgruppe (487 männliche Patienten von Rohde et al., 1996) bzw. für Patienten einer Sammelstatistik (1139 männliche Patienten der sog. Kieler Verbundstudie von Strauß und Regel, 1998, unveröffentlicht) können sein: die Adoption 7,8% resp. 37,7%, ein Pflegekind 3,7% resp. 15,6%, die heterologe Insemination 3,6% resp. 6,3%, oder auch ein „Objektwechsel" in ca. 10% mit beruflichem Engagement etc. in der IVF-Gruppe.

Insgesamt besteht erheblicher Forschungsbedarf in allen vorstehend genannten Problemkreisen; der Tumorpatient mit signifikant verbesserter Lebensprognose unter den modernen Therapieoptionen (Schreiber & Hipler, 1999) ist bisher in Studien zur Fertilität nicht ausreichend berücksichtigt worden. Erkenntnisse sind zwingend erforderlich zur adäquaten Information des Patienten/des Paares über Möglichkeiten und Notwendigkeiten der Fertilitätsvorsorge, über deren praktische Durchführung und die spätere Verwendung von Spermakonserven sowie die interdisziplinäre Führung und Betreuung des Patienten.

IV. Prostatitis und Prostatakarzinom

Krankheitsverlauf bei der chronischen Prostatitis – Eine 5-Jahres-Katamnese

Elmar Brähler, Martin Deinhart und Wolfgang Weidner

Zusammenfassung

Bei einer Stichprobe von 95 Patienten mit einer chronischen Prostatitis, davon 52 mit einer Prostatodynie, 38 mit einer Prostatitis, 5 mit einer Prostatourethritis, wurde nach 5-6 Jahren eine Beschwerdenkatamnese durchgeführt. Eingesetzt wurden dabei die Gießener-Prostatitis-Symptom-Liste mit den Skalen Prostatitisbeschwerden, erektile Dysfunktion sowie den beiden Skalen Erschöpfung und Gliederschmerzen aus dem Gießener Beschwerdebogen (GBB). Die beiden Untergruppen Prostatitis und Prostatodynie lassen sich anhand der Symptome in den 4 Skalen nicht unterscheiden. In beiden Untergruppen dominieren die psychosomatischen Beschwerden gegenüber den prostatitisspezifischen.
Fünf Jahre nach der Erstuntersuchung hat sich die Beschwerdelage im Durchschnitt in beiden Gruppen bezüglich der prostatitisspezifischen Beschwerden nicht gebessert, bei den Prostatodyniepatienten nehmen die Gliederschmerzen sogar deutlich zu und die allgemeine Erschöpfung tendenziell.
Dieser Befund ist eine Herausforderung, erfolgreichere Therapiemaßnahmen zu erproben.

Summary

Using a sample of 95 patients with chronic prostatitis (52 with prostatodynia, 38 with prostatitis, 5 with prostatic urethritis) a follow-up study on the patients' condition was conducted after 5-6 years by means of a symptom check list. The instruments used were the Giessener-Prostatitis-Symptom-Liste (Giessen Prostatitis Symptom List) with the scales Prostativ Complaints und Erectile Dysfunction, and the scales Exhaustion and Pains in Limbs of the Giessener Beschwerdebogen (Giessen Subjective Complaints List). On these four scales no differences could be found between the sub-groups prostatitis and prostatodynia. In both groups the psychosomatic complaints outnumber the prostatic complaints.
Five years after this first study the average level of prostatic complaints had not changed in these two groups. In the prostatodynia group the pains in limbs hat increased significantly an exhaustion hat increased in tendency.
These findings are a challenge to medicine to develop more successful methods of treatment.

1. Einleitung

Die chronische Prostatitis ist ein bekanntes Problem der urologischen und auch allgemeinmedizinischen Praxis mit einem vielschichtigen klinischen Symptomkomplex. Häufig werden typische Entzündungssymptome wie Brennen in der Harnöhre von diffusen urogenitalen, analen oder perinealen Beschwerden wie retropubischer Druck und Dammschmerzen differenziert (Weidner, 1984). Weitere Symptomenkomplexe umfassen die gestörte Miktion, eine wechselnde sexuelle Dysfunktion und Allgemeinsymptome, wie z. B. Muskelschmerzen (Brähler & Weidner, 1989).

Mit differenzierter urologischer Diagnostik können nur bei etwa der Hälfte der Patienten Leukozyten im Prostatasekret als Zeichen einer echten Entzündung gefunden werden, während bei der anderen Hälfte dieses organische Korrelat fehlt (= „Prostatodynie") und die Diagnose dann allein aufgrund der Symptomatik gestellt werden muss. Bei der allgemein gebräuchlichen Definition „Prostatitis" bzw. „Prostatitissyndrom" handelt es sich um einen Sammelbegriff, der alle entzündlichen und nichtentzündlichen Formen einschließt (Weidner, 1984). Eine psychodiagnostische Abgrenzung beider Gruppen ist bisher nicht gelungen (Brähler, Brunner, Girshausen & Weidner, 1986; Brähler & Weidner, 1986, 1989).

Inzwischen liegt eine neue Prostatitisklassifikation vor, auf die wir jedoch an dieser Stelle nicht eingehen wollen (vgl. Ludwig & Weidner, 1999).

Trotz hoher Prävalenz sind Ätiologie, Pathogenese und Verlauf sowie entsprechende erfolgreiche Therapiemöglichkeiten teilweise noch unbekannt. Schätzungsweise 30% aller Männer zwischen 20 und 40 Jahren sollen im Laufe ihres Lebens zumindest zeitweise unter der entsprechenden Symptomatik leiden (Weidner, 1984). Die Beschwerden halten oft jahrelang an und haben sich als äußerst therapieresistent erwiesen. Neuere Untersuchungen an Patienten mit bakterieller und abakterieller Prostatitis anhand der Entzündungsaktivität im Prostatasekret zeigen, dass eine Ausheilung praktisch die Ausnahme ist (Wright, Chmiel, Grayhack & Schaeffer, 1994).

Katamnestische Untersuchungen zum Langzeitverlauf des Beschwerdebildes bei der chronischen Prostatitis sind selten. Relativ kurzzeitige Therapieerfolgskontrollen mit kleinen Patientenzahlen bzw. selektiven Kollektiven führten Weidner, Schiefer und Brähler (1991) sowie Rugendorff, Weidner, Ebeling und Buck (1993) durch. Neuere Arbeiten beschäftigen sich zunehmend anhand prospektiver doppelblinder randomisierter Studien mit der Effektivität neuer Therapieverfahren, wie der transurethralen Hyperthermie (Nickel & Sorensen, 1996) und der Therapie mit Allopurinol (Persson, Ronquist & Ekblom, 1996). Bei diesen Studien kommen erstmals standardisierte Fragebögen zur Quantifizierung des Therapieerfolgs zum Einsatz. Keltikangas-Järvinen, Mueller und Lehtonen (1989) stellten durch Interviews und psychologische Tests bei 40 Patienten fest, dass Angst und Stress sowie sexuelle Probleme nach zwei Jahren Beobachtungszeitraum zunehmen, ebenso – bei Symptompersistenz – die Angst, an einer Krebskrankheit oder einer Geschlechtskrankheit erkrankt zu sein, die sozialen Aktivitäten nehmen zugleich ab. Bei 38% der Patienten kam es zu einer Besserung der Symptome, bei 62% zu einer Verschlechterung.

In der vorliegenden Untersuchung wird der Krankheitsverlauf von Patienten mit chronischer Prostatitis (bakteriell und abakteriell) und Prostatodynie durch eine systematische Erfassung der Symptome anhand einer 5-Jahres-Katamnese untersucht. Dabei werden zwei Fragestellungen untersucht:

1. *Entwicklung der Beschwerden*

   Es soll festgestellt werden, wie sich das Beschwerdebild entwickelt, d. h. ob eine Verschlechterung, Besserung oder Heilung eintritt. Überprüft werden soll, ob die Behandlung Einfluss auf bestimmte Beschwerdekomplexe hat.

2. *Abgrenzung der Diagnosegruppen aufgrund der Beschwerdenentwicklung*

   Untersucht wird, ob sich für die Diagnoseuntergruppen (Prostatodynie bzw. Prostatitis) ein unterschiedlicher Verlauf der Körperbeschwerden ergibt. Vermutet wird, dass es bei der Prostatodynie zu einem geringeren Rückgang der Beschwerden kommt, da diese als eher seelisch verursacht, angesehen werden.

2. Patientengut, Material und Methodik

2.1 Patientengut

Aus dem Patientengut der Prostatitissprechstunde der Universitätsklinik Gießen wurde eine Patientenstichprobe ausgewählt. Um eine in ihrem zeitlichen Krankheitsverlauf möglichst homogene Patientengruppe zu gewinnen, war das Selektionskriterium der erstmalige Besuch in der Prostatitissprechstunde (in den Jahren 1983 und 1984).

Aufgrund des Beschwerdebildes und der durchgeführten urologischen Entzündungsdiagnostik (Leukozytennachweis mit der vergleichenden zytologischen Analyse des Erst-, Mittelstrahlurins und Urins nach Prostatamassage [Exprimaturin], sowie des Prostatasekrets) wurde bei Ausschluss anderer urogenitaler Entzündungen eine echte Prostatitis diagnostiziert, wenn >20 Leukozyten/Gesichtsfeld bei 1000facher Vergrößerung im exprimierten Prostatasekret, bzw. ≥20 Leukozyten/Gesichtsfeld bei 400facher Vergrößerung im Exprimaturin nachweisbar waren (Drach, Meares, Fair & Stamey, 1978).

Eine ausführliche semiquantitative mikrobiologische Analyse inklusive dem qualitativen Nachweis von Chlamydia trachomatis im Prostatasekret erfasste eine bakterielle Genese der Prostatitis, bzw. – bei einer kleinen Gruppe – eine Prostataurethritis (Meares & Stamey, 1968). Entscheidend war bei quantifizierbaren Keimen eine 10fach höhere Konzentration im Exprimaturin, verglichen mit Erst- und Mittelstrahlurin. Patienten ohne Leukozyten im Prostatasekret und ohne Nachweis pathogener Keime wurden als Prostatodynie klassifiziert. Die so gewonnene Stichprobe umfasste 193 Patienten.

Der Rücklauf betrug bei z.T. mehrmaligen Anschreiben zunächst 54,9% (106 Patienten). Drei der Patienten waren bereits verstorben, sechs weitere weigerten sich ausdrücklich den Fragebogen auszufüllen und bei weiteren zwei Patienten war der Fragebogen völlig unzureichend ausgefüllt, so dass es schließlich bei der katamnestischen Erhebung zu einem Rücklauf von 49,2% (n=95) kam. Von den 95 Patienten der Stichprobe bestand 1983/84 bei 38 eine Prostatitis und bei 52 eine Prostatodynie, fünf Patienten hatten eine Prostatourethritis (vgl. Tabelle 1).

Tabelle 1: Stichprobenbeschreibung

Diagnose	n	%
Prostatitis (PR) *davon*	38	40,0
- chronisch bakteriell	5	5,3
- abakteriell	33	34,7
Prostatodynie (PD)	52	54,7
Prostatourethritis (PU)	5	5,3
Gesamt	95	100,0

Das Durchschnittsalter der Patienten betrug 43,2 Jahre, bezogen auf das Jahr 1989 (Standardabweichung: 13,6 Jahre). Zum Zeitpunkt der ersten Vorstellung in der Prostatitissprechstunde war das Durchschnittsalter dem gemäß 37,7 Jahre, der Range bei der Erstvorstellung (1983/84) lag zwischen 16 und 75 Jahren.

Diese Patienten wurden 1989 angeschrieben und gebeten, einen Fragebogen zu allgemeinen bzw. prostatitisspezifischen Körperbeschwerden ausgefüllt zurückzugeben. Dieser Fragebogen waren bereits bei der Erstuntersuchung in der Prostatitissprechstunde 1983/84 erhoben worden. Es handelt sich um die Gießener Prostatitis-Symptom-Liste (GPSL), die im folgenden dargestellt werden soll.

2.2 Methoden

Die Gießener Prostatitis-Symptom-Liste

Die Gießener Prostatitis-Symptom-Liste enthält 36 Fragen nach Körperbeschwerden aus den Bereichen Entzündungssymptomatik, diffuse Störungen im Genitalbereich, Störungen der Miktion, Störungen der Sexualfunktion und Störungen im anorektalen Bereich und allgemeinen Beschwerden. Sie entstand aus der Zusammenarbeit von Urologen und Psychosomatikern an der Universität Gießen (Junker, 1970), und wurde mehrmals modifiziert (Brunner & Girshausen, 1989).

Die Gießener Prostatitis-Symptom-Liste umfasst vier Skalen. Bei Skala 1 und 2 handelt es sich um zwei neu-konstruierte urologische Körperbeschwerdeskalen, die erste Skala beinhaltet 18 Items mit urologischen Beschwerden (i.e.S. Prostatitisbeschwerden), die zweite Skala mit sechs Items bezieht sich eher auf Sexualstörungen. Skala 3 und 4 mit ebenfalls je sechs Items stammen aus dem Gießener Beschwerdefragebogen (GBB) und beinhalten Fragen nach Erschöpfungsneigung und Gliederschmerzen (vgl. Tabelle 2).

Der Gießener Beschwerdebogen (GBB) ist ein standardisiertes Verfahren zur systematischen Erfassung des körperlichen Beschwerdebildes von psychoneurotischen und psychosomatischen Patienten (vgl. Brähler & Scheer, 1995).

Die Antwortmöglichkeiten der GPSL sind fünfstufig skaliert, ihnen werden die Rohwerte 0 (nicht) - 1 (kaum) - 2 (einigermaßen) - 3 (erheblich) - 4 (stark) zugeordnet. Damit ist auch bei der Summierung der einzelnen Skalenwerte gesichert, dass die Angabe „keine Beschwerden" auch tatsächlich durch den Wert 0 repräsentiert wird. Die Skalenwerte werden durch Summierung der Rohwerte der zugehörigen Items berechnet. Die Items sind alle gleich gepolt. Höhere Skalenwerte entsprechen einer stärkeren Ausprägung der Symptomatik.

Tabelle 2: Items der Gießener-Prostatitis-Symptom-Liste

Skala 1: Prostatitisbeschwerden	18 Items

Brennen in der Harnröhre nach dem Wasserlassen
Druck/Schmerz am Damm
Gefühl von Wundsein der Harnröhre nach dem Wasserlassen
Schmerzen in der Blasengegend nach dem Wasserlassen
Brennen in der Harnröhre während des Wasserlassens
Jucken am After nach dem Stuhlgang
Schmerzhafter Samenerguss
Druck/Schmerz im After
Unterleibsschmerzen
Juckreiz in der Eichel
Druck hinter dem Schambein
Schmerz in der Blasenregion
Druck/Schmerz am After nach dem Stuhlgang
Schmerz/Ziehen in der Leiste
Schweregefühl im Mastdarm (Enddarm)
Drang zum Wasserlassen
Verstopfung
Schmerz in den Hoden

Skala 2: Erektile Dysfunktion	6 Items

Schmerz im Glied
Vorzeitiger Samenerguss vor/oder direkt nach Einführen des Gliedes
Vorzeitiger Samenerguss bei Eintreten der Steifigkeit des Gliedes
Vorzeitiger Samenerguss ohne Steifigkeit des Gliedes
Geschlechtliche Untererregbarkeit
Keine Steifigkeit des Gliedes trotz sexuellen Verlangens

Skala 3: Erschöpfung	6 Items

Schwächegefühl
Übermäßiges Schlafbedürfnis
Rasche Erschöpfbarkeit
Müdigkeit
Gefühl der Benommenheit
Mattigkeit

Skala 4: Gliederschmerzen	6 Items

Gelenk- oder Gliederschmerzen
Nacken- oder Schulterschmerzen
Druckgefühl im Kopf
Kreuz- oder Rückenschmerzen
Kopfschmerzen
Schweregefühl oder Müdigkeit in den Beinen

3. Ergebnisse

3.1 Die prostatitisspezifischen Beschwerden im Zeitverlauf

Die Tabellen 3 und 4 zeigen die häufigsten urogenitalen Beschwerden zum Zeitpunkt der Erstuntersuchung und der Katamnese fünf Jahre später. Diese Beschwerden entstammen den Skalen 1 (Prostatisspezifische Beschwerden) und 2 (Beschwerden der erektilen Dysfunktion). Die Prozentzahlen geben die Gesamthäufigkeiten der positiven Antworten von „kaum (1)" bis „stark (4)" wieder.

Tabelle 3: Die häufigsten prostatitisspezifischen Beschwerden (%)

Prostatitisspezifische Beschwerden (Items der Skala 1)	cum % 1983/84	cum % 1989
Drang zum Wasserlassen	40	45
Jucken am After nach dem Stuhlgang	43	39
Brennen in der Harnröhre nach dem Wasserlassen	49	37
Verstopfung	28	30
Schmerz/Ziehen in der Leiste	58	50
Druck/Schmerz am Damm	29	34
Unterleibsschmerzen	42	41
Druck/Schmerz am After nach dem Stuhlgang	36	26
Brennen in der Harnröhre während des Wasserlassens	38	30
Schmerzen in der Blasengegend nach dem Wasserlassen	38	27

„cum %" sind die kumulierten Häufigkeitswerte der positiven Antworten von „1" (kaum) bis „4" (stark).

Tabelle 4: Beschwerden der erektilen Dysfunktion (%)

Beschwerden der erektilen Dysfunktion (Items der Skala 2)	cum % 1983/84	cum % 1989
Schmerz im Glied	21	21
Vorzeitiger Samenerguss vor/oder direkt nach Einführen des Gliedes	25	17
Vorzeitiger Samenerguss bei Eintreten der Steifigkeit des Gliedes	16	10
Vorzeitiger Samenerguss ohne Steifigkeit des Gliedes	12	10
Geschlechtliche Untererregbarkeit	21	27
Keine Steifigkeit des Gliedes trotz sexuellen Verlangens	31	31

Es ist kein einheitlicher Trend zu erkennen bezüglich einer Abnahme zum Katamnesezeitpunkt.

Bei der Skala 2 „Erektile Dysfunktion" ergibt sich eine sehr hohe Streuung bei beiden Zeitpunkten und Diagnosegruppen. Die Skalenwerte sind in Tabelle 5 enthalten.

Tabelle 5: Skalenmittelwertprofil der Skalen Prostatitisbeschwerden und erektile Dysfunktion

Messzeitpunkte	1983/4				1989			
Diagnosegruppe	PR		PD		PR		PD	
	x	s	x	s	x	s	x	s
Prostatitisbeschwerden	9,8	10,9	11,6	10,8	11,6	8,9	10,9	10,5
Erektile Dysfunktion	2,8	5,2	2,2	5,2	1,9	5,2	2,3	3,5

Um zu überprüfen, ob sich die Beschwerden zwischen den beiden Zeitpunkten und zwischen den beiden Diagnosegruppen „Prostatodynie" und „Prostatitis" unterscheiden, wurde für die Skalenwerte der Skalen 1 und 2 eine 2-faktorielle Varianzanalyse durchgeführt. Es ergeben sich keine signifikanten Haupteffekte bzw. kein Interaktionseffekt.

3.2 Die allgemeinen Beschwerden im Zeitverlauf

Die Tabelle 6 zeigt die jeweils sieben häufigsten allgemeinen Beschwerden der Gesamtgruppe der Patienten in der Erst- und Nachuntersuchung.

Tabelle 6: Die häufigsten allgemeinen Beschwerden in der Erst- und Nachuntersuchung (Gesamtgruppe)

Körperbeschwerden (Items der Skalen 3 & 4)	cum % 1983/84	cum % 1989
Rückenschmerzen (4)	78,5	81,9
Müdigkeit (3)	63,4	63,2
Kopfschmerzen (4)	59,1	60,6
Nackenschmerzen (4)	57,0	62,8
Gliederschmerzen (4)	53,3	61,7
Erschöpfbarkeit (3)	49,5	52,1
Mattigkeit (3)	49,5	57,4
Schlafbedürfnis (3)	47,3	47,9

„cum %" sind die kumulierten Häufigkeitswerte der positiven Antworten von „1" (kaum) bis „4" (stark).

Aus den beiden Skalen „Erschöpfung" und „Gliederschmerzen" werden 1983 fünf Items und 1988 sieben Items von mehr als 50% der Befragten angekreuzt. Die Werte sind vergleichbar den Ergebnissen von Brähler et al. (1986). 81,9% gaben in der Nachuntersuchung „Rückenschmerzen" als die häufigste Beschwerde an.

Tabelle 7 zeigt die Skalenmittelwerte in der Gießener Prostatitis-Symptom-Liste für die beiden Zeitpunkte.

Tabelle 7: GPSL-Mittelwertprofil für beide Messzeitpunkte und Diagnosegruppen (Skalen 3 und 4)

Messzeitpunkte	1983/4				1989			
Diagnosegruppe	PR		PD		PR		PD	
	x	s	x	s	x	s	x	s
Erschöpfung	5,1**	5,1	4,8**	5,1	4,5**	4,8	6,2**	4,9
Gliederschmerzen	6,9**	5,0	6,6**	4,9	6,3**	5,0	9,1**	4,7

** p < 0.01 (gegenüber Eichstichprobe)
PR = Prostatitis; PD = Prostatodynie

Bei der Ersterhebung sind die Skalenwerte bei der Diagnosegruppe bei den Skalen Erschöpfung und Gliederschmerzen gegenüber den Werten der Eichstichprobe aus der Normalbevölkerung (vgl. Brähler & Scheer, 1995) signifikant erhöht. Dies ist bei der Zweiterhebung ebenso.

Um die Veränderungen in Abhängigkeit von der Diagnose abzusichern, wurde eine 2-faktorielle Varianzanalyse mit den Faktoren Verlauf (Wiederholungsfaktor bzw. Zeitpunkt mit Messwiederholung) und Diagnosegruppe durchgeführt.

Es zeigt sich, dass v. a. die Beschwerden der Skala Gliederschmerzen im Laufe der 5 Jahre in der Prostatodynie signifikant zunehmen (p < 0.01), während sie zugleich in der Gruppe mit entzündlicher Prostatitis leicht abnehmen und damit nach fünf Jahren in der Prostatodynie-Gruppe deutlich höher liegen als in der Patientengruppe mit entzündlicher Prostatitis. Die beiden Diagnosegruppen sind bei der Ersterhebung nicht unterschiedlich in den beiden Skalen. Die Skala Erschöpfung zeigt in der Tendenz ein ähnliches Bild. Dies wird durch die Abbildungen 1 und 2 veranschaulicht.

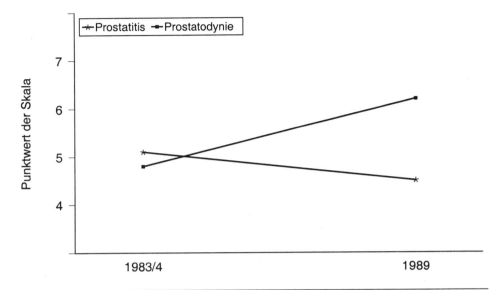

Abb. 1: Veränderung der Skalenmittelwerte der Skala „Erschöpfung" der Diagnosegruppen über die Zeit

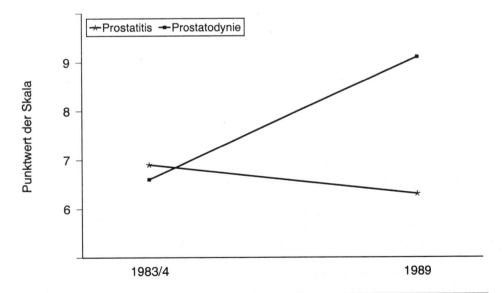

Abb. 2: Veränderung der Skalenmittelwerte der Skala „Gliederschmerzen" der Diagnosegruppen über die Zeit

4. Diskussion

4.1 Die urologischen Beschwerden

Die häufigsten Beschwerden sind vergleichbar denen in den Untersuchungen von Pott, Junk-Overbeck und Wirsching (1991), Brähler und Weidner (1986) sowie Janssen, Kukahn und Weißbach (1978). Die Ergebnisse dieser Untersuchung zeigen, dass das Ausmaß urologischer Beschwerden von Prostatitis-Patienten über einen längeren zeitlichen Verlauf, d. h. ca. fünf Jahre, nicht abnimmt.

Diese Entwicklung findet sich auch in ähnlicher Weise in der 2-Jahres-Verlaufsbeobachtung von Keltikangas-Järvinen et al. (1989): bei 38% der Patienten trat eine Besserung, bei 62% eine Verschlechterung ein. Für eine große Anzahl der Patienten zeigt die Krankheit also einen chronischen, im Beschwerdeausmaß persistierenden Verlauf.

Das Ergebnis bestätigt nicht die Ergebnisse der katamnestischen Untersuchung von Pott, Junk, Pauli, Wirsching und Weidner (1988), die bei einem katamnestischen Zeitraum von durchschnittlich 14 Monaten eine Abnahme urologischer Beschwerden konstatierten.

Der beschriebene Beschwerdeverlauf ist bei den beiden Prostatitis-Untergruppen entzündlicher Prostatitis und Prostatodynie gleich. Dieses Ergebnis unterstreicht die These, dass es sich bei beiden Diagnosegruppen um sehr ähnliche Erkrankungen mit vermutlich weitgehend vergleichbarer Ätiologie handelt.

Die beiden Prostatitis-Untergruppen unterscheiden sich auch nicht hinsichtlich einzelner urologischer Beschwerdekomplexe: Die von Brähler et al. (1986) festgestellte höhere Klagsamkeit von Patienten mit entzündlicher Prostatitis in den Bereichen „vegetative Genitalbeschwerden" und „Praecoxsymptomatik" sowie im gesamten Beschwerdeausmaß urologischer Beschwerden lassen sich nicht reproduzieren.

Die aus der o.g. Untersuchung (Brähler et al., 1986) bekannte signifikant höhere Klagsamkeit von Patienten mit entzündlicher Prostatitis gegenüber Patienten mit Prostatodynie in neun Einzelitems lässt sich auf Skalenebene nicht bestätigen. Möglicherweise könnte die Nicht-Reproduzierbarkeit der früheren Ergebnisse auch daran liegen, dass es durch die katamnestische Erhebung bei einer Rücklaufquote von 49,2% zu einer etwas anderen Stichprobenzusammensetzung kommt. Eine leichte Veränderung der Stichprobe gegenüber der Stichprobe von Brähler et al. (1986) könnte auch durch das Selektionskriterium der erstmaligen Vorstellung der Patienten in der urologischen Ambulanz entstehen. Dafür spricht, dass die Häufigkeiten der zehn meistgenannten urologischen Beschwerden der Erstuntersuchung meist etwas höher liegen als die der Untersuchung von Brähler et al. (1986), während die Häufigkeiten der Nachuntersuchung etwas niedriger oder annähernd gleich im Vergleich dazu sind. Viele andere Merkmale der Stichprobe stimmen jedoch sehr gut mit der hier verglichenen Untersuchung überein (Alter, Diagnoseverteilung, die zehn häufigsten Körperbeschwerden sind praktisch identisch), so dass es sich nicht um eine stärkere Verzerrung handeln kann.

4.2 Die allgemeinen Körperbeschwerden

Hinsichtlich der neurotischen und allgemein-psychosomatischen Körperbeschwerden zeigen die Patienten beider Diagnoseuntergruppen in Übereinstimmung mit Brähler und Weidner (1986) ein erhöhtes Ausmaß an Beschwerden als die vergleichbare Eichstichprobe.

Bei beiden Diagnoseuntergruppen sind demnach psychosomatische und psychoneurotische Momente wirksam.

Die allgemeinen Beschwerdehäufigkeiten sind im Vergleich zu den urologischen Beschwerden wesentlich höher; dies beobachteten auch Brähler et al. (1986). Es könnte daran liegen, dass die urologischen Beschwerden der Skalen 1 und 2 (Prostatitisbeschwerden/Erektile Dysfunktion) relativ spezifisch sind, während in den Skalen 3 und 4 (Erschöpfung/Gliederschmerzen) allgemein übliche Beschwerden vieler Organe erfragt werden und/oder die Bejahung dieser Fragen eher im Sinne der sozialen Erwartung und weniger selbstkränkend ist.

Während es bei den Patienten mit entzündlicher Prostatitis generell zu einer leichten Abnahme der Beschwerden kommt, steigen bei der Prostatodynie-Gruppe die Körperbeschwerden überraschenderweise in dem Beschwerdekomplex „Gliederschmerzen" signifikant an, so dass sich die beiden Gruppen nach fünf Jahren Krankheitsverlauf in beiden Bereichen neurotischer und allgemein-psychosomatischer Körperbeschwerden deutlich voneinander unterscheiden. Bei Prostatodynie-Patienten werden offensichtlich die psychoneurotischen bzw. psychosomatischen Komponenten im Krankheitsverlauf stärker, d. h. die Lebensqualität wird schlechter, während es bei den Prostatitispatienten kaum Veränderungen gibt.

Die Prostatodynie-Patienten der Untersuchung erhielten im Gegensatz zu den Prostatitis-Patienten weder eine ihren Beschwerden angemessene Therapie, noch die o.g. Erfolgsmeldung, so dass sie sich im Vergleich zu Patienten mit entzündlicher Prostatitis vermutlich wesentlich stärker mit ihrer Krankheit nicht ernstgenommen, alleingelassen und auf sich zurückgeworfen fühlen. Dies könnte bei anhaltender urologischer Symptomatik zu einer weiteren Verstärkung und Generalisierung der depressiven Tendenzen führen, die sich in vermehrten psychosomatischen Körperbeschwerden ausdrücken. Für diese Patientengruppe wäre demnach eine psychotherapeutische Behandlung, z. B. im Rahmen der psychosomatischen Versorgung in der Praxis besonders wichtig.

Aufgrund der deutlichen Tendenz der Prostatitis zur Chronifizierung scheint eine weitere Abklärung der Ursachen wie auch therapeutischer Möglichkeiten sehr sinnvoll. Da auch neurotische und allgemein-psychosomatische Körperbeschwerden eine wichtige Rolle spielen – bei der Prostatodynie nehmen diese Beschwerden im zeitlichen Verlauf deutlich zu –, ist es bei Untersuchungen zur therapeutischen Beeinflussbarkeit der chronischen Prostatitis besonders wichtig, sowohl die urologischen Beschwerden als auch die neurotischen und allgemein-psychosomatischen Körperbeschwerden systematisch zu erfassen und bei der Beurteilung des Therapieerfolgs mit zu berücksichtigen.

Prostatakarzinom, Krankheitsverarbeitung und Partnerschaft

Hermann J. Berberich und Elmar Brähler

Zusammenfassung

Mit ca. 20.000 Neuerkrankungen jährlich stellt das Prostatakarzinom bei Männern über 60 Jahren heute die zweithäufigste Tumorerkrankung nach dem Colonkarzinom dar. Trotz der erheblichen medizinischen Fortschritte der letzten Jahre können ca. 80% der Patienten letztendlich keiner kurativen Behandlung zugeführt werden. Grundlage einer jeglichen palliativen Behandlung bildet nach wie vor der Androgenentzug, sei es mittels eines operativen Eingriffs, der beidseitigen Orchiektomie, oder durch medikamentöse Behandlung, z. B. der Gabe eines LH-RHa Depots. Beide Therapieformen haben unter anderem den Verlust der Potenz zur Folge und können sich damit auf die Partnerschaft auswirken. Mit Hilfe eines umfangreichen Befragungsinstrumentariums wurden Krankheitsverarbeitung, psychosomatischer Beschwerdedruck und Lebensqualität bei Patienten mit einem fortgeschrittenen Prostatakarzinom und ihren Partnerinnen untersucht. Letztere wurden nach Möglichkeit in die Untersuchung miteinbezogen, um unter anderem herauszufinden, in welchem Maß sich Paarbeziehungsstrukturen auf die Krankheitsbewältigung auswirken. Das Untersuchungsergebnis zeigt, dass vor allem die jüngeren Patienten ($\leq$ 75 J.) der LH-RHa Gruppe ein besseres Copingverhalten als die Orchiektomiepatienten entwickeln. Sie haben einen geringeren psychosomatischen Beschwerdedruck und einen höheren Lebensqualitätsindex. Die Partnerinnen spiegeln diese Situation zum Teil in verstärktem Maß wider. Von erheblicher Bedeutung für die Krankheitsverarbeitung sind die Paarbeziehungsstrukturen der Partner. Die Fähigkeit zur Kommunikation und eine geringe Neigung zur depressiven Verarbeitung gehen einher mit einem geringen psychosomatischen Beschwerdedruck und einer erhöhten Lebensqualität.

Abstract

After cancer of the colon, prostatitis cancer is the second most frequent tumor disease in male patients over sixty. Every year about 20 000 new cases are diagnosed. In spite of considerable medical advances in recent years around 80 % of these are incurable. The basis of all palliative treatment is still androgen withdrawal, either through surgery (removal of both testicles) or through medication e.g. depot injections of LH-RHa. Both forms of therapy result in loss of potency, which of course affects the patients' relationship with a partner. Using a series of questionnaires we studied the coping behavior, level of psychosomatic complaints and quality of life among patients in an advanced stage of the illness and their partners. We wanted to include the partners as far as possible to investigate the influence of the relationship on coping behavior. The results showed that especially the younger patients ($\leq$ 75 years) of the LH-RHa group develop better coping behavior than the surgical patients. They suffer less from psychosomatic complaints and reach a higher quality of life index. In many cases this result is clearly reflected in the partners' responses. The quality of the relationship has a considerable influence on coping behavior. A good ability to communicate and a low tendency to depressed responses are associated with a lower level of psychosomatic complaints and a higher quality of life.

1. Vorbemerkung

Das Prostatakarzinom stellt bei Männern über 60 Jahren in der Bundesrepublik Deutschland nach dem Colonkarzinom die zweithäufigste Krebserkrankung dar. Angesichts der steigenden Lebenserwartung ist nach unterschiedlichen Schätzungen ein Anstieg der Inzidenzrate um jährlich 3-8% zu erwarten. Diese Steigerung ist unter anderem auch auf die Verbesserungen bei der Früherkennung (PSA-Bestimmung, transrektale Sonographie) zurückzuführen. Wurden 1991 etwa 16000 Prostatakarzinome diagnostiziert, so stieg die Zahl 1995 auf 20000 Fälle an (Hölzel & Altwein, 1991; Hölzel, 1995). Keine andere Tumorerkrankung steigt im Alter so sprunghaft an wie das Prostatakarzinom, nämlich um den Faktor 40 zwischen 50 und 85 Jahren (Carter & Isaacs, 1990). Laut den Angaben des statistischen Bundesamtes in Wiesbaden starben 1995 ca. 12000 Männer in der Bundesrepublik an einem Prostatakarzinom (Staehler & Fabricius, 1990).

Mit einer Mortalitätsrate von 25-30% ist das Prostatakarzinom heute eine der häufigsten Todesursache bei Männern.

Nach wie vor wird die Mehrzahl der Prostatakarzinome nicht früh genug diagnostiziert, um die Patienten einer kurativen Behandlung zuführen zu können.

1990 nahmen laut Angaben der Spitzenverbände der gesetzlichen Krankenkassen 14,1% der Männer am gesetzlichen Krebsfrüherkennungsprogramm teil, wobei die 10% Marke erst in der Altersgruppe von 50-54 Jahren überschritten wird (v. Karsa, Lang & Flatten, 1993).

Die Hälfte der Patienten, bei denen primär ein Prostatakarzinom diagnostiziert wird, befindet sich in einem Tumorstadium, das keine kurative Behandlung mehr zulässt (Weißbach, 1982). Nahm man bisher an, dass bei ca. 10 bis 15% der Fälle präoperativ eine klinische Unterbewertung des Prostatakarzinoms vorgenommen wird, so deuten die neuesten Zahlen darauf hin, dass dies bei ca. 70% der Fall ist (Epstein, Carmichael, Partin & Walsh, 1993).

Als fortgeschrittene Prostatakarzinome gelten jene vom Stadium T3, bei denen das Karzinom die Organkapsel der Prostata durchbrochen oder die Bläschendrüsen infiltriert hat. Außerdem zählen jene vom Stadium T4 dazu, die den Blasenhals, den externen Sphinkter oder das Rektum infiltriert haben. Ferner jene, bei denen der Tumor fixiert ist oder Nachbarstrukturen infiltriert hat (UICC, 1992). Als fortgeschritten gelten ferner alle Prostatakarzinome, die auch bei geringer lokaler Tumorausbreitung Lymphknoten- oder Fernmetastasen verursachen.

Wie bereits erwähnt wird bei der Mehrheit der Patienten das Prostatakarzinom zu einem Zeitpunkt diagnostiziert, an dem eine kurative Behandlung durch eine radikale Prostatektomie nicht mehr möglich ist. Für diese kommt lediglich eine palliative Behandlung in Frage. Nach wie vor ist hierbei wegen der Hormonabhängigkeit des Prostatakarzinoms die Androgenablation die Therapie der ersten Wahl.

Jahrzehntelang blieb vor allem in der alten Bundesrepublik Deutschland die bilaterale Orchiektomie die Therapie der Wahl beim fortgeschrittenen Prostatakarzinom, während in den USA die Behandlung mit Östrogen und den damit verbundenen unerwünschten Nebenwirkungen dominierte. In den letzten zehn Jahren gewann der

Einsatz von LH-RH Analoga in der alten Bundesrepublik und später auch in den neuen Bundesländern zunehmend an Bedeutung. Nach Schätzungen der pharmazeutischen Industrie – zuverlässige Zahlen existieren hierzu nicht – erhalten heute 85% der Prostatakarzinompatienten, die androgenopriv behandelt werden, ein LH-RH Analogon, während lediglich 15% einer Orchiektomie zugeführt werden. Hier hat sich vor allem in der niedergelassenen urologischen Praxis ein Therapiewandel vollzogen, dessen Ursache bislang nicht untersucht wurde und der nicht auf Erkenntnisse wissenschaftlicher Studien zurückgeführt werden kann, in denen z. B. nachgewiesen worden wäre, dass eine medikamentöse Behandlung gegenüber der chirurgischen Androgenablation einen medizinischen Vorteil bietet.

Die unerwünschten Begleiterscheinungen beider Therapiemaßnahmen, nämlich der Orchiektomie und der LH-RH-Analogon-Behandlung, sind vergleichbar. Häufig kommt es zu Hitzewallungen, vermehrtem Schwitzen, Libido- und Potenzverlust. Bei der chirurgischen Orchiektomie bzw. Kastration kommen entsprechende Komplikationsmöglichkeiten des operativen Eingriffs sowie das Narkoserisiko hinzu, sofern der Eingriff nicht in Lokalanästhesie durchgeführt wird.

In einem Punkt, der für die Krankheitsverarbeitung durchaus bedeutend zu sein scheint, unterscheiden sich jedoch beide Behandlungsformen. Bei der Orchiektomie handelt es sich um einen irreversiblen operativen Eingriff, der mit einer Veränderung des Körperbilds durch den Verlust der Hoden einhergeht, während die Folgen einer LH-RH Behandlung zumindest in der ersten Zeit rückgängig gemacht werden können, sobald mit der Therapie ausgesetzt wird.

1.1 Ziel der Untersuchung

Patienten mit einer malignen Erkrankung im Bereich des Urogenitalsystems sind einer zweifachen Belastung ausgesetzt: einerseits muss die lebensbedrohliche Gefährdung bewältigt werden, andererseits ist sowohl die sexuelle Identität als auch die körperliche Integrität bedroht.

Ziel der Untersuchung war es, mehr über Lebensqualität, Krankheitsverarbeitung und Angstbewältigung bei Patienten mit einem fortgeschrittenen Prostatakarzinom herauszufinden. Zum einen sollte untersucht werden, ob bei den zur Zeit häufigsten Behandlungsformen, Orchiektomie zum einen und Verabreichung eines monatlichen LH-RHa Depotpräparats zum anderen, Unterschiede festzustellen sind. Ferner sollte analysiert werden, inwieweit sich die Beziehungsstrukturen der Paare, bei denen der männliche Partner an einem fortgeschrittenen Prostatakarzinom erkrankt war, auf die Befindlichkeit, die Krankheitsverarbeitung und die Lebensqualität auswirken. Der Lebenspartner, hier die Lebenspartnerin, kann sowohl eine entlastende als auch eine belastende Funktion haben.

Da die Behandlung des fortgeschrittenen Prostatakarzinoms auf jeden Fall die Sexualität tangiert, liegt eine Auswirkung auf die Paarbeziehung nahe.

2. Patienten und Methode

An der vorliegenden Multicenter-Studie beteiligten sich 12 urologische Facharztpraxen sowie ein Krankenhaus. Es wurden 105 Patienten mit einem fortgeschrittenen oder metastasierten Prostatakarzinom befragt. 56 Patienten hatten sich einer Orchiektomie unterzogen, 49 Patienten wurden mit einem LH-RH-Agonisten behandelt. Der Zeitpunkt der Diagnose lag zum Studienbeginn 1-5 Jahre zurück. Bei 73 (70%) Patienten konnte auch die Partnerin befragt werden. Das Durchschnittsalter der Patienten bzw. ihrer Partnerinnen betrug 73,1 (Range: 44-89 Jahre) bzw. 66,7 Jahre. Bis auf den Bogen zur Krankheitsverarbeitung wurden die folgenden Fragebögen in gleicher Weise sowohl bei den Patienten als auch bei ihren Partnerinnen eingesetzt:

2.1 Allgemeiner Fragebogen

Es handelt sich um einen Fragebogen, der u.a. die Bedrohung durch die Erkrankung, die Zuversicht in die Zukunft, die Bedeutung der Sexualität, den Umgang der Partnerin mit der Erkrankung und Gespräche über die Erkrankung mit Freunden und Bekannten erfasst.

2.2 Freiburger Bogen zur Krankheitsverarbeitung (FKV)

Der Freiburger Bogen zur Krankheitsverarbeitung (Muthny, 1989) umfasst ein breites Spektrum an Krankheitsverarbeitungsmodi auf den Ebenen der Kognition, Emotion und des Verhaltens. Die 102 Fragen enthalten z. B. Grad der Depressivität, hedonistisches Verhalten, Misstrauen, Pessimismus und kognitive Vermeidung. Darüber hinaus werden verschiedene Aspekte wie sozialer Rückzug, regressive Tendenzen und Arztvertrauen abgefragt. Insgesamt ergaben sich 12 Skalen, die verschiedene Aspekte von Copingstrategien abbilden.

2.3 Gießener Beschwerdebogen (GBB)

Der GBB (Brähler & Scheer, 1995) erlaubt es, sowohl Einzelbeschwerden als auch die vier Beschwerdekomplexe Erschöpfung, Magen-, Glieder- und Herzbeschwerden in Skalenform zu erfassen. Aus diesen Beschwerdekomplexen lässt sich der Gesamtbeschwerdedruck ermitteln. Zum Vergleich mit dem Beschwerdedruck eines „Normalkollektivs" von Männern im Alter $\geq$ 60 Jahre wurde auf die repräsentative Erhebung von Brähler, Schumacher und Brähler (2000) zurückgegriffen.

2.4 Fragebogen zur Lebensqualität nach GROSS (PGWB)

Der PGWB (Gross, 1991) gibt ein Bild des Allgemeinbefindens, körperlicher Störungen und der emotionalen Verfassung. Es ist eine Auswertung nach den Skalen keine Ängstlichkeit, keine Depression, Wohlbefinden, Selbstkontrolle, Gesundheit und Vitalität als auch nach einem Summen-Score möglich.

Als Referenzkollektiv erhielten 80 Männer im Alter > 60 Jahren, die zur Krebsvorsorgeuntersuchung kamen und keine Beschwerden hatten, den Fragebogen zur Lebensqualität.

Neben dem Vergleich der beiden Behandlungsgruppen wurde eine Strataanalyse nach dem Alter der Patienten ($\leq$ 75 J. bzw. > 75 Jahre) vorgenommen. Bei allen Fragebögen wurde eine Mehrfach-Varianzanalyse durchgeführt.

2.5 Gießen-Test (GT)

In einem zweiten Schritt wurde mit Hilfe des Gießen-Tests (Beckmann, Brähler & Richter, 1991) untersucht, ob die Paarbeziehungsstruktur im Zusammenhang mit der Krankheitsverarbeitung, dem psychosomatischen Beschwerdedruck und der Lebensqualität beider Partner stehen.

Der Gießen-Test erlaubt dem Patienten, von sich ein Selbstbild zu entwerfen und zwar sowohl im Hinblick auf seine innere Verfassung als auch im Verhältnis zu seiner Umwelt.

Dieses Selbstbild soll auf Merkmalen basieren, die sowohl für die Binnenstruktur als auch für die psychosozialen Beziehungen des Patienten aufschlussreich sind. Der Gießen-Test kann ebenfalls zur Fremdeinschätzung verwandt werden. Hierzu werden die Testfragen einfach von der ersten in die dritte Person umgesetzt.

Da eine Auswertung des Gießen-Tests auf Itemebene sehr unübersichtlich ist, kam bei der Auswertung die 5er Skalenlösung zu Anwendung. Ferner hat es sich bewährt, die vier Einzelbilder *mm, mw, wm, ww* auf ein Profilblatt zu übertragen (Brähler & Brähler, 1993).

Viele Anwender der Gießen-Test Paardiagnostik haben sich für eine sogenannte typologische Auswertung des Gießen-Tests entschieden. So hat sich gezeigt, dass sich bei bestimmten Störungsbildern, z. B. bei Paarkonflikten, verschiedene Konstellationen finden lassen, die gehäuft vorkommen. Bei Stichproben finden sich zwar keine spezifischen, jedoch verschiedene, typische Paarkonstellationen.

3. Untersuchungsergebnisse

3.1 Allgemeiner Fragebogen

3.1.1 Zufriedenheit mit der Behandlung

Zum Zeitpunkt der Befragung glaubten immerhin 96% aller Patienten durch die Behandlung das Prostatakarzinom eingedämmt zu haben.

Alle Patienten geben ohne Ausnahme an, regelmäßig zur Kontrolluntersuchung zu gehen. *99%* der Patienten sieht nach eigenen Angaben zuversichtlich in die Zukunft.

Was die umfassende Information über die möglichen Behandlungsformen anbetrifft gaben immerhin *21%* Patienten an, von ihrem Urologen *nicht* über eine andere Behandlungsform informiert worden zu sein.

Wie ungebrochen dennoch das Vertrauen in die behandelnden Ärzte und die gewählte Behandlungsform ist, zeigt die Tatsache, dass insgesamt *nur 2 Patienten* die Frage „würden Sie sich noch einmal für diese Behandlungsform entscheiden" mit *„nein"* beantworteten. Allerdings glauben lediglich 78% der Partnerinnen, dass ihr Partner mit der Behandlung zufrieden ist, 22% bezweifeln dies.

3.1.2 Bedeutung der Sexualität

71 (75%) der Patienten gaben an, vor der Erkrankung noch Geschlechtsverkehr gehabt zu haben. Lediglich 21 (21,8%) Patienten bzw. 11 (8%) Partnerinnen maßen prätherapeutisch der Sexualität keinerlei Bedeutung mehr bei. Für 20,8% hatte sie noch eine große und für 65,5% noch eine mäßige Bedeutung. Für 66% der Patienten hatte die Sexualität *nach der Behandlung* allerdings keinerlei Bedeutung mehr.

Bemerkenswert ist die Tatsache, dass für 21% der Orchiektomiepatienten $\leq$ 75 Jahre die Sexualität immer noch eine große Bedeutung hat, wogegen dies bei den mit einem LH-RH-Analogon behandelten Patienten der gleichen Altersgruppe nur bei 8% der Fall ist.

3.1.3 Auswirkung der Erkrankung auf die Partnerschaft

91% der befragten Partnerinnen waren mit dem Patienten verheiratet. 9% bezeichneten sich als Lebensgefährtinnen. 81% geben an, die Persönlichkeit ihres Partners gut zu kennen.

In der Altersgruppe $\leq$ 75 Jahre geben 5 (18%) medikamentös bzw. 3 (13%) chirurgisch therapierte Patienten eine Veränderung ihrer Partnerschaft an. Dazu kontrastierend beurteilen 7 (30%) bzw. 3 (18%) der zugehörigen Partnerinnen ihre Beziehung als verändert. Nur wenige Patienten bezweifeln, dass ihre Partnerin gut mit der Erkrankung zurecht kommt, wohingegen ein großer Prozentsatz der Partnerinnen der Meinung ist, dass ihr erkrankter Partner eher mäßig bis schlecht mit der Erkrankung umgeht.

3.1.4 Suche nach sozialer und emotionaler Unterstützung

Orchiektomierte Patienten und ihre Partnerinnen sprechen weniger mit Bekannten und Freunden über die Erkrankung als LHRH-Patienten. Sie holen sich damit in weitaus geringerem Maße soziale und emotionale Unterstützung bei der Krankheitsverarbeitung.

3.2 Freiburger Bogen zur Krankheitsverarbeitung

Nach den Ergebnissen des Freiburger Bogens zur Krankheitsverarbeitung zeigen Prostatakarzinom-Patienten im Vergleich zu anderen chronisch erkrankten Patienten, z. B. Rheumakranken (Muthny, 1989) insgesamt ein gutes Copingverhalten. Dies dürfte nicht zuletzt auf das fortgeschrittene Lebensalter der Patienten zurückzuführen sein. Es ist davon auszugehen, dass bereits Erfahrungen mit der Verarbeitung belastender Lebenssituationen gesammelt wurden. Dennoch unterscheiden sich die beiden Behandlungsgruppen bei den Skalen „depressive Verarbeitung", „Religiosität und Sinnsuche", „Misstrauen und Pessimismus", „kognitive Vermeidung und Dissimulation" sowie „regressive Tendenzen" signifikant ($p < 0{,}05$). Insbesondere die orchiektomierten Patienten ≤ 75 Jahre tendieren in stärkerem Maße zu einem negativen Copingverhalten im Vergleich zur LH-RH-Gruppe. Mit zunehmendem Alter wird das Copingverhalten insgesamt besser.

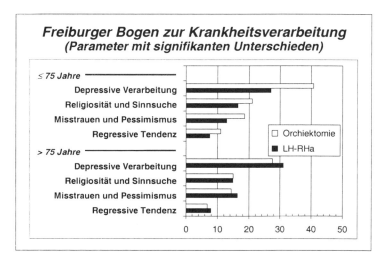

Abb. 1:
Freiburger Bogen zur Krankheitsverarbeitung – signifikante Ergebnisse

3.3 Gießener Beschwerdebogen (GBB)

Beim *Gießener Beschwerdebogen (GBB)* konnte wegen der starken Streuung kein signifikanter Unterschied zwischen den beiden Behandlungsgruppen festgestellt werden. Differenzen zur „normalen" männlichen Bevölkerung ≥ 60 Jahren sind ebenfalls kaum auszumachen. Allerdings ist der Beschwerdedruck der LH-RH-Patienten ≤ 75 Jahre niedriger als der der orchiektomierten Patienten (Abb. 2). Im Kontrast dazu ergibt die Analyse bei den Partnerinnen signifikante Unterschiede bei den Skalen „Erschöpfung" und „Gliederschmerzen" sowie beim „Gesamtbeschwerdedruck" zugunsten der medikamentös behandelten Partner ($p < 0{,}05$; vgl. Abb. 3).

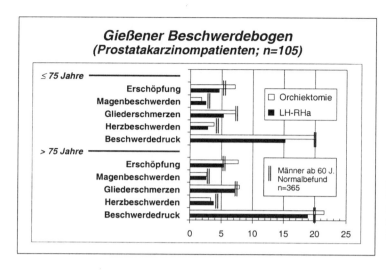

Abb. 2:
Gießener Beschwerdebogen – Vergleich mit der männlichen Normalbevölkerung

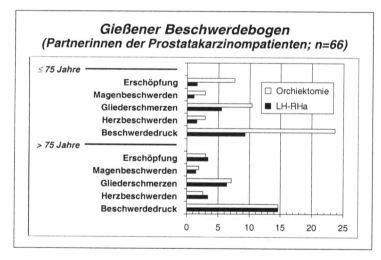

Abb. 3:
GBB-Ergebnisse der Partnerinnen

3.4 Lebensqualitätsbogens nach GROSS (PGWB)

Die Auswertung des *Lebensqualitätsbogens nach GROSS (PGWB)* ergibt, dass Prostatakarzinom-Patienten, unabhängig vom Alter und der Therapiemethode, eine geringere Lebensqualität als gesunde Männer im Alter ≥ 60 Jahre haben (M = 101,2 vs. 109,2; $p < 0,05$). Während orchiektomierte Patienten im Alter ≤ 75 Jahre einen besonders niedrigen Lebensqualitätsindex aufweisen (M = 94,9), reicht der Index der LH-RH-Patienten (M = 108,7) fast an den Wert der Kontrollgruppe heran (M = 109,2).

Der Summen-Score der LH-RH-Gruppe im Alter > 75 Jahren liegt leicht höher als der der Orchiektomiegruppe gleichen Alters (M = 104,7 vs. 103,0). Bei den Partnerinnen der orchiektomierten Patienten des Stratums ≤ 75 Jahre liegt der Lebensqualitätsindex sogar niedriger als bei den Patienten selbst (M = 90,5).

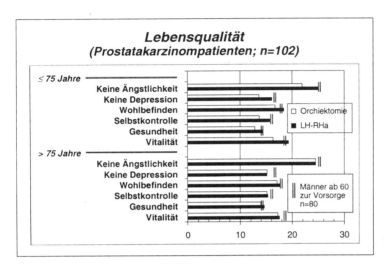

Abb. 4: Lebensqualität der Prostatakarzinompatienten (PGWB)

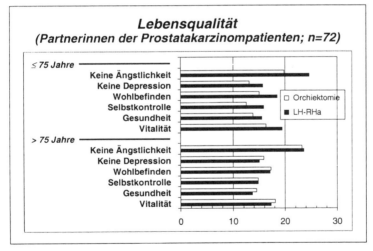

Abb. 5: Lebensqualität der Partnerinnen (PGWB)

3.5 Paartypen im Gießen-Test (GT)

Mittelwertsberechnungen bei der GT-Paardiagnostik haben sich wegen der Inhomogenität der Paarstichproben nicht bewährt. Um zu ermitteln, inwieweit bestimmte Paarkonstellationen mit Krankheitsbewältigung und Lebensqualität korrespondieren, wurde eine typologische Auswertung der 73 Paare vorgenommen. (vgl. Brähler & Brähler, 1993). Um typische Beziehungsmuster zu ermitteln, wurde eine Q-Faktorenanalyse durchgeführt, wobei durch Profilkorrelationen ähnliche Profile gruppiert wurden.

Die Auswertung ergab drei Paartypen, die 54 der 73 Paare erfassen. Diese drei Paartypen stellen prototypische Paarbeziehungen mit unterschiedlichen Beziehungsmustern dar, bei denen der Mann an einem fortgeschrittenen Prostatakarzinom erkrankt ist.

Abbildung 6 zeigt den ersten Paartyp, dem 28 Paare zugehörig sind.

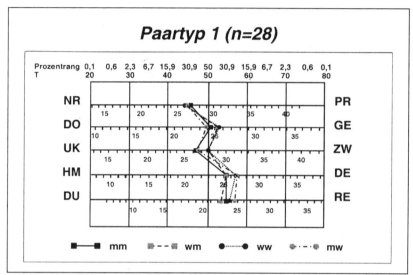

Abb. 6:
Paartyp 1
(Obertyp 2)

Beide Partner schätzen sich selbst und den Partner als wenig sozial resonant ein (Skala 1). Der männliche Partner sieht sich selbst als den dominanteren Teil und seine Frau eher gefügig (Skala 2). Dieses Bild wird durch die Einschätzung der Frau bestätigt, wobei sie den Mann als noch dominanter und sich selbst als noch gefügiger empfindet als dies der Mann tut. Diese Konstellation spiegelt die vorherrschende Geschlechterrolle in unserer Gesellschaft wieder.

Der männliche Partner hält sich für leicht unkontrolliert und empfindet seine Frau als eher kontrolliert (Skala 3). Diese Einschätzung deckt sich fast exakt mit derjenigen der Partnerin. Beide Partner empfinden sich und den anderen als eher depressiv, wobei die Ehefrau sowohl sich selbst als auch ihren Partner stärker als depressiv empfindet, als dies der Mann tut (Skala 4). Der männliche Partner empfindet sich und seine Partnerin als eher retentiv und weniger durchlässig im Verhalten (Skala 5). Er hält seine Frau für etwas durchlässiger als sich selbst. Auf der anderen Seite hält seine Frau sowohl sich als auch ihren Partner für retentiver als er es tut. Insgesamt weichen die vier Bilder jeweils nicht sehr stark voneinander ab.

Dieser Paartyp kann dem GT-Obertyp 2 einer „misstrauisch-resignativen Paarbeziehung" zugeordnet werden (Brähler & Brähler, 1993)

Abbildung 7 zeigt das Skalenprofil für die 15 Paare des Paartyps 2.

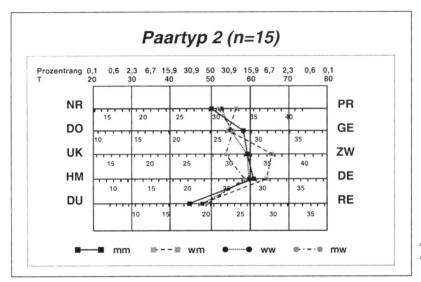

Abb. 7: Paartyp 2

Der männliche Partner hält sich weder für besonders negativ sozial resonant aber auch nicht für besonders positiv sozial resonant (Skala 1). Er sieht sich eher in der Mitte.

Seine Frau hält ihn für stärker positiv sozial resonant als er sich selbst sieht und sie sich selbst sieht. Der Mann empfindet seine Frau als den dominanteren Partner und sich als eher gehemmt, während die Frau keinen Unterschied zwischen sich und ihrem Partner feststellen kann (Skala 2).

Der Mann empfindet sich eher als zwanghaft, seine Frau hält er jedoch für kaum zwanghaft, während die Frau ihn für noch zwanghafter hält, als er sich selbst. Sie sieht sich ähnlich zwanghaft wie ihr Mann sich sieht (Skala 3). Beide Partner empfinden sich und den anderen als eher depressiv, wobei der Mann seine Frau besonders depressiv empfindet.

Alle vier Bilder liegen bei Skala 5 in Richtung Durchlässigkeit, besonders jedoch das Selbstbild des Mannes.

Abbildung 8 zeigt das Skalenprofil des Paartyps 3, der 11 Paare enthält.

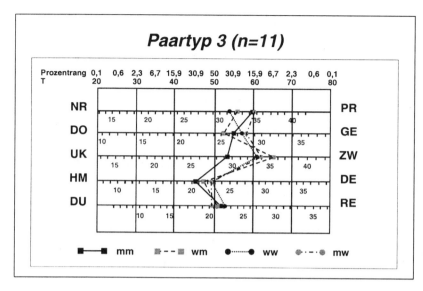

Abb. 8:
Paartyp 3

Der Mann empfindet sich als sehr positiv sozial resonant, seine Frau ebenfalls aber in etwas geringerem Maße (Skala 1). Dies wird bei den Fremdbildern bestätigt. Beide sehen sich eher als gefügig (Skala 2), die Frau noch etwas stärker als der Mann. In den Fremdbildern wird die Differenz noch etwas überzeichnet.

Bei Skala 3 zeichnen beide Partner die Frau als sehr zwanghaft, während es bei der Bewertung des Mannes eine große Differenz gibt: Er sieht sich eher nicht als zwanghaft, sie ihn jedoch als sehr zwanghaft.

Bei den Skalen 4 und 5 sind die Bilder eher unauffällig, lediglich das Selbstbild des Mannes geht bei Skala 4 in Richtung Hypomanie.

Zur Charakterisierung der Paartypen wurden bei dem GBB und dem PGWB die Gruppenmittelwerte für die beiden Partner berechnet sowie für den Freiburger Bogen zur Krankheitsverarbeitung für die Patienten (vgl. Abb. 9). Auf die Darstellung der Ergebnisse für den GBB und PGWB wird verzichtet. Sie werden in den folgenden Beschreibungen der Paartypen erwähnt.

Paartyp 1 zeichnet sich vor allem durch eine geringere soziale Resonanz und eine eher depressive Grundstimmung aus. Im Freiburger Bogen zur Krankheitsverarbeitung spiegelt sich die Struktur in einem geringeren Arztvertrauen, einer stärkeren regressiven Tendenz, in erhöhtem Misstrauen und pessimistischer Haltung, in einer verstärkten Flucht in Religiosität und Sinnsuche, einer eher depressiven Verarbeitung der Situation und einem gering entwickelten Lösungsverhalten auf Seiten des Patienten wieder. Der Beschwerdedruck (GBB) ist beim Partner (22,7) am höchsten verglichen mit den anderen Paartypen. Bei der Partnerin ist der Beschwerdedruck deutlich geringer (16,9). Beide haben den niedrigsten Lebensqualitätsindex, verglichen mit den anderen Paartypen (95,1 Patient, 98,1 Partnerin).

Bei *Paartyp 2* ist ebenfalls eine sehr deutliche depressive Grundstimmung vorhanden, doch die Paare sehen sich eher sozial resonanter. Darüber hinaus ist vor allem die Betonung der Zwanghaftigkeit charakteristisch. Dem entspricht im Freiburger Bogen zur Krankheitsverarbeitung auf Seiten des Patienten eine erhöhte Tendenz zur Selbstermutigung, eine vermehrte Neigung zur Ablenkung durch Selbstaufwertung und eine verstärkte kognitive Vermeidung. Bezüglich Misstrauen und Pessimismus nimmt das Paar eher eine Mittelstellung ein. Die Neigung zu Religiosität ist eher gering, die depressive Verarbeitung jedoch stark. Der Beschwerdedruck (GBB) beim erkrankten Partner ist etwas geringer als bei Paartyp 1 (21,6), bei der Partnerin jedoch stärker als bei Paartyp 1 (19,7), er ist nur etwas geringer als der des Mannes. Der Lebensqualitätsindex ist bei beiden Partnern höher als bei Paartyp 1 (98,6 bzw. 99,5).

Paartyp 3 zeigt auch eine Betonung der Zwanghaftigkeit, doch die depressive Betonung der Grundstimmung ist nicht gegeben. Hier hat der erkrankte Partner ein hohes Maß an Arztvertrauen, neigt wenig zur Ablenkung durch Selbstaufwertung, ist wenig pessimistisch, zeigt ein geringes Maß an depressiver Verarbeitung und entwickelt ein gutes Problemlösungsverhalten. Beide Partner haben den geringsten Beschwerdedruck im GBB (Patienten 17,5, Partnerinnen 10,4) und das höchste Maß an Lebensqualität (Patienten 116,2, Partnerinnen 117,0).

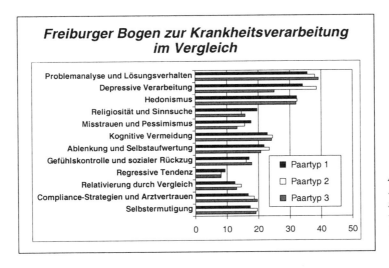

Abb. 9: Freiburger Bogen zur Krankheitsverarbeitung im Vergleich

Ein Zusammenhang zwischen Paartypen und Behandlungsart konnte nicht nachgewiesen werden.

4. Diskussion

Während zur Therapieentscheidung „LH-RH oder Orchiektomie" und den zugrundeliegenden Motiven bereits einige Studien durchgeführt wurden, die alle eine hohe Präferenz für die medikamentöse Therapie zeigen gibt es zur Krankheitsverarbeitung und Lebensqualität jedoch erst wenige Untersuchungen. Bei der vorliegenden Studie handelt es sich um die erste systematische Erhebung zu den beiden Behandlungsoptionen seit der Studie von Cassileth, Soloway, Vogelzang und Seidmon aus dem Jahr 1989. Erstmalig wurden auch die Partnerinnen der Patienten in die Befragung mit einbezogen. Die Ergebnisse der Studie können deshalb als Indiz für eine positivere Krankheitsverarbeitung und bessere Lebensqualität von LH-RH-Patienten im Vergleich zu orchiektomierten Patienten interpretiert werden. Dies gilt besonders für die Patienten in einem Alter $\leq$ 75 Jahre. Dies könnte u.a. darauf zurückzuführen sein, dass die LH-RH-Patienten das Gefühl haben, dass durch die bei den Kontrollvisiten verabreichten Injektionen ständig etwas gegen die Erkrankung getan wird. Parallel zeigen auch die Partnerinnen der LH-RH-Patienten eine bessere Lebensqualität sowie einen geringeren psychosomatischen Beschwerdedruck im Vergleich zum chirurgisch behandelten Arm. Der deutlich geringere psychosomatische Beschwerdedruck der Partnerinnen korreliert dabei mit der vorteilhafteren Krankheitsverarbeitung ihrer mit einem LH-RH behandelten Partner.

Orchiektomierte Patienten messen der Sexualität nach dem Eingriff größere Bedeutung als die LH-RH-Patienten. Möglicherweise handelt es sich dabei um eine Trauerreaktion um die verlorenen Hoden.

Die Ergebnisse dieser Studie bestätigen die erstmalig von Verres, Lopau und Weißbach (1989) und Cassileth et al. (1992) beobachteten Unterschiede in Partnerbeziehung, Lebensqualität und psychischer Stabilität von chirurgisch und medikamentös therapierten Patienten. Die Studie hat deutlich gemacht, dass jüngere Patienten der verstärkten Aufmerksamkeit bedürfen, da sie sich häufig differenzierter als ältere Patienten mit der Therapie auseinandersetzen und bedingt durch ihre Lebenserwartung einen höheren Anspruch an das angebotene onkologische Therapiekonzept haben. Wichtig erscheint auch, die Partnerin des Patienten in die Tumornachsorge und Therapie einzubeziehen, da sie in vielen Bereichen die Probleme ihres Partners in verstärktem Maße widerspiegelt. Gezielte Unterstützungsmaßnahmen der Partnerin dürften sicher auch dem Patienten zugute kommen, da die Krankheitsverarbeitung in der Regel vom Paar gemeinsam geleistet werden muss.

Der *Gießen-Test* zeigt, dass Paarbeziehungsstrukturen und die daraus resultierenden Bewältigungsstrategien sich erheblich auf die Krankheitsbewältigung auswirken. Eine wenig depressive Neigung und eine positive soziale Resonanz, d.h. die Fähigkeit zur Kommunikation wirken sich positiv auf die Krankheitsverarbeitung aus und haben eine höhere Lebensqualität zur Folge.

Insgesamt unterstreicht die Studie die Notwendigkeit, in verstärktem Maß psychoonkologische Gesichtspunkte bei der Behandlung urologischer Tumorpatienten zu integrieren. Im Rahmen von prospektiven Studien wäre zu untersuchen, in welchen Phasen einer Krankheit wie zum Beispiel beim Prostatakarzinom besondere seelische Belastungen auftreten, um hierauf die Aufmerksamkeit des behandelnden Arztes zu lenken und gegebenenfalls eine Krisenintervention einzuleiten.

V. Historischer Beitrag*

---

* aus: Ludwig Paneth (1946). *Rätsel Mann. Zur Krisis des Menschentums* (S. 114-117). Zürich: Rascher Verlag.

Wie ist es dem Mann und den männlichen Werten im gleichen Zeitraum ergangen?

Sehr viel früher einmal hatte er eine gewisse Ueberlegenheit durch körperliche Leistung. Es war wohl kein biologischer Ueberwert im strengen Sinne, aber es überwiegen eben im männlichen Körper die Organe der Aktivität — Muskeln, Knochen, Gehirn — verhältnismäßig die vegetativen Massen von Wasser und Fett, die im weiblichen Körper mehr dominieren. Auch die roten Blutkörperchen, Träger eines wichtigen Teils der Arbeitsleistung, sind in der männlichen Blutflüssigkeit um 10 % zahlreicher in der Raumeinheit — die Frau hat dünneres Blut. — Diese, durch stärkere Konzentration der aktiven Organe und Gewebe ermöglichte körperliche Mehrleistung, die in primitiven Verhältnissen allein genügt, um dem Mann wenigstens einen gewissen Respekt zu sichern — diese körperliche Ueberlegenheit ist durch die umfassende Maschinisierung des Lebens, die sich nachgerade bis auf den letzten Bauernhof erstreckt, beinahe ganz gleichgültig geworden und daher entwertet. — Auch sportliches Training gibt, trotz der Wertschätzung, die es genießt, keine reale Ueberlegenheit mehr (wie sie in früheren Zeiten z. B. einem hervorragenden Fechter zukam). All dieses hat im Ernstfall keinen Wert mehr. Aber der Verlust dieser simpelsten Art von männlicher Ueberlegenheit könnte leicht verschmerzt werden, wenn nur die anderen Ueberlegenheiten Stich hielten.

Mut und Energie, Initiative und kühne Konsequenz — wieviel Prozent der berufstätigen Männer von heute haben überhaupt die Möglichkeit, sie anzuwenden? Ein mutiger Beamter — schon allein die Vorstellung wirkt komisch; und die Realisierung dürfte allermeistens gefährlich, mindestens dem Vorwärtskommen nicht förderlich sein.

Geist und echte originale Produktivität haben, seit mehr und mehr nicht **der Mensch**, sondern **die Masse Mensch** zum Maß aller Dinge geworden, an Kurswert erheblich verloren und verlieren — vorläufig — täglich mehr.

Der Mann hat also in dem gleichen Zeitabschnitt, der der Frau die Entfaltungsmöglichkeiten ihrer Weiblichkeit vervielfacht hat, an Entfaltungsmöglichkeiten seiner Männlichkeit in katastrophalem Ausmaß verloren. In der Verherrlichung des gegenwärtigen, diesseitigen, auf rein biologische Werte gerichteten Lebens ist die Frau in ihrem ureigenen Element, in dem sie ganz von selber blüht und gedeiht. Der Mann, fast aller männlichen Atmosphäre beraubt, muß verkümmern und der Frau unterlegen sein, denn als Natur ist sie stärker, weil erdhafter und den Quellen näher als er.

Der Mann fault, wenn er nicht aktiv sein kann.

31.

Unrichtig ist es, wenn man, wie es meist geschieht, den mannweiblichen Unterschied der Tätigkeitsform als aktiv und passiv kennzeichnen will. Die Frau ist nicht passiver und bestimmt nicht untätiger als der Mann. Aber ihr Tun ist nicht a k t i v, nicht spontan, sondern r e a k t i v. Deshalb fühlt auch die normale Frau sich wohl im unaufhörlichen Kreislauf des Haushalts. Deshalb muß sie sich gesteigert wohl fühlen in dem Gefüge der modernen Zivilisation, die ja, recht ideal gedacht, einen glänzend durchorganisierten, über die ganze Erde sich erstreckenden Haushalt darstellt.

Männer sind von Natur aktiv. Aber der übergroßen Zahl der heutigen Männer, die ja Beamte und Angestellte — und damit, als Männer, A b gestellte sind, ist Aktivität kaum noch in geringstem Maße verstattet; sicherlich einer der Hauptgründe für die allgemeine Bedrücktheit und Niedergedrücktheit, das üble Befinden und üble Gewissen des heutigen Mannes — sowohl in seiner tierischen als seiner menschlichen Sphäre.

Die umfassende Verbeamtung bedeutet eine Gesamtentmannung der heutigen Männer.

32.

Es läßt sich nicht leugnen, daß von den vielen Männern, die ohne Geist sind, nur wenige wenigstens die Eigenschaften wohlgeratener männlicher Tiere haben: Mut, Ausdauer, Beschützerinstinkt. Laßt eine kritische Situation kommen, in der »stramme Haltung« und »Auftreten« nicht mehr genügen — und ihr werdet es mit Enttäuschung und Beschämung erfahren.

Wogegen eine sehr große Zahl von heutigen Frauen, aller sozialer Schichten, wenigstens biologisch vollkommen sind. Im besten und im bösesten Sinne: Instinktsicherheit — an Telepathie grenzendes Verstehen ohne Worte — selbstverständliche Grazie — impulsive Grausamkeit neben impulsivem Mitgefühl — naiver Egoismus und ebenso naiver Herdeninstinkt.

Träte ihr der Mann mit männlich pfeilhafter Tierheit entgegen, er könnte sie auch heute noch bändigen und beherrschen wie je. Träte er ihr mit der Ueberlegenheit des Geistes entgegen, er könnte es umso mehr. Denn die echte Frau beugt sich dem Geiste, auch wenn sie seine Aeußerungen im einzelnen nicht versteht; sie fühlt den Geist als solchen, sie fühlt ihn als Stempel der Männlichkeit, und als ein zugehöriges Instrument des Herrschers.

Aber die meisten Männer von heute sind durch die Zwangsläufigkeiten der modernen Zivilisation, vor allem die Verbeamtung und die Vermassung, die beide keine individuellen Höchstleistungen mehr wollen — entgeistigt u n d entmannt: folglich ist n i c h t s mehr an ihnen.

In der Ebene der Tierheit wird die Frau, die unmittelbar Naturentwachsene, immer die Ueberlegene sein. —

Eine düstere Zeit für Mannesherrschaft und Manneswert. Nur konsequent, daß man vielerorts, in Europa und besonders in Amerika, die Heraufkunft eines neuen Matriarchats zu fühlen meint. — Vielleicht bleibt nichts übrig, als die Züge des Ideals treu zu bewahren, sich nicht irre machen zu lassen durch den vorlauten Lärm der Zeit, und still abzuwarten, bis dem Ideal wieder einmal seine echte Verwirklichung gegönnt ist — hoffentlich nicht durch eine Rückkehr (was an sich möglich wäre) in die primitiven Anfänge unserer Kultur, sondern indem, nach der Wüstenwanderung durch die Niederungen der rein biologischen Werteordnung, der P r i m a t d e s G e i s t e s neu aufgerichtet wird.

Wir wollen auch in unserem künftigen Mannesideal die edlen Qualitäten des männlichen Tiers, vor allem Mut und beharrliches Verfolgen eines Ziels, nicht missen. Aber wir wollen, daß sie vom Geist her ergriffen und den Zielen des Geistes dienstbar gemacht werden, welches die Ziele wahren Menschentums sind. —

VI. Verzeichnisse

Literaturverzeichnis

Abbey, A., Andrews, F. M. & Halman, L. J. (1994). Psychosocial predictors of life quality. How are they affected by infertility, gender, and parenthood? *Journal of Family Issues, 15,* 253-271.

Abbey, A. & Halman, L. J. (1995). The role of perceived control, attributions, and meaning in members' of infertile couples well-being. *Journal of Social and Clinical Psychology, 14,* 271-296.

Abbey, A., Halman, L. J. & Andrews, F. M. (1992). Psychosocial, treatment, and demographic predictors of the stress associated with infertility. *Fertility and Sterility, 57,* 122-128.

Abraham, E. (1993). *Arbeitstätigkeit, Lebenslauf und Pensionierung.* Münster: Waxmann.

Agostini, R., Patella, A., Primiero, F. M. & Castagnino, F. (1979). The endocrine profile in male sterility due to stress. In L. Carenza & L. Zichella (Eds.), *Emotion and Reproduction* (pp. 283-288). London: Academic Press.

Albers, P. (1997). Diagnostik und Therapie von Hodentumoren. *Urologe A, 36,* 387-396.

Alfermann, D. (1993). Androgynie. In D. Reigber (Hrsg.), *Frauen-Welten* (S. 147-200). Düsseldorf: Econ.

Alfermann, D. (1994). Im Einklang mit sich und dem Leben. In H. Meesmann & B. Sill (Hrsg.), *Androgyn. Jeder Mensch in sich ein Paar!?* (S. 73-91). Weinheim: Deutscher Studien Verlag.

Alfermann, D. (1996). *Geschlechterrollen und geschlechtstypisches Verhalten.* Stuttgart: Kohlhammer.

Alfermann, D. (1999). Femininität und Maskulinität oder: Haben wir ein maskulines Bias? In E. Brähler & H. Felder (Hrsg.), *Weiblichkeit, Männlichkeit und Gesundheit* (2. Aufl., S. 58-71). Opladen: Westdeutscher Verlag.

Alfermann, D., Reigber, D. & Turan, J. (1999). Androgynie, soziale Einstellungen und psychische Gesundheit: Ein Vergleich zwischen ost- und westdeutschen Frauen nach der Wiedervereinigung. In U. Bock & D. Alfermann (Hrsg.), *Androgynie. Vielfalt der Möglichkeiten* (Querelles. Jahrbuch für Frauenforschung, Bd. 4. S. 142-155). Metzler Verlag.

Andres, R., Elahi, D., Tobin, J. D., Muller, B. A. & Braut, L. (1985). Impact of age on weight goals. In: National Institutes of Health Consensus Development Conference. Health Implications of obesity. *Annals of Internal Medicine, 102,* 1030-1033.

Andrews, F. M., Abbey, A. & Halman, L. J. (1991). Stress from infertility, marriage factors, and subjective well-being of wives and husbands. *Journal of Health and Social Behavior, 32,* 238-253.

Antonucci, T. C. (1990). Social Supports and Social Relationships. In R. H. Binstock & L. K. George (Eds.), *Handbook of Aging and the Social Sciences* (3rd ed., pp. 205-226). San Diego: Academic Press.

Archer J. (1994). Testosterone and aggression. *Journal of Offender Rehabilitation, 13/3,* 3-39.

Asberg, M., Traskman, L. & Thoren, P. (1976). 5-HIAA in the cerebrospinal fluid: A biochemical suicide predictor? *Archives General Psychiatry, 33,* 1193-1197.

Athenstaedt, U. (1999). Geschlechtsrolle und Geschlechtsrollenidentität aus mehrfaktorieller Sicht. In U. Bock & D. Alfermann (Hrsg.), *Androgynie. Vielfalt der Möglichkeiten* (Querelles. Jahrbuch für Frauenforschung, Bd. 4., S. 183-199). Metzler Verlag.

Athenstaedt, U. (in Druck). Normative Geschlechtsrollenorientierung – Entwicklung und Validierung eines Fragebogens. *Zeitschrift für Differentielle und Diagnostische Psychologie.*

Ayala, C., Steinberger, E. & Smith, D. P. (1996). The influence of semen analysis parameters on the fertility potential of infertile couples. *Journal of Andrology, 17,* 718-725.

Backes, G. M. & Clemens, W. (1998). *Lebensphase Alter.* München: Juventa.

Badura, B. (1993). Soziologische Grundlagen der Gesundheitswissenschaften. In K. Hurrelmann & U. Laaser (Hrsg.), *Gesundheitswissenschaften. Handbuch für Lehre, Forschung und Praxis* (S. 63-87). Weinheim: Beltz.

Badura, B., Kaufhold, G., Lehmann, H., Pfaff, H., Schott, T. & Waltz, M. (1987). *Leben mit dem Herzinfarkt. Eine sozialepidemiologische Studie.* Berlin: Springer Verlag.

Balloff, R. (1991). Lebensgemeinschaften nicht verheirateter Eltern mit Kindern. *Zentralblatt für Jugendrecht, 78/4,* 189-201.

Baltes, M. M. (1998). Alter und Altern: Bewältigung von Verlusten. *Zeitschrift für Klinische Psychologie, 27,* 75-77.

Baltes, P. B. & Baltes, M. M. (1989). Optimierung durch Selektion und Kompensation: Ein psychologisches Modell erfolgreichen Alterns. *Zeitschrift für Pädagogik, 35,* 85-105.

Baltes, P. B. & Baltes M. M. (1994). Gerontologie: Begriff, Herausforderung und Brennpunkte. In P. B. Baltes, J. Mittelstraß & U. Staudinger (Hrsg.), *Alter und Altern: Ein interdisziplinärer Studientext zur Gerontologie* (S. 1-34). Berlin: de Gruyter.

Baltes, M. M., Horgas, A. L., Klingenspor, B., Freund, A. M. & Carstensen, L. L. (1996). Geschlechtsunterschiede in der Berliner Altersstudie. In K. U. Mayer & P. B. Baltes (Hrsg.), *Die Berliner Altersstudie.* Berlin: Akademie Verlag.

Band, D. A., Edelmann, R. J., Avery, S. & Brinsden, P. R. (1998). Correlates of psychological distress in relation to male infertility. *British Journal of Health Psychology, 3,* 245-256.

Baram, D., Tourtelot, E., Muechler, E. & Huang, K.-E. (1988). Psychosocial adjustment following unsuccessful in vitro fertilization. *Journal of Psychosomatic Obstetrics and Gynaecology, 8,* 181-190.

Barocas, H., Reichman, W. & Schwebel, A. I. (1983). *Personal adjustment and growth. A life-span approach.* New York: St. Martin's Press.

Beckmann, D. (1976). Paardynamik und Gesundheitsverhalten. Einige Ergebnisse einer repräsentativen Erhebung. In H.-E. Richter, H. Strotzka & J. Willi (Hrsg.), *Familie und seelische Krankheit.* Reinbek: Rowohlt.

Beckmann, D., Brähler, E. & Richter, H. E. (1991). *Der Gießen-Test* (4. erw. und überarbeitete Aufl. mit Neustandardisierung 1990). Bern: Huber.

Bem, S. L. (1974). The measurement of psychological androgyny. *Journal of Consulting and Clinical Psychology, 42,* 155-162.

Benazon, N., Wright, J. & Sabourin, S. (1992). Stress, sexual satisfaction, and marital adjustment in infertile couples. *Journal of Sex and Marital Therapy, 18,* 273-284.

Benedict, R. (1955). *Urformen der Kultur.* Hamburg: Rowohlt.

Bengel, J. (1993). *Gesundheit, Risikowahrnehmung und Vorsorgeverhalten.* Göttingen: Hogrefe.

Bengel, J., Belz-Merk, M. & Farin, E. (1996). The role of risk perception and efficacy cognitions in the prediction of condom use and HIV-protective behavior. *Psychology and Health, 11,* 505-523.

Bengel, J. & Scheirich, E. (1992). AIDS-Berichterstattung in Publikumszeitschriften. *Medizin, Mensch, Gesellschaft, 17,* 40-46.

Bengtson, V. L. Rosenthal, C. & Burton, L. (1990). Families and Aging: Diversity and Heterogenity. In R. H. Binstock & L. K. George (Eds.), *Handbook of Aging and the Social Sciences* (3rd ed., pp. 263-287). San Diego: Academic Press.

Bentler, P. M. (1997). *EQS -Structural Equations Program. Update Version 5.6.* Encino, CA: Multivariate Software Incorporation.

Berg, B. J. & Wilson, J. F. (1991). Psychological functioning across stages of treatment for infertility. *Journal of Behavioral Medicine, 14,* 11-26.

Berg, B. J., Wilson, J. F. & Weingartner, P. J. (1991). Psychological sequelae of infertility treatment: The role of gender and sex-role idenification. *Social Science and Medicine, 33,* 1071-1080.

Bergmann, K. E. & Meusink, G. B. M. (1999). Körpermaße und Übergewicht. *Das Gesundheitswesen. Sonderheft.* S. 115-120.

Bernard, C. & Schlaffer, E. (1992). Papas Alibi – Der abwesende Vater als Täter in der Entwicklung des Kindes. *Psychologie heute, 19/2,* 20-25.

Beutel, M., Kupfer, J., Kirchmeyer, P., Kehde, S., Köhn, F. M., Schroeder-Printzen, I., Gips, H., Herrero, J. G. & Weidner, W. (1999). Treatment-related stresses and depression in couples undergoing assisted reproductive treatment by IVF or ICSI. *Andrologia, 31,* 27-35.

BIB-Mitteilungen (1996). *17. Jahrgang Heft 3.*

BIB-Mitteilungen (1997). *18. Jahrgang Heft 3.*

BIB-Mitteilungen (1998). *19. Jahrgang Heft 3.*

BIB-Mitteilungen (1999). *20. Jahrgang Heft 2.*

Biechele, U. (1997). Ungewöhnliche Homosexuelle: Schwulsein ohne die community. *Psychologie und Gesellschaftskritik, 21,* 135-150.

Bierhoff-Alfermann, D. (1989). *Androgynie. Möglichkeiten und Grenzen der Geschlechterrollen.* Opladen: Westdeutscher Verlag.

Birren, J. E. & Birren B. A. (1990). The concepts, models and history of the psychology of aging. In J. E. Birren & K. W. Schaie (Eds.), *Handbook of the psychology of aging* (3rd ed., pp. 3-20). San Diego, CA: Academic Press.

Bochow, M. (1995). Datenwüsten und Deutungsarmut – Zu Defiziten in der präventionsorientierten AIDS-Forschung am Beispiel der Zielgruppe homosexueller Männer. *Zeitschrift für Sexualforschung, 8,* 39-48.

Bochow, M. (1996). Neue Ergebnisse der Präventionsforschung zu homo- und bisexuellen Männern auf der XI. internationalen AIDS-Konferenz. *Infektionsepidemiologische Forschung, 1996,* 66-71.

Bochow, M. (1998). Schichtspezifische Vulnerabilität im Hinblick auf HIV und Aids – Eine empirische Studie zur besonderen Gefährdung homosexueller Männer aus der Unterschicht. *Zeitschrift für Sexualforschung, 11,* 1-19.

Bock, E. W. & Wepper, I. L. (1972). Suicide among the elderly. *Journal of marriage and the family, 34,* 24-31.

Böhm, N. (1987). Frauen – das kranke Geschlecht? In B. Rommelspacher (Hrsg.), *Weibliche Beziehungsmuster. Psychologie und Therapie von Frauen* (S. 71-101). Frankfurt a. M.: Campus.

Boivin, J. (1997). Is there too much emphasis on psychosocial counseling for infertile patients? *Journal of Assisted Reproduction and Genetics, 14,* 184-186.

Boivin, J., Shoog-Svanberg, A., Andersson, L, Hjelmstedt, A, Bergh, T. & Collins, A. (1998). Distress leven in men undergoing intracytoplasmic sperm injection versus in-vitro fertilization. *Human Reproduction, 13,* 1403-1406.

Booth, A. (1972). Sex and social participation. *American Sociological Review, 37,* 183-192.

Bossé, R., Aldwin, C. M., Levenson, M. R., Workman-Daniels K. & Ekerdt, D. J. (1990). Differences in social support among retires and workers. *Psychology and Aging, 5,* 41-47.

Bossé, R. & Ekerdt, D. J. (1981). Change in self-perceptions of leisure activities with retirement. *The Gerontologist, 21,* 650-654.

Bostofte, E., Serup, J. & Rebke, H. (1984). Interrelations among the characteristics of human semen and a new system for classification of male infertility. *Fertility and Sterility, 41,* 95-102.

Bourdieu, P. (1998). *Die feinen Unterschiede. Kritik der gesellschaftlichen Urteilskraft.* Frankfurt a. M.: Suhrkamp.

Brähler, E. & Brähler, Ch. (1993). *Paardiagnostik mit dem Gießen-Test.* Handbuch. Bern: Huber.

Brähler, E., Brunner, A., Girshausen, C. & Weidner, W. (1986). Psychosomatic and Somatopsychological Aspects of Chronic Prostatitis. In W. Weidner, H. Brunner, W. Krause & C. F. Rothauge (Eds.), *Therapy of Prostatitis.* München: Zuckschwerdt.

Brähler, E. & Möhring, P. (1995). Der Körper im Beschwerdebild – Erfahrungen mit dem Gießener Beschwerdebogen (GBB). In E. Brähler (Hrsg.), *Körpererleben – ein subjektiver Ausdruck von Leib und Seele* (2. Aufl.). Gießen: Psychosozial-Verlag.

Brähler, E. & Scheer, J. W. (1984). Subjektive Beschwerden und objektiver Befund. In J. W. Scheer & E. Brähler (Hrsg.), *Ärztliche Maßnahmen aus psychologischer Sicht* (S. 189-199). Springer: Berlin.

Brähler, E. & Scheer, J. W. (1995). *Der Gießener Beschwerdebogen – Testhandbuch* (2. Aufl.). Bern: Huber.

Brähler, E., Schumacher, J. & Brähler, Ch. (2000). Erste gesamtdeutsche Normierung der Kurzform des Gießener Beschwerdebogens GBB-24. *Psychosomatik, Psychotherapie, Medizinische Psychologie, 50,* 14-21.

Brähler, E., Strauß, B., Hessel, A. & Schumacher, J. (2000). Normierung des Fragebogens zur Beurteilung des eigenen Körpers (FBeK) an einer repräsentativen Bevölkerungsstichprobe. *Diagnostica, 46,* 156-164.

Brähler, E. & Weidner, W. (1986). Testpsychologische Untersuchungen zum Beschwerdebild von Patienten mit chronischer Prostatitis oder Prostatodynie. *Urologe A, 25,* 97-100.

Brähler, E. & Weidner, W. (1989). Psychosomatische Aspekte der chronischen Prostatitis. *Psychomed, 1,* 244-247.

Brandtstädter, J. (1989). Personal self-regulation of development: Cross-sequential analyses of development-related control beliefs and emotions. *Developmental Psychology, 25,* 96-108.

Brandtstädter, J. & Greve, W. (1992). Das Selbst im Alter: Adaptive und protektive Mechanismen. *Zeitschrift für Entwicklungspsychologie und Pädagogische Psychologie, 24,* 269-297.

Brandtstädter, J. & Renner, G. (1990). Tenacious Goal Pursuit and Flexible Goal Adjustment: Explication and Age-Related Analysis of Assimilative and Accommodative Strategies of Coping. *Psychology and Aging, 5,* 58-67.

Brim, O. G. (1976). Theories of the male mid-life crisis. *The Counseling Psychologist, 6,* 2-8.

Bronisch, Th. & Brunner, J. (2000). Neurobiologie suizidalen Verhaltens am Ende des 20. Jahrhunderts. In M. Wolfersdorf & Chr. Franke (Hrsg.), *Suizidforschung und Suizidprävention am Ende des 20. Jahrhunderts* (S. 153-173). Regensburg: Roederer.

Brown, G. L., Ebert, M. H., Goyer, G. C., Jimerson, D. C., Klein, W. J., Bunney, W. E. & Goodwin, F. K. (1982). Aggression, suicide and serotonin: Relationships to CSF aminometabolites. *American Journal of Psychiatry, 139,* 741-746.

Brunner, A & Girshausen, C. (1989). *Die Erfassung von Beschwerdekomplexen bei Patienten mit chronischer Prostatitis und Prostatodynie.* Medizinische Dissertationen, Gießen.

Buchheim, A., Brisch, K. H. & Kächele, H. (1998). Einführung in die Bindungstheorie und ihre Bedeutung für die Psychotherapie. *Psychotherapie, Psychosomatik, Medizinische Psychologie, 48,* 128-138.

Bundesamt für Gesundheit (1998). *Eckdaten zur Epidemie von Aids und HIV in der Schweiz* (http://www.admin.ch/bag/infekt/aktuell/aids/d/factshee.htm#K2).

Burgess, E. W. (1958). Occupational Differences in Attitudes toward Aging. *Journal of Gerontology, 13,* 203-206.

Calasanti, T. M. (1996). Gender and Life Satisfaction in retirement: An Assessment of the Male Model. *Journal of Gerontology, 51,* 18-29.

Canetto, S. S. (1992). Gender and suicide in the elderly. *Suicide and Life Threatening Behavior, 22 (1),* 80-97.

Canetto, S. S. & Lester, D. (1995). Gender and primary prevention of suicide mortality. In M. M. Silverman & R. W. Maris (Eds.), *Suicide prevention toward the year 2000* (pp. 58-69). New York: Guilford Press.

Carrington, P. (1998). Gender, gun control, suicide and homicide in Canada. *Archives of Suicide Research, 5,* 71-75.

Carruthers, M. (1996). *Male Menopause. Restoring Vitality and Virility.* London: Harper Collins.

Carter, H. B. & Isaacs, J. T. (1990). Das Prostatakarzinom: Vergangenheit, Gegenwart, Zukunft. In G. Staehler & P. G. Fabricius (Hrsg.), *Das Prostatakarzinom.* Berlin: Springer.

Cassileth, B. R., Soloway, M. S., Vogelzang, N. J., Seidmon, E. J., Hait, H. I. & Kennealey, G. T. (1989). Patient's choice of treatment in Stage D prostate cancer. *Urology, 33 (5. Suppl.),* 57-62.

Centers of Disease Control (1988). AIDS-Neufassung der CDC-Falldefinition zur einheitlichen epidemiologischen Erfassung. *Deutsches Ärzteblatt, 85,* 1186-1201.

Centers for Disease Control (2000). *HIV-AIDS surveillance report. U.S. and Aids cases reported through december 1999. Volume 11, No. 2.*

Chodorow, N. (1978). *The reproduction of mothering.* Berkeley: University of California Press.

Christiansen, K. (1999). Hypophysen-Gonaden-Achse (Mann). In C. Kirschbaum & D. Hellhammer (Hrsg.), *Enzyklopädie der Psychologie. Biologische Psychologie. Bd. 4: Psychoendokrinologie und Psychoimmunologie* (S. 141-222). Göttingen: Hogrefe.

Christiansen, K., Knussmann, R. & Couwenbergs, C. (1985). Sex hormones and stress in the human male. *Hormones and Behavior, 19,* 426-440.

Conen, D. & M. Custer (1988). Geschlechts- und symptomspezifisches Verhalten männlicher Assistenzärzte. *Sozial- und Präventivmedizin, 33,* 159-177.

Connolly, K. J., Edelmann, R. J. & Cooke, I. D. (1987). Distress and marital problems associated with infertility. *Journal of Reproductive and Infant Psychology, 5,* 49-57.

Connolly, K. J., Edelmann, R. J., Cooke, I. D. & Robson, J. (1992). The impact of infertility on psychological functioning. *Journal of Psychosomatic Research, 36,* 459-468.

Cook, R., Parsons, J., Mason, B. & Golombok, S. (1989). Emotional, marital and sexual funtioning in patients embarking upon IVF and AID treatment for infertility. *Journal of Reproductive and Infant Psychology, 7,* 87-93.

Cowan, P. & Cowan, C. (1988). Changes in Marriage during the transition to parenthood: Must we blame the baby? In G. Michaels & W. Goldberg (Hrsg.), *The transition to parenthood: Current theory and research.* Cambridge: Cambridge University press.

Crawford, M. (1995). *Talking difference. On gender and language.* London: Sage.

Dabbs, J. M., Strong, R. & Milhun, R. (1997). Exploring the mind of testosterone: A beeper study. *Journal of Research in Personality, 31,* 577-587.

Daitzmann, R. & Zuckerman, M. (1980). Disinhibitory sensation seeking, personality, and gonadal hormones. *Personality and Individual Differences, 1,* 103-110.

Daniluk, J. C. (1988). Infertility: Intrapersonal and interpersonal impact. *Fertility and Sterility, 49,* 982-990.

Dannecker, M. (1987). *Das Drama der Sexualität.* Frankfurt a. M.: Athenäum.

Dannecker, M. (1991). *Der homosexuelle Mann im Zeichen von Aids.* Hamburg: Kleinverlag.

Daten des Gesundheitswesens (1997). Schriftenreihe des Bundesministeriums für Gesundheit. Band 91. Baden-Baden: Nomos.

Daten des Gesundheitswesens (1999). Schriftenreihe des Bundesministeriums für Gesundheit, Band 122. Baden-Baden: Nomos.

Deaux, K. & LaFrance, M. (1998). Gender. In D. Gilbert, S. Fiske & G. Lindzey (Eds.), *Handbook of social psychology* (4th ed., pp. 788-827). New York: McGraw-Hill.

Degenhardt, A. & Schmidt, H. (1994). Physische Leistungsvariablen als Indikatoren für die Diagnose „Klimakterium Virile". *Sexuologie, 3,* 131-141.

DeHoff, J. B. & Forrest, K. A. (1987). Die Gesundheit des Mannes. In J. Swanson & K. A. Forrest (Hrsg.), *Die Sexualität des Mannes* (S. 24-29). Köln: Deutscher Ärzte-Verlag.

Deipenwisch, U., Hilse, R., Oberpennig, F., Sader, M. & Nieschlag, E. (1994). Persönlichkeit und Streßverarbeitungsstrategien von ungewollt kinderlosen Männern. *Fertilität, 10,* 118-121.

Deusinger, I. (1986). *Die Frankfurter Selbstkonzeptskalen (FSKN).* Göttingen: Hogrefe.

Deusinger, I. (1998). *Frankfurter Körperkonzeptskalen.* Göttingen: Hogrefe.

Dorfman, L. T. (1992). Academics and the transition to retirement. *Educational gerontology, 18 (4),* 343-363.

Dotzauer, G., Goebels, H. & Legewie, H. (1965). Selbstmord und Selbstmordversuch. Statistischer Vergleich von Hamburger Erfahrungen aus den Jahren 1935-1959. In Ch. Zwingmann (Hrsg.), *Selbstvernichtung* (S. 110-122). Frankfurt a. M.: Akademische Verlagsgesellschaft.

Douglas, M. (1986). *Ritual, Tabu und Körpersymbolik: sozialanthropologische Studien in Industriegesellschaft und Stammeskultur.* Frankfurt a. M.: Fischer.

Drach, G. W., Meares, E. M., Fair, W. R. & Stamey, T. A. (1978). Classification of benign diseases associated with prostatic pain: prostatitis or prostatodynia. *Journal of Urology, 120,* 266.

Dröge, F. J. (1996). Männer in der Aids-Beratung. In H. Brandes & H. Bullinger (Hrsg.), *Handbuch Männerarbeit* (S. 347-362). Weinheim: Beltz.

Dunkel-Schetter, C. & Lobel, M. (1991). Psychological reactions to infertility. In A. L. Stanton & C. Dunkel-Schetter (Hrsg.), *Infertility: Perspectives from stress and coping research* (S. 29-57). New York: Plenum Press.

Dunkel-Schetter, C. & Stanton, A. L. (1991). Psychological Adjustment to Infertility. In A. L. Stanton & C. Dunkel-Schetter (Eds.), *Infertility. Perspectives from stress and coping research* (S. 197-222). New York: Plenum Press.

Dür, W., Haas, S. & Till, W. (1993). Soziale Isolation und Safer Sex: Ergebnisse einer Studie von homosexuellen Männern in Österreich. *Zeitschrift für Sexualforschung, 6,* 301-320.

Durkheim, E. (1897). *Le suicide.* Deutsche Ausgabe 1973 bei Neuwied/Berlin: Luchterhand-Verlag.

Eagly, A. H. (1987). Sex differences in social behavior: A social-role interpretation. Hillsdale, NJ: Lawrence Erlbaum.

Edelmann, R. J., Humphrey, M. & Owens, D. J. (1994). The meaning of parenthood and couples' reaction to male infertility. *British Journal of Medical Psychology, 67,* 291-299.

Edwards, J. N. & Booth, A. (1994). Sexuality, Marriage, and Well-Being: The Middle Years. In A. S. Rossi (Eds.), *Sexuality across the Life Course* (pp. 233-259). Chicago: University Press.

Ehrhardt, A. A., Yingling, S. & Warne, P. (1993). Sexualverhalten in Zeiten von Aids in den USA. *Zeitschrift für Sexualforschung, 6,* 1-22.

Eirmbter, W. H., Hahn, A. & Jacob, R. (1993). *AIDS und die gesellschaftlichen Folgen.* Frankfurt a. M.: Campus.

Ekerdt, D. J., Bossé, R. & Goldie, C. (1983). The effect of retirement on somatic complaints. *Journal of Psychosomatic Research, 27,* 61-67.

Ellyson, S. L., Dovidio, J. F., & Brown, C. E. (1992). The look of power: Gender differences and similarities in visual dominance behavior. In C. L. Ridgeway (Ed.), *Gender, interaction, and inequality* (pp. 50-80). New York: Springer.

Engelhardt, D. v. (1999). *Krankheit, Schmerz und Lebenskunst. Eine Kulturgeschichte der Körpererfahrung.* München: Beck.

Engfer, A., Gavranidou, M. & Heinig, L. (1988). Veränderungen in Ehe und Partnerschaft nach der Geburt von Kindern. *Verhaltensmodifikation und Verhaltensmedizin, 9,* 297-311.

Epstein, C. F. (1988). *Deceptive distinctions: Sex, gender, and the social order.* New York: Sage.

Epstein, J. I., Carmichael, M., Partin, A. W. & Walsh, P. C. (1993). Is Tumor Volume an independent predictor of progression following radical prostatectomy? A multivariate analysis of 185 clinical stage B adenocarcinomas of the prostate with 5 years of follow up. *Journal of Urology, 149,* 1478-1481.

Estermann, J., Gebhardt, M. & Paget, J. (1992). Die heterosexuelle Transmission von HIV und AIDS in der Schweiz. *Aids-Forschung, 1992 (10),* 517-522.

Eunpu, D. L. (1995). The impact of infertility and treatment guidelines for couples therapy. *American Journal of Family Therapy, 23,* 115-128.

Fahrenberg, J. (1994). *Die Freiburger Beschwerdenliste (FBL). Handanweisung.* Göttingen: Hogrefe.

Fahrenberg, J., Hampel, R. & Selg, K. (1994). *Das Freiburger Persönlichkeits-Inventar FPI. Revidierte Fassung FPI-R und teilweise geänderte Fassung FPI-R1* (6. Aufl.). Göttingen: Hogrefe.

Fahrenberg, J., Myrtek, M., Schumacher, J. & Brähler, E. (2000). *Der Fragebogen zur Lebenszufriedenheit.* Testhandbuch. Göttingen: Hogrefe.

Faltermaier, T., Kühnlein, I. & Burda-Viering, M. (1998). Subjektive Gesundheitstheorien: Inhalt, Dynamik und ihre Bedeutung für das Gesundheitshandeln im Alltag. *Zeitschrift für Gesundheitswissenschaften, 6,* 309-326.

Faltermaier, T., Mayring, P., Saup, W. & Strehmel, P. (1992). *Entwicklungspsychologie des Erwachsenenalters.* Stuttgart: Kohlhammer.

Farin, E., Carl, C. & Bengel, J. (1996). Geschichten sexueller Beziehungen – narrative Interviews zu HIV-Risikosituationen. In J. Bengel (Hrsg.), *Risikoverhalten und Schutz vor Aids – Wahrnehmung und Abwehr des HIV-Risikos: Situationen, Partnerinteraktionen, Schutzverhalten* (S. 145-176). Berlin: Edition Sigma.

Felberbaum, R. & Dahnke, W. (1997). DIR -Deutsches IVF-Register. Ergebnisse der Datenerhebung für das Jahr 1996. *Fertilität, 13,* 99-112.

Felder, H. & Brähler, E. (1999). *Weiblichkeit, Männlichkeit und Gesundheit* (2. Aufl.). Opladen: Westdeutscher Verlag.

Felder, H., Pantke-Ehlers, E.-C. & Meyer, F. (2000). Subjektive Körperbeschwerden von Frauen und Männern während einer In-vitro-Fertilisationsbehandlung. In E. Brähler, H. Felder & B. Strauß (Hrsg.), *Jahrbuch der Medizinischen Psychologie 17: Fruchtbarkeitsstörungen* (S. 102-123). Göttingen: Hogrefe.

Fichtner, J. (1996). Wie man(n) verhütet, so liebt man(n)? Männer und Kontrazeption. In BZgA (Hrsg.), *Kontrazeption, Kinder oder keine: Dokumentation einer Expertentagung* (S. 79-98). Köln: BZgA.

Fichtner, J. (1999). *Über Männer und Verhütung: Der Sinn kontrazeptiver Praxis für Partnerschaftsstile und Geschlechterverhältnis.* Münster: Waxmann.

Fischer, C. S. & Oliker, S. J. (1983). *A research note on friendship, gender, and the life cycle.* North Carolina: University of North Carolina Press.

Florin, I., Tuschen-Caffier, B., Krause, W. & Pook, M. (2000). Psychologische Therapie bei idiopathischer Infertilität: Ein Streßreduktionskonzept. In B. Strauß (Hrsg.), *Ungewollte Kinderlosigkeit* (S. 93-118). Göttingen: Hogrefe.

Folkman, S. & Lazarus, R. S. (1988). Coping as a mediator of emotion. *Journal of Personality and Social Psychology, 54,* 466-475.

Folkman, S., Lazarus, R. S., Dunkel-Schetter, C., DeLongis, A. & Gruen R. J. (1986). Dynamics of a stressful encounter: Cognitive appraisal, coping and encounter outcomes. *Journal of Personality and Scocial Psychology, 50*, 992-1003.

Fooken, I. (1987). Geschlechtsrollenspezifität und ausgeprägte Langlebigkeit als Klassifikationskriterien zur Identifizierung von Alternsstilen – Ergebnisse aus der Bonner Gerontologischen Längsschnittstudie. In U. Lehr & H. Thomae (Hrsg.), *Formen seelischen Alterns* (S. 250-255). Stuttgart: Enke.

Fooken, I. (1991). Zur Intimitätsentwicklung älterer Ehepartner aus der Perspektive der Lebensspanne. In R. Schmitz-Scherzer, A. Kruse & E. Olbrich (Hrsg.), *Altern – Ein lebenslanger Prozeß der sozialen Interaktion* (S. 209-222). Darmstadt. Steinkopff.

Fooken, I. (1995). Geschlechtsdifferenz oder Altersandrogynität? Zur Beziehungsentwicklung in langjährigen Ehebeziehungen. In A. Kruse & R. Schmitz-Scherzer (Hrsg.), *Psychologie der Lebensalter* (S. 231-240). Darmstadt: Steinkopff.

Forsythe, C. J. & Compas, B. E. (1987). Interaction of cognitive appraisals of stressful events and coping: Testing the goodness of fit. *Cognitive Therapy and Research, 11*, 473-485.

Frable, D. & Bem, S. L. (1985). If you are gender-schematic, all members of the opposite sex look alike. *Journal of Personality and Social Psychology, 49*, 459-468.

Frank, U., Bührlen-Armstrong, B., Ziegler, Y. & Belz-Merk, M. (1996). „Jeden Tag, wenn die Liebe sich lohnt" – Tagebuchaufzeichnungen zu HIV-Risikosituationen. In J. Bengel (Hrsg.), *Risikoverhalten und Schutz vor Aids – Wahrnehmung und Abwehr des HIV-Risikos: Situationen, Partnerinteraktionen, Schutzverhalten* (S. 177-221). Berlin: Edition Sigma.

Freeman, E. W., Boxer, A. S., Rickels, K., Tureck, R. & Mastoianni, L. (1985). Psychological evaluation and support in a program of in vitro fertilization and embryo transfer. *Fertility and Sterility, 43*, 48-53.

Freudenberg, E. & Erpenbach, K. (1989). Hodenkrebs – Auswirkungen auf Partnerschaft und Sexualität. *Psychomed, 1*, 251-254.

Gass, K. A. (1989). Health of older widowers: Role of Appraisal, Coping, resources, and type of spouse's death. In D. A. Lund (Ed.), *Older bereaved spouses* (pp. 95-110). New York: Hemisphere Publishing Corporation.

Gebhardt, R. & Klimitz, H. (1983). Geschlechtsunterschiede in der ärztlichen Praxis. In R. Lockot & H. P. Rosemeier (Hrsg.), *Ärztliches Handeln und Intimität. Eine medizinpsychologische Perspektive* (S. 154-162). Stuttgart: Enke.

George, L. K. (1991). Gender, age, and psychiatric disorders. In L. Glasse & J. Hendricks (Eds.), *Gender and aging* (pp. 33-44). New York: Baywood Publishing.

Gerhards, J. & Schmidt, B. (1992). *Intime Kommunikation. Eine empirische Studie über Wege der Annäherung und Hindernisse für „safer sex"*. Baden-Baden: Nomos.

Gerhardt, U. (1984). Typenkonstruktion bei Patientenkarrieren. In M. Kohli & G. Robert (Hrsg.), *Biographie und soziale Wirklichkeit. Neue Beiträge und Forschungsperspektiven* (S. 53-77). Stuttgart: Metzlersche Verlagsbuchhandlung.

Gerisch, B. (1993). Aspekte zum psychodynamischen Verständnis der Suizidalität bei Frauen. *Forum der Psychoanalyse, 9*, 198-213.

Gerisch, B. (1998). *Suizidalität bei Frauen. Mythos und Realität. Eine kritische Analyse.* Tübingen: Edition Diskord.

Gerstel, N. & Gallagher, S. K. (1993). Kinkeeping and distress: Recipients of care and work-family conflict. *Journal of Marriage and the Family, 55,* 598-607.

Giblin, P. T., Poland, M. L., Moghissi, K. S., Ager, J. W. & Olson, J. M. (1988). Effects of stress and characteristic adaptability on semen quality in healthy men. *Fertility and Sterility, 49,* 127-132.

Gilligan, C. (1982). *In a different voice.* Cambridge: Harvard University Press.

Gloger-Tippelt, G., Gomille, B. & Grimmig, R. (1993). *Der Kinderwunsch aus psychologischer Sicht.* Opladen: Leske & Budrich.

Glover, L., Gannon, K., Sherr, L. & Abel, P. D. (1996). Distress in sub-fertile men: A longitudinal study. *Journal of Reproductive and Infant Psychology, 14,* 23-36.

Gognalons-Nicolet, M., Blochet, A. B., Fontaine, P., Gramoni, R., Rosa, D. & Blanchard, M.-P. (1997). *Geschlecht und Gesundheit nach 40: Die Gesundheit von Frauen und Männern in der zweiten Lebenshälfte.* Bern: Huber.

Goldschmidt, S. (1996). Männer und Gesundheit – epidemiologische Daten im Überblick. In H. Brandes & H. Bullinger (Hrsg.), *Handbuch Männer Arbeit.* Weinheim: Beltz.

Goldschmidt, S. (1997). *Der Fragebogen zur Erfassung von Alltagsbelastungen.* Unveröffentlichtes Arbeitspapier, Leipzig.

Gould, R. L. (1978). *Transformations: Growth and change in adult life.* New York: Simon & Schuster.

Gradman, T. J. (1994). Masculine Identity from Work to Retirement. In E. H. Thompson, (Ed.), *Older Men's Lives* (pp. 104-121). Thousand Oaks: Sage.

Gray, A., Feldman, H. A., McKinlay, J. B. & Longcope, C. (1991). Age, Disease, and Changing Sex Hormone Levels in Middle-aged men: Results of the Massachusetts Male Aging Study. *Journal of Clinical Endocrinology and Metabolism, 73,* 1016-1025.

Greil, A. I. (1997). Infertility and distress: A critical review of the literature. *Social Science and Medicine, 45,* 1679-1704.

Greimel, E., Freidl, W. & Pusch, H. H. (1992). Auswirkungen von belastenden Lebensereignissen und Streßfaktoren auf die männliche Fertilität. *Fertilität, 8,* 171-174.

Grimbizis, G., Vandervorst, M., Camus, M., Tournaye, H., Steirteghem, A. van & Devroey, P. (1998). Intracytoplasmic sperm injection, results in women older than 39, according to age and the number of embryos replaced in selective or non-selective transfers. *Human Reproduction, 13,* 884-889.

Gross, M. (1991). Psychometrische Eigenschaften zweier Fragebögen zur Erfassung der psychischen Dimension der Lebensqualität. In M. Bullinger, M. Ludwig & N. Steinbüchel (Hrsg.), *Lebensqualität bei kardiovaskulären Erkrankungen.* Göttingen: Hogrefe.

Grünewald, J. (1994). *Geschlechtsspezifische Unterschiede im Verlauf depressiver Erkrankungen unter besonderer Berücksichtigung sozialer Faktoren.* Diss. Med. Fak. Universität Ulm, Ulm (Donau).

Gschwind, H. (1992). Homosexuelle Männer in der Praxis niedergelassener Ärzte: Ergebnisse einer empirischen Untersuchung zum Arzt-Patient-Verhältnis. *Zeitschrift für Sexualforschung, 5,* 314-330.

Gutberlet, I. & Hellhammer, D. (1994). Verhaltensmedizinische Aspekte der männlichen Infertilität. *Verhaltensmodifikation und Verhaltensmedizin, 15,* 265-278.

Hahlweg, K. (1996). *Fragebogen zur Partnerschaftsdiagnostik.* Göttingen: Hogrefe.

Hall, J. A. & Halberstadt, A. G. (1986). Smiling and gazing. In J. S. Hyde & M. C. Linn (Eds.), *The psychology of gender. Advances through meta-analysis* (pp. 136-158). Baltimore, MD: John Hopkins University Press.

Hardey, M. (1998). The social context of health. Buckingham/Phil.: Open University Press.

Harrison, J. B. (1987). Warnung: Die männliche Geschlechtsrolle birgt Gefahren. In J. Swanson & K. A. Forrest (Hrsg.), *Die Sexualität des Mannes* (S. 30-41). Köln: Deutscher Ärzte-Verlag.

Harrison, K. L., Callan, V. J. & Hennessey, J. F. (1987). Stress and semen quality in an in vitro fertilization program. *Fertility and Sterility, 48*, 633-636.

Hart, K. E. (1996). A comparison of two techniques for scoring episodic coping data. *Personality and Individual Differences, 21*, 159-162.

Harten, H.-C. (1995). *Sexualität, Missbrauch, Gewalt: Das Geschlechterverhältnis und die Sexualisierung von Aggressionen*. Opladen: Westdeutscher Verlag.

Hauch, M (1998). Paartherapie bei sexuellen Funktionsstörungen und sogenannter sexueller Lustlosigkeit. Das Hamburger Modell: Konzept, Modifikation, neuere Ergebnisse. In B. Strauß (Hrsg.), *Psychotherapie der Sexualstörung* (S. 63-80). Stuttgart: Thieme.

Havighurst, R. J. (1963). Dominant concerns in the life cycle. In L. Schenck-Danzinger & H. Thomae (Hrsg.), *Gegenwartsprobleme der Entwicklungspsychologie* (S. 27-37). Göttingen: Hogrefe.

Havighurst, R. J. (1972). *Developmental tasks and education* (3rd ed.). New York: McKay.

Helfferich, C. (1995). Aufwind in der Krise. Geschichte und Perspektiven der Frauengesundheitsforschung. *Dr. med. Mabuse, 95*, 23-25.

Helfferich, C. & von Troschke, J. (1985). *Ursachen unzureichender Verhaltensweisen von Frauen zur Verhütung ungewollter Schwangerschaften*. Forschungsbericht für das Bundesministerium für Jugend, Familie und Gesundheit (Forschungsbericht).

Hellhammer, D. H., Hubert, W., Fleischem, C. W. & Nieschlag, E. (1985). Male Infertility: Relationships among gonadotropins, sex steroids, seminal parameters and personality attitudes. *Psychosomatic Medicine, 47*, 58-66.

Helmchen, H., Baltes, M. M., Geiselmann, B., Kanowski, S., Linden, M., Reischies, F. M., Wagner, M. & Wilms, H.-U. (1996). Psychische Erkrankungen im Alter. In K. U. Mayer & P. B. Baltes (Hrsg.), *Die Berliner Altersstudie* (S. 185-220). Berlin: Akademie Verlag.

Henker, F. O. (1977). A male climacteric syndrome: Sexual, psychic, and physical complaints in 50 middle-aged men. *Psychosomatics, 18*, 23-27.

Henley, N. (1977). *Body politics. Power, sex, and nonverbal communication*. Englewood Cliffs: Prentice Hall. (dt.: Körperstrategien. Geschlecht, Macht und nonverbale Kommunikation. Frankfurt a. M.: Fischer, 1988).

Henrich, G. & Herschbach, P. (1995). Fragen zur Lebenszufriedenheit (FLZ) – ein Gewichtungsmodell. In R. Schwarz, J. Bernhard, H. Fechtner, T. Küchler & C. Hürny (Hrsg.), *Lebensqualität in der Onkologie II*. München: W. Zuckschwerdt-Verlag.

Herzlich, C. & J. Pierret (1991). *Kranke gestern, Kranke heute. Die Gesellschaft und das Leiden*. München: Beck.

Hessel, A., Geyer, M., Plöttner, G., Schmidt, B. & Brähler, E. (1999). Subjektive Einschätzung der eigenen Gesundheit und subjektive Morbidität in Deutschland – Ergebnisse einer bevölkerungsrepräsentativen Befragung. *Psychosomatik Psychotherapie Medizinische Psychologie, 49*, 264-274.

Hinz, A., Hessel, A. & Brähler, E. (2001). *Der Leipziger Stimmungsbogen: Einflüsse von Alter, Geschlecht und sozioökonomischem Status auf die Befindlichkeit.* Zeitschrift für Differentielle und Diagnostische Psychologie (in Druck).

Hoffmeister, H. & Bellach, B.-M. (1995). *Die Gesundheit der Deutschen. Ein Ost-West-Vergleich von Gesundheitsdaten* (2. überarbeitete Aufl.). Berlin: Robert-Koch-Institut.

Holland-Moritz, H. & Krause, W. (1990). Inanspruchnahme von Sperma-Kryodepots bei Tumorpatienten. *Hautarzt, 41,* 204-206.

Hollstein, W. (1999). Männlichkeit und Gesundheit. In E. Brähler & H. Felder (Hrsg.), *Weiblichkeit, Männlichkeit und Gesundheit* (2. Aufl.). Opladen: Westdeutscher Verlag.

Hölzel, D. (1995). Prostatakarzinom. Ist die Früherkennung in einer Sackgasse? *Deutsches Ärzteblatt, 92,* 1353-1363.

Hölzel, D. & Altwein J. E. (1991). Tumoren des Urogenitaltrakts: Klinisch-epidemiologische Fakten. *Urologe A, 30,* 134-138.

Hölzle, C. (1990). *Die psychische Bewältigung der In-vitro-Fertilisation – eine empirische Studie zu Kinderwunsch und Stressverarbeitungsmechanismen von Sterilitätspatientinnen.* Münster: Lit. Verlag.

Hornung, R. & Helminger, A. (1994). Diskriminierung von Aidskranken. *Intra, 18,* 66-67.

Hornung, R., Helminger, A. & Hättich, A. (1994). *Aids im Bewusstsein der Bevölkerung: Stigmatisierungs- und Diskriminierungstendenzen gegenüber Menschen mit HIV und Aids.* Bern: Stämpfli.

Hubert, W., Hellhammer, D. H. & Fleischem, C. W. (1985). Psychobiological profiles in infertile men. *Journal of Psychosomatic Research, 29,* 161-165.

Hurrelmann, K. (1988). *Sozialisation und Gesundheit. Somatische, psychische und soziale Risikofaktoren im Lebenslauf.* Weinheim: Juventa.

Hurrelmann, K. (1996). Männergesundheit – Frauengesundheit: Warum fällt die Lebenserwartung von Männern immer hinter die der Frauen zurück? In A. Haase, N. Jösting, K. Mücke & D. Vetter (Hrsg.), *Auf und nieder – Aspekte männlicher Sexualität und Gesundheit* (S. 165-178). Tübingen: dgvt.

Huston, A. C. (1983). Sex-typing. In P. H. Mussen (Ed.), *Handbook of child psychology* (4th ed., Vol. IV, pp. 387-467). New York: Wiley.

Huth, K. (1992). *Streß und Streßbewältigung bei ungewollt kinderlosen Männern.* Unveröffentlichte Diplomarbeit am Fachbereich Psychologie der Philipps-Universität, Marburg.

Huyck, M. H. (1990). Gender Differences in Aging. In J. E. Birren & K. W. Schaie (Eds.), *Handbook of The Psychology of Aging* (3rd ed.). San Diego: Academic Press.

Ickes, W. (1981). Sex-role influences in dyadic interaction: A theoretical model. In C. Mayo & N. M. Henley (Eds.), *Gender and nonverbal behavior* (pp. 95-128). New York: Springer.

Jacob, R., Eirmbter, W. H. & Hahn, A. (1993). Aids: Interpretationen und Reaktionen. In C. Lange (Hrsg.), *Aids – eine Forschungsbilanz* (S. 13-25). Berlin: Edition Sigma.

Jäger, H. (Hrsg.) (1988). *Aids-Phobie: Krankheitsbild und Behandlungsmöglichkeiten.* Stuttgart: Thieme.

Janssen, P. L., Kukahn, R. & Weißbach, L. (1978). Psychosomatische Aspekte der chronischen Adnexaffektion beim Mann. *Münchener Medizinische Wochenschrift, 120,* 1615-1616.

Jette, A. M. (1990). Disability Trends and Transitions. In R. H. Binstock & L. K. George (Eds.), *Handbook of Aging and the Social Sciences* (3rd ed.). San Diego: Academic Press.

Jöreskog, K. G. & Sörbom, D. (1993). *New features in LISREL 8*. Chicago: Scientific Software.

Julian, T. & McKenry, P. C. (1989). Relationship of Testosterone to Men's Family Functioning at Mid-Life: A Research Note. *Aggressive Behavior, 15*, 281-289.

Junker, H. (1970). Sind Patienten mit chronischer abakterieller Prostatitis Sexualneurastheniker? – Ein psychodiagnostischer Beitrag. *Zeitschrift für Psychosomatische Medizin und Psychoanalyse, 16*, 264-278.

Kandrack, M.-A. & Segall, K. (1991). Gender Differences In Health Related Behavior: Some Unanswered Questions. *Social Science and Medicine, 32*, 579-590.

Karsa v. L., Lang, A. & Flatten, G. (1993). *Krankheitsfrüherkennung Krebs Männer und Frauen, Aufbereitung und Interpretation der Untersuchungsergebnisse aus den gesetzlichen Früherkennungsmaßnahmen 1989 und 1990*. Köln: Deutscher Ärzte Verlag.

Kaufman, J. M. & Vermeulen, A. (1998). Androgens in male senescence. In E. Nieschlag & H. M. Behre (Eds.), *Testosterone. Action, Deficiency, Substitution* (2nd ed., pp. 437-472). Berlin: Springer.

Kedem, P., Mikulincer, M., Nathanson, Y. E. & Bartoov, B. (1990). Psychological aspects of male infertility. *British Journal of Medical Psychological, 63*, 73-80.

Keller, F. B. (Hrsg.). (1995). *Krank warum? Vorstellungen der Völker, Heiler und Mediziner*. Ostfildern: Cantz.

Keltikangas-Järvinen, L., Mueller, K. & Lehtonen, T. (1989). Illness Behavior and Personality Changes in Patients with Chronic Prostatitis during a Two-Year Follow-Up Period. *European Urology, 16*, 181-184.

Kiefer, T. (1997). *Von der Erwerbsarbeit in den Ruhestand*. Bern: Huber.

Kleiber, D. & Velten, D. (1994). *Prostitutionskunden: Eine Untersuchung über soziale und psychologische Charakteristika von Besuchern weiblicher Prostituierter in den Zeiten von Aids. Schriftenreihe des Bundesministeriums für Gesundheit*. Baden-Baden: Nomos.

Kleiber, D., Velten, D. & Wilke, M. (1993). Kunden weiblicher Prostituierter und AIDS. *Zeitschrift für Sexualforschung, 6*, 218-227.

Kleiber, D. & Wilke, M. (1995). *Aids, Sex und Tourismus: Ergebnisse einer Befragung deutscher Urlauber und Sextouristen*. Baden-Baden: Nomos.

Klein, A., Moosbrugger, H., Schermelleh-Engel, K. & Frank, D. (1997). A new approach to the estimation of latent interaction effects in structural equation models. In W. Bandilla & F. Faulbaum (Eds.), *SoftStat '97. Advances in Statistical Software 6* (pp. 479-486). Stuttgart: Lucius & Lucius.

Klein, G. & L. Liebsch (Hrsg.). (1997). *Zivilisierung des weiblichen Ichs*. Frankfurt a. M.: Suhrkamp.

Kliesch, S., Kamischke, A. & Nieschlag, E. (1996). Kryokonservierung menschlicher Spermien zur Zeugungsreserve. In E. Nieschlag & H. M. Behre (Hrsg.), *Andrologie. Grundlagen und Klinik der reproduktiven Gesundheit des Mannes* (S. 367-374). Berlin: Springer.

Klingenspor, B. (1994). Gender identity and bulimic eating behavior. *Sex Roles, 31*, 407-431.

Klotz, T., Hurrelmann, K. & Eickenberg, H.-U. (1998). Der frühe Tod des starken Geschlechts. *Deutsches Ärzteblatt, 95*, 389-393.

Kluge, N. (1998). *Sexualverhalten Jugendlicher heute – Ergebnisse einer repräsentativen Jugend- und Elternstudie über Verhalten und Einstellungen zu Sexualität*. Weinheim: Juventa.

Klusmann, D., Weber, A. & Schmidt, G. (1993). Die Bedrohung durch HIV/Aids. In G. Schmidt (Hrsg.), *Jugendsexualität: sozialer Wandel, Gruppenunterschiede, Konfliktfelder* (S. 164-187). Stuttgart: Enke.

Köhn, F. M. & Schill, W. B. (1988). Kryospermabank München – Zwischenbilanz 1974 - 1986. *Hautarzt, 39,* 91-96.

Köhn, F.-M. & Schill, W.-B. (2000). Moderne Techniken der Reproduktionsmedizin. In E. Brähler, H. Felder & B. Strauß (Hrsg.), *Jahrbuch der Medizinischen Psychologie 17: Fruchtbarkeitsstörungen* (S. 11-26). Göttingen: Hogrefe.

Kolip, P. (1998). Frauen und Männer. In F. W. Schwartz, B. Badura, R. Leidl, H. Raspe & J. Siegrist (Hrsg.), *Das Public Health Buch. Gesundheit und Gesundheitswesen* (S. 506-516). München: Urban & Schwarzenberg.

Kollock, P., Blumstein, P. & Schwarz, P. (1985). Sex and power in interaction: Conversational privileges and duties. *American Sociological Review, 50,* 34-46.

Kommission (1998). *Zweiter Zwischenbericht der Enquete-Kommission „Demographischer Wandel" – Herausforderungen unserer älter werdenden Gesellschaft an den einzelnen und die Politik*. Bonn: Deutscher Bundestag.

Kosarz, P. & Trauer, H. C. (1997). *Psychosomatik der chronisch-entzündlichen Darmerkrankungen*. Göttingen: Huber.

Kowalcek, I. (1998). Reproduktionsmedizin und Psychosomatik: Gegensatz, Widerspruch oder Annäherung? *Reproduktionsmedizin, 14,* 275-281.

Krause, W. & Brake, A. (1994). Utilization of cryopreserved semen in tumor patients. *Urologia Internationalis, 52,* 65-68.

Kretser, D. M. de (1997). Male infertility. *Lancet, 349,* 787-90.

Kroenke, K. & Spitzer, R. L. (1998). Gender differences in the reporting of physical and somatoform symptoms. *Psychosomatic Medicine, 60,* 150-155.

Kruse, A. (1995a). Risiken des Alters in Zeiten gesellschaftlicher Umbrüche. In W. Senf & G. Heuft (Hrsg.), *Gesellschaftliche Umbrüche – individuelle Antworten* (S. 38-57). Frankfurt: Verlag Akademische Schriften.

Kruse, A. (1995b). Entwicklungspotentialität im Alter. Eine lebenslauf- und situationsorientierte Sicht psychischer Entwicklung. In P. Borscheid (Hrsg.), *Alter und Gesellschaft* (S. 63-84). Stuttgart: Wissenschaftliche Verlagsgesellschaft.

Kruse, A. (1996). Alltagspraktische und sozioemotionale Kompetenz. In M. M. Baltes & L. Montada (Hrsg.), *Produktives Alter* (S. 92-106). Frankfurt a. M.: Campus.

Kübler, P. (1993). Anti-Aids-Kampagnen: Ein totaler psychologischer Flop? *Intra, 17,* 70-71.

Küchenhoff, J. & Könnecke, R. (1998). Die Verarbeitung des unerfüllten Kinderwunsches beim Mann: Der Einfluss des andrologischen Befundes. *Fertilität, 13,* 233-243.

Küchenhoff, J. & Könnecke, R. (2000). Der (unerfüllte) männliche Kinderwunsch und seine Bedingungen. In E. Brähler, H. Felder & B. Strauß (Hrsg.), *Jahrbuch der Medizinischen Psychologie 17: Fruchtbarkeitsstörungen* (S. 124-145). Göttingen: Hogrefe.

Labisch, A. (1992). *Homo hygienicus: Gesundheit und Medizin in der Neuzeit*. Frankfurt a. M.: Campus.

Lachmund, J. & G. Stollberg (1995). *Patientenwelten. Krankheit und Medizin vom späten 18. bis zum frühen 20. Jahrhundert im Spiegel von Autobiographien.* Opladen: Westdeutscher Verlag.

LaFrance, M. & Carmen, B. (1980). The nonverbal display of psychological androgyny. *Journal of Personality and Social Psychology, 38,* 36-49.

LaFrance, M. (1981). Gender gestures: Sex, sex-role, and nonverbal communication. In C. Mayo & N. M. Henley (Eds.), *Gender and nonverbal behavior* (pp. 129-150). New York: Springer.

Lalos, A., Lalos, O., Jacobsson, L., Von Schoultz, B. (1985). The psychosocial impact of infertility two years after completed surgical treatment. *Acta obstreticia et gynecologica scandinavia, 64,* 599-604.

Lange, C. (1993). Jugendsexualität: Veränderungen in den letzten 20 Jahren, Unterschiede zwischen West- und Ostdeutschland und der Einfluss von Aids. In C. Lange (Hrsg.), *Aids – eine Forschungsbilanz* (S. 241-253). Berlin: Sigma.

Laubach, W. & Brähler, E. (2001). *Körperliche Symptome und Inanspruchnahme ärztlicher Versorgung. Eine Untersuchung an einer repräsentativen Stichprobe der deutschen Bevölkerung.* DMW (in Druck).

Lazarus, R. S. & Folkman, S. (1984). *Stress, appraisal and coping.* New York: Springer.

Leenaars, A. & Lester, D. (1996). Gender and the inpact of gun control on suicide and homicide. *Archives of Suicide Research, 2,* 223-234.

Leenaars, A. & Lester, D. (1999). Gender gun control suicide and homicide: A Reply. *Archives of Suicide Research, 5,* 77-79.

Lehr, U. & Niederfranke, A. (1991). Pensionierung. In W. D. Oswald, W. M. Herrmann, S. Kanowski, U. Lehr & H. Thomae (Hrsg.), *Gerontologie* (S. 377-388). Stuttgart: Kohlhammer.

Lenney, E. (1991). Sex roles: The measurement of masculinity, femininity, and androgyny. In J. R. Robinson, P. R. Shaver & L. S. Wrightsman (Eds.), *Measures of personality and social psychological attitudes* (S. 573-660). San Diego: Academic Press.

Lenzen, D. (1991). *Krankheit als Erfindung.* Frankfurt a. M.: Fischer.

Lester, D. (1993a). The changing sex ratio in suicidal and homicidal deaths. *Italian Journal of Suicidology 3,* 33-35.

Lester, D. (1993b). The effectiveness of suicide prevention centers. *Suicide and Life Threatening Behavior, 23,* 263-267.

Lester, D. (1997). Effectiveness of suicide prevention centers. A review. *Suicide and Life Threatening Behavior, 27,* 304-310.

Levine, L. A. & Lisek, E. W. (1998). Successful sperm retrieval by percutaneous epididymal and testicular sperm aspiration. *Journal of Urology, 159,* 437-440.

Levinson, D. J., Darrow, C. M., Klein, E. B., Levinson, M. H. & McKee, B. (1978). *The seasons of men's life.* New York: Knopf.

Long, J. (1987). Continuity as a basis for change: Leisure and male retirement. *Leisure-Studies, 6,* 55-70.

Lorrest, P., Rupp, K. & Sandell, S. H. (1995). Gender, Disabilities, and Employment. *The Journal of Human Resources 30 (Special Issue The Health and retirement Study),* 293-318.

Lucchetti, S. (1998). Zwischen Herausforderung und Bedrohung – Subjektive Theorien bei HIV-Infektion und AIDS. In U. Flick (Hrsg.), *Wann fühlen wir uns gesund? Subjektive Vorstellungen von Gesundheit und Krankheit* (S. 268-284). Weinheim: Juventa.

Ludwig, M. & Weidner, W. (2000). Diagnostik und Therapie des Prostatitissyndroms. *Urologe A, 39*, 371-382.

Luger, L. (1998). *HIV / AIDS prevention and 'class' and socio-economic related factors of risk of HIV infection. Paper Nr. 98-204 der Arbeitsgruppe Public Health in Berlin.*

Lund, D. A. (1989). *Older bereaved spouses.* New York: Hemisphere Publishing Coporation.

Maccoby, E. E. (1990). Gender and relationships: A developmental account. *American Psychologist, 45,* 513-520.

MacIntyre, S., Hunt, K. & Sweeting, H. (1996). Gender differences in health: Are things really so simple as they seem? *Social Science and Medicine, 42,* 617-624.

Major, B., Barr, L., Zubek, J. & Babey, S. H. (1999). Gender and self-esteem: A meta-analysis. In W. B Swann, jr., J. H. Langlois & L. A. Gilbert (Eds.), *Sexism and stereotypes in modern society* (pp. 223-253). Washington, DC: American Psychological Association.

Manton, K. G. (1990). Mortality and Morbidity. In R. H. Binstock & L. K. George (Eds.), *Handbook of Aging and the Social Sciences* (3rd ed.). San Diego: Academic Press.

Marini, M. M. (1981). Sociology of gender. In E. F. Borgatta & K. S. Cook (Eds.), *The future of sociology* (pp. 374-393). Beverly Hills: Sage.

Markides, K. S. (1991). Risk Factors, Gender, and Health. In L. Glasse & J. Hendricks (Eds.), *Gender and aging* (pp. 25-32). New York: Baywood Publishing.

Marquart, K.-H., Müller, I. & Fischer, D. (1993). HIV-Infektion und AIDS in Stuttgart: Epidemiologische Daten des Gesundheitsamts 1985-1992. *AIDS-Forschung, 1993 (1),* 17-23.

Maschewsky-Schneider, U. (1998). Frauen leben länger als Männer – Sind sie auch gesünder? In U. Flick (Hrsg.), *Wann fühlen wir uns gesund? Subjektive Vorstellungen von Gesundheit und Krankheit* (S. 129-138). Weinheim: Juventa.

Maschewsky-Schneider, U., Sonntag, U. & Klesse, R. (1999). Das Frauenbild in der Prävention – Psychologisierung der weiblichen Gesundheit? In E. Brähler & H. Felder (Hrsg.), *Weiblichkeit, Männlichkeit und Gesundheit* (2. Aufl., S. 98-120). Opladen: Westdeutscher Verlag.

Maule, A. J., Cliff, D. R. & Taylor, R. (1996). Early retirement decisions and how they affect later quality of life. *Ageing and Society, 16,* 177-204.

McGrade, J. J. & Tolor, A. (1981). The reaction to infertility and infertility investigation: A comparison of the responses of men and women. *Infertility, 4,* 7-27.

McGrady, A.V. (1984). Effects of psychological stress on male reproduction: a review. *Archive of Andrology, 13,* 1-7.

McKinlay, J. B. (1989). Is there an epidemiologic basis for a male climacteric syndrome? The Massachusetts Male Aging Study. *Progress in Clinical & Biological Research, 320,* 163-92.

McQueeney, D. A., Stanton, A. L. & Sigmon, S. (1997). Efficacy of emotion-focused and problem-focused group therapies for women with fertility problems. *Journal of Behavioral Medicine, 20,* 313-331.

Meares, E. M. & Stamey, T. A. (1968). Bacteriologic localization patterns in bacterial prostatitis and urethritis. *Journal of Urology, 5,* 492-518.

Menning, B. E. (1980). The emotional needs of infertile couples. *Fertility and Sterility, 34,* 313-319.

Mocroft, A., Katlama, C., Johnson, A. M., Pradier, C., Antunes, F., Mulcahy, F., Chiesi, A., Phillips, A. N., Kirk, O. & Lundgren, J. D. (2000). Aids across Europe, 1994-98: the EuroSIDA study. *Lancet, 356,* 291-296.

Möller, A. & Fällström, K. (1991). Psychological consequences of infertility: A longitudinal study. *Journal of Psychosomatic Obstretics and Gynaecology, 12,* 27-45.

Möller-Leimkühler, A. M. (2000). Männer und Depression: geschlechtsspezifisches Hilfesuchverhalten. *Fortschritte der Neurologie · Psychiatry, 68,* 489-495.

Morrow, K. A., Thoreson, R. W. & Penney, L. L. (1995). Predictors of psychological distress among infertility clinic patients. *Journal of Consulting and Clinical Psychology, 63,* 163-167.

Motto, J. A. & Bostrom, A. (1997). Gender differences in completed suicide. *Archives of Suicide Research, 3,* 235-252.

Munding, R. (1996). Heterosexuelle Männer und Aids. In A. Haase, N. Jösting, K. Mücke & D. Vetter (Hrsg.), *Auf und nieder – Aspekte männlicher Sexualität und Gesundheit* (S. 213-223). Tübingen: dgvt.

Muthny, F. A. (1989). *Freiburger Fragebogen zur Krankheitsverarbeitung FKV, Manual.* Weinheim: Beltz.

Naegele, G. (1998). Lebenslagen älterer Menschen. In A. Kruse (Hrsg.), *Psychosoziale Gerontologie, Band I: Grundlagen* (S. 106-130). Göttingen: Hogrefe.

Naegele, G. & Tews, H. P. (Hrsg.) (1993). *Lebenslagen im Strukturwandel des Alters.* Opladen: Westdeutscher Verlag.

Neugarten, B. L. (1968). The awareness of middle age. In B. L. Neugarten (Ed.), *Middle age and aging. A reader in social psychology* (pp. 93-98). Chicago: University of Chicago Press.

Newton, C. R., Hearn, M. T. & Yuzpe, A. A. (1990). Psychological assessment and follow-up after in vitro fertilization: Assessing the impact of failure. *Fertility and Sterility, 54,* 879-886.

Nickel, H. (1993). Möglichkeiten und Grenzen einer psychologischen Unterstützung der Elternschaft. *International Journal of Prenatal und Perinatal Psychology and Medicine, 5,* 55-66.

Nickel, J. C. & Sorensen, R. (1996). Transurethral microwave thermotherapy for nonbacterial prostatitis: a randomized double-blind sham controlled study using new prostatitis specific assessment questionnaires. *Journal of Urology, 155,* 1950.

Niederfranke, A. (1987). *Vor-Ruhestand: Erleben und Formen der Auseinandersetzung bei Männern aus psychologischer Sicht.* Phil. Dissertation. Universität Bonn.

Niederfranke, A. (1992). *Ältere Frauen in der Auseinandersetzung mit Berufsaufgabe und Partnerverlust.* Stuttgart: Kohlhammer.

Nieschlag, E., Kley, K. H., Wiegelmann, W., Solback, H. G. & Krüskemper, H. L. (1973). Lebensalter und endokrine Funktion der Testes des erwachsenen Mannes. *Deutsche Medizinische Wochenschrift, 98,* 1281-1284.

Nock, S. L. & Kingston, P. W. (1988). Time with children: the impact of couple's work-time commitments. *Social Forces, 67,* 59-85.

OECD-Gesundheitsdaten, 1997.

Oerter, R. (1967). *Moderne Entwicklungspsychologie.* Donauwörth: Auer.

Oerter, R. (1986). Developmental task through the life-span: A new approach to an old concept. In P. B. Baltes, D. L. Featherman & R. M. Lerner (Eds.), *Life-span development and behavior* (Vol. 7, pp. 233-271). Hillsdale NJ: Erlbaum.

Oeter, K. & Wilken, M. (1981). *Psycho-soziale Entstehungsbedingungen unerwünschter Schwangerschaften. Eine Medizin-soziologische Untersuchung zum kontrazeptiven Verhalten.* Stuttgart: Kohlhammer.

Oevermann, U. (1986). Kontroverse über sinnverstehende Soziologie. Einige wiederkehrende Probleme und Mißverständnisse in der Rezeption der „objektiven Hermeneutik". In S. Aufenanger & M. Lenssen (Hrsg.), *Handlung und Sinnstruktur: Bedeutung und Anwendung der objektiven Hermeneutik* (S. 19-83). München: Kindl.

Ofman, U. S. (1995). Preservation of function in genitourinary cancers: psychosexual and psychosocial issues. *Cancer Investigation, 13,* 125-131.

Olsen, J., Küppers-Chinnow, M. & Spinelli, A. (1996). Seeking medical help for subfecundy: a study based upon surveys in five European countries. *Fertility and Sterility, 66,* 95-100.

Ombelet, W., Bosmans, E., Janssen, M., Cox, A., Vlasselaer, J., Gyselaers, W., Vandeput, H., Gielen, J., Pollet, H., Maes, M., Steeno, O. & Kruger, T. (1997). Semen parameters in a fertile versus subfertile population: a need for change in the interpretation of semen testing. *Human Reproduction, 12,* 987-993.

Onnen-Isemann, C. (1998). Ungewollte Kinderlosigkeit und ihre Auswirkung auf die Ehebeziehung. In E. Brähler & S. Goldschmidt (Hrsg.), *Psychosoziale Aspekte von Fruchtbarkeitsstörungen* (S. 10-26). Bern: Huber.

Orlofsky, J. L. (1981). Relationship between sex role attitudes and personality traits and the Sex Role Behavior Scale-1: A new measure of masculine and feminine role behaviors and interests. *Journal of Personality and Social Psychology, 40,* 927-940.

Ory, M. G. & Warner, H. R. (1990). *Gender, health and longevity.* New York: Springer.

Owens, D. J. & Read, M. W. (1984). Patients' experience with and assessment of subfertility testing and treatment. *Journal of Reproductive and Infant Psychology, 2,* 7-17.

Palmore, E. (1965). Differences in the Retirement Patterns of Men and Women. *The Gerontologist, 5,* 4-8.

Pantesco, V. (1986). Nonorganic infertility: Some research and treatment problems. *Psychological Reports, 58,* 731-737.

Pavlovich, M. D. & Schlegel, P. N. (1997). Fertility options after vasectomy: a cost-effectiveness analysis. *Fertility Sterility, 67,* 133-141.

Peck, R. C. (1968). Psychological Development in the Second Half of Life. In B. L. Neugarten (Ed.), *Middle age and aging. A reader in social psychology* (pp. 88-92). Chicago: University of Chicago Press.

Persson, B. E., Ronquist, G. & Ekblom, M. (1996). Ameliorative effect of allopurinol on nonbacterial prostatitis: a parallel double-blind controlled study. *Journal of Urology, 155,* 961.

Peschinger, S. & Itzenplitz, B. v. (1996). AIDS in den Massenmedien: Eine empirische Untersuchung der Beiträge zum Thema „Aids" im Fernsehen und in ausgewählten Printmedien. *Prävention, 16,* 7-9.

Petzold, M. (1990). Eheliche Zufriedenheit 5 Jahre nach der Geburt des ersten Kindes. *Psychologie in Erziehung und Unterricht, 37,* 101-110.

Pforr, P. (1997). AIDS-Prävention im Jugendalter. *Psychomed, 9,* 159-161.

Pfreundschuh, M. (1997). *Onkologische Therapie. Leitlinien und Schemata zur Diagnostik, Therapie und Nachsorge.* Stuttgart: Thieme.

Pirke, K. M. (1994). Der kleine Unterschied. Wie beeinflussen Hormone das sexuelle Verhalten von Frau und Mann? *Sexualmedizin, 16,* 46-48.

Plies, K. (1999). AIDS-Prävention. In K. Plies, B. Nickel & P. Schmidt (Hrsg.), *Zwischen Lust und Frust: Jugendsexualität in den 90er Jahren – Ergebnisse einer repräsentativen Studie in Ost- und Westdeutschland* (S. 131-204). Oplanden: Leske + Budrich.

Plutchik, R. & Praag, van, H. (1990). Psychosocial correlates of suicide and violence risk. In H. van Praag, R. Plutchik & A. Apter (Eds.), *Violence and suicidality.* New York: Brunner/Mazel.

Poland, M. L., Giblin, P. T. Ager, J. W. & Moghissi, K. S. (1986). Effect of Stress on Semen Quality in Semen Donors. *International Journal of Fertility, 31,* 229-231.

Pöldinger, W. (1968). *Die Abschätzung der Suizidalität.* Bern: Huber.

Pook, M. & Krause, W. (1999). Streß und männliche Fertilität. *Reproduktionsmedizin, 15,* 108-114.

Pook, M., Krause, W. & Röhrle, B. (1999a). Coping with infertility, distress and changes in sperm quality. *Human Reproduction, 14,* 1487-1492.

Pook, M., Röhrle, B. & Krause, W. (1999b). Individual prognosis for changes in sperm quality on the basis of perceived stress. *Psychotherapy and Psychosomatics, 68,* 95-101.

Pook, M., Röhrle, B., Tuschen-Caffier, B. & Krause, W. (in Druck). Why do infertile males use psychological couple counselling? *Patient Education and Counseling.*

Pook, M., Tuschen-Caffier, B., Krause, W. & Florin, I. (2000). Psychische Gesundheit und Partnerschaftsqualität idiopathisch infertiler Paare. In E. Brähler, H. Felder & B. Strauß (Hrsg.), *Jahrbuch der Medizinischen Psychologie 17: Fruchtbarkeitsstörungen* (S. 262-271). Göttingen: Hogrefe.

Pook, M., Tuschen-Caffier, B., Krause, W. & Florin, I.: Psychische Gesundheit und Partnerschaftsqualität idiopathisch infertiler Ehepaare (in diesem Band).

Pook, M., Tuschen-Caffier, B., Schnapper, U., Speiger, K., Krause, W. & Florin, I. (1999c). Kognitionen bei Infertilität: Entwicklung und Validierung eines Fragebogens (KINT). *Diagnostica, 45,* 104-113.

Pott, E., Müller, W. & Töppich, J. (1999). Infektiöse Erkrankungen. Teil 3: Aids-Prävention in Deutschland. In P. J. Allhoff, J. Leidel, G. Ollenschläger & P. Voigt (Hrsg.), *Präventivmedizin* (Abschnitt 3.01). Berlin: Springer.

Pott, W., Junk, M., Pauli, U., Wirsching, M. & Weidner, W. (1988). Psychosomatische Aspekte der chronischen Prostatitis. *Praxis der klinischen Verhaltensmedizin und Rehabilitation, 1,* 45-49.

Pott, W., Junk-Overbeck, M. & Wirsching, M. (1991). Chronisch bakterielle Prostatitis – Prostatodynie. Die Differenzierung aus psychosomatischer Sicht. *Zeitschrift für Psychosomatische Medizin und Psychoanalyse, 37*, 157-171.

Pritchard, C. (1996). Suicide in China. *Acta Psychiatrica Scandinavica, 3*, 362-367.

Rachor, Ch. (1982). *Unterschiede im Suizidverhalten bei Mann und Frau.* Frankfurt a. M.: Unveröffentlichte Soz. Diplomarbeit.

Rachor, Ch. (1985). *Selbstmordversuche von Frauen – Ursachen und soziale Bedeutung.* Frankfurt a. M.: Campus.

Rachor, Ch. (1997). Zum Problem geschlechtsneutraler Aussagen am Beispiel weiblicher Suizidalität und ihrer sozialen Aspekte. *Suizidprophylaxe, 24*, 153-160.

Rachor, Ch. (1999). Diskussionsbeitrag bei der Wissenschaftlichen Frühjahrstagung der Deutschen Gesellschaft für Suizidprävention (DGS) 25.-27.03.1999 Schloß Reisensburg bei Günzburg. Unveröffentlicht.

Ragni, G. & Caccamo, A. (1992). Negative effect of stress of in vitro fertilization program on quality of semen. *Acta Europaea Fertilitatis, 23*, 21-23.

Renner, C. & Trümper, L. (1997). Hodgkin-Lymphome. In M. Pfreundschuh (Hrsg.), *Onkologische Therapie. Leitlinien und Schemata zur Diagnostik, Therapie und Nachsorge* (S. 256-264). Stuttgart: Thieme.

Reskin, B. F. & Hartman, H. I. (Eds.) (1986). *Women's work, men's work: Gender segregation on the job.* Washington: National Academy Press.

Rich, C., Ricketts, J., Fowler, R. & Young, D. (1988). Some differences between men and women who commit suicide. *American Journal of Psychiatry, 145*, 718-722.

Richardson V. & Kilty, K. M. (1991). Adjustment to retirement: Continuity vs. discontinuity. *International Journal of Aging and Human Development, 33*, 151-169.

Richter, H.-E. (1974). *Lernziel Solidarität.* Reinbek: Rowohlt.

Ringel, E. (1953). *Der Selbstmord.* Wien: Maudrich.

Robert Koch-Institut (1998). *HIV-Quartalsbericht IV/98, 132. Bericht des AIDS-Zentrums im Robert Koch-Institut über aktuelle epidemiologische Daten.* Berlin: Robert Koch-Institut.

Robert Koch-Institut (1999). *Epidemiologie von HIV und Aids in Deutschland.* www.rki.de/INFEKT/AIDS_STD/AZ.HTM (Stand März 1999).

Rodenstein, M. (1980). Fraueninteressen in Gesundheitspolitik und -forschung. *Soziale Welt, 2*, 176-190.

Roeder, H. (1994). *Mit einem Kind habe ich nicht gerechnet – Männer und Schwangerschaft.* München: Kunstmann.

Roeder, H. (1999). *Evaluation des Modellprojekts: Fortbildung zur Paarberatung im Schwangerschaftskonflikt.* Bericht für das Bayerische Staatsministerium für Arbeit und Sozialordnung, Familie, Frauen und Gesundheit, München (unveröffentlicht).

Roeder, H., Sellschopp, A. & Henrich, G. (1994). Die Rolle des Mannes bei Schwangerschaftskonflikten. Bericht über eine Untersuchung im Auftrag des Bayerischen Staatsministeriums für Arbeit und Sozialordnung, Familie, Frauen und Gesundheit. *Psychotherapie, Psychosomatik, Medizinische Psychologie, 5 (44)*, 145-176.

Rohde, A., Fischer, C., Fischer, J., Grieb, I., Marneros, A. & Diedrich, K. (1996). Das Bonner Psychiatrisch-Psychologische Projekt zur In-vitro-Fertilisation. Der männliche Patient in der Kinderwunschsprechstunde. Vorgeschichte und Kinderwunschmotivation. *Fertilität, 12*, 212-220.

Rolf, C. & Nieschlag, E. (1998). Andropause: Myth or reality. In H. Rozenbaum & M. H. Birkhäuser (Eds.), *Proceedings of the IV. European Congress on Menopause, Wien, 8.-12. Oktober 1997* (pp. 259-264). Paris: Editions ESKA.

Rosenmayr, L. (1983). *Die späte Freiheit: Das Alter – ein Stück bewußt gelebten Lebens.* Berlin: Severin & Siedler.

Rossi, A. S. & Rossi, P. H. (1990). *Of Human Bonding: Parent-child Relations Across the Life Corse.* New York: Aldine.

Rothe, A. (1997). *Männer, Prostitution, Tourismus: Wenn Herren reisen....* Münster: Westfälisches Dampfboot.

Rothermund, K. & Brandtstädter, J. (1997). Entwicklung und Bewältigung: Festhalten und Preisgeben von Zielen als Formen der Bewältigung von Entwicklungsproblemen. In C. Tesch-Römer, C. Salewski & G. Schwarz (Hrsg.), *Psychologie der Bewältigung* (S. 120-133). Weinheim: PVU.

Rousseau, J.-J. (1762). *Émile ou De l'éducation,* zit. nach C. Olivier, *Les fils d'Oreste ou la question du père,* Paris 1994, S. 34.

Ruble, D. N. & Martin, C. L. (1998). Gender development. In W. Damon (Ed.) & N. Eisenberg (Vol. Ed.), *Handbook of child psychology, 5th Edition. Vol. 3: Social, emotional, and personality development* (pp. 933-1016). New York: Wiley.

Rugendorff, E. W., Weidner, W., Ebeling, L. & Buck, A. C. (1993). Results of treatment with pollen extract (Cernilton® N) in chronic prostatitis and prostatodynia. *British Journal of Urology, 71,* 433.

Runge, T. E., Frey, D., Gollwitzer, P., Helmreich, R. L. & Spence, J. T. (1981). Cross cultural stability of masculine (instrumental) and feminine (expressive) traits. *Journal of Cross-Cultural Psychology, 12,* 142-162.

Rutz, W., Knorring, von, L. & Walinder, J. (1992). Long - term effects of an educational program for a practitioner. *Acta Psychiatrica Scandinavia, 85,* 83-88.

Rutz, W., Walinder, J., Knorring, von, L., Richmer, Z. & Philgren, H. (1997). Prevention of depression and suicide by education and medication: impact on male suicidality. An update from the Gotland study. *International Journal of Psychiatry in Clinical Practice, 1,* 39-46.

Sabatelli, R. M., Meth, R. L. & Gravazzi, S. M. (1988). Factors mediating the adjustment to involuntary childlessness. *Family Relations, 37,* 338-343.

Saup, W. & Mayring, P. (1995). Pensionierung. In R. Oerter & L. Montada (Hrsg.), *Entwicklungspsychologie* (3. Aufl., S. 1110-1115). Weinheim: PsychologieVerlagsUnion.

Schachtner, Chr. (1999). *Ärztliche Praxis. Die gestaltende Kraft der Metapher.* Frankfurt a. M.: Suhrkamp.

Schilling S., Küchenhoff, J., Könnecke, R. T. & Tilgen, W. (1996). Der unerfüllte Kinderwunsch beim Mann: Bewältigung und Erleiden. *Hautarzt, 47,* 686-692.

Schindler, L., Hahlweg, K. & Revenstorf, D. (1998). *Partnerschaftsprobleme: Diagnose und Therapie* (2te, aktualisierte und vollständig überarb. Aufl.). Berlin: Springer.

Schipperges, H. (1985). Homo Patiens. Zur Geschichte des kranken Menschen. München: Beck.

Schmidt, G. (1998). Spätmoderne Sexualverhältnisse. Zum sozialpsychologischen Hintergrund sexualtherapeutischer Arbeit. In B. Strauß (Hrsg.), *Psychotherapie der Sexualstörung* (S. 6-15). Stuttgart: Thieme.

Schmidt, S. & Strauß, B. (1996). Die Bindungstheorie und ihre Relevanz für die Psychotherapie. Teil 1. Grundlagen und Methoden der Bindungsforschung. *Psychotherapeut, 41,* 139-150.

Schmidt-Atzert, L. (1989). Ein Fragebogen zur Erfassung emotional relevanter Alltagsereignisse. *Diagnostica, 35,* 354-358.

Schmidtke, A., Weinacker, B. & Fricke, S. (1998). *Epidemiologie von Suiziden und Suizidversuchen in Deutschland.* Suizidprophylaxe Sonderheft 1998, S. 37-49.

Schmidtke, A., Weinacker, B., Apter, A., et al. (1999). Suicide rates in the world: Update. *Archives of Suicide Research, 5,* 81-89.

Schmitt, E. (2000). *Kognitive Repräsentationen des Alter(n)s im mittleren und höheren Erwachsenenalter – ein Beitrag zur differentiellen Erforschung von Altersstereotypen.* Habilitation, Universität Heidelberg.

Schreiber, G. & Hipler, U. C. (in Druck). Zur Fertilitätsprognose von Patienten mit testikulären und nichttestikulären Tumoren. *Aktuelle Dermatologie.*

Schroeder-Printzen, I., Köhn, F. M., Ludwig, M. & Weidner, W. (1997). Mikrochirurgische Epididymale Spermatozoen Aspiration (MESA) und TEstikuläre Spermatozoen Extraktion (TESE) – eine Übersicht. *Aktuelle Urologie, 5,* 251-259.

Schulze, G. (1992). *Die Erlebnisgesellschaft. Kultursoziologie der Gegenwart.* Frankfurt a. M.: Campus.

Schulz-Nieswandt, F. (1999). Rationalisierung und Rationierung in der Gesetzlichen Krankenversicherung. *Sozialer Fortschritt, 48,* 201-205.

Schumacker, R. F. & Rigdon, E. (1995). *Testing interaction effects in structural equation models.* Paper presented at the American Educational Research Association annual meeting. April 22 1995. San Francisco, California.

Seccombe, K. & Lee, G. L. (1986). Gender Differences in Retirement Satisfaction and Its Anteceedents. *Research on Aging, 8,* 426-440.

Seikowski, K. (1994). Sexualität und Beschäftigungslosigkeit beim Mann. *Pro Familia Magazin, 22 (3),* 12-14.

Seikowski, K., Glander, H.-J., Schingnitz, U. & Wagner, D. (1998). Psychopathogenetische Aspekte der Subfertilität des Mannes. In E. Brähler & S. Goldschmidt (Hrsg.), *Psychologische Aspekte von Fruchtbarkeitsstörungen* (S. 151-161). Bern: Huber.

Shaw, P., Johnston, M. & Shaw, R. (1988). Counselling needs, emotional and relationship problems in couples awaiting IVF. *Journal of Psychosomatic Obstetrics and Gynaecology, 9,* 171-180.

Sheehy, G. (1976). *Passages: Predictable crises of adult life.* New York: Dutton & Co.

Shippen, E. & Fryer, W. (1998). *The testosterone syndrome: The critical factor for energy, health, & sexuality – reversing the male menopause.* New York: M. Evans and Company, Inc.

Siegrist, J. & A. M. Möller-Leimkühler (1998). Gesellschaftliche Einflüsse auf Gesundheit und Krankheit. In F. W. Schwartz, B. Badura, R. Leidl, H. Raspe & J. Siegrist (Hrsg.), *Das Public Health Buch. Gesundheit und Gesundheitswesen* (S. 94-109). München: Urban & Schwarzenberg.

Sieverding, M. (1997). Die Bedeutung von Prototype-Matching für präventives Verhalten. *Zeitschrift für Gesundheitspsychologie, 5,* 272-289.

Sieverding, M. (1998). Sind Frauen weniger gesund als Männer? Überprüfung einer verbreiteten Annahme anhand neuerer Befunde. *Kölner Zeitschrift für Soziologie und Sozialpsychologie, 50,* 471-489.

Sieverding, M. (1999). Weiblichkeit - Männlichkeit und psychische Gesundheit. In E. Brähler & H. Felder (Hrsg.), *Weiblichkeit, Männlichkeit und Gesundheit* (2. Aufl., S. 31-57). Opladen: Westdeutscher Verlag.

Signorella, M. L. (1999). Multidimensionality of gender schemas: Implications for the development of gender-related characteristics. In W. B Swann, jr., J. H. Langlois & L. A. Gilbert (Eds.), *Sexism and stereotypes in modern society* (pp. 107-126). Washington, DC: American Psychological Association.

Sigusch, V. (Hrsg.) (1996). *Sexuelle Störungen und ihre Behandlung.* Stuttgart: Thieme.

Sigusch, V. (1998). Kritische Sexualwissenschaft und die große Erzählung vom Wandel. In G. Schmidt & B. Strauß (Hrsg.), *Sexualität und Spätmoderne. Über den kulturellen Wandel der Sexualität* (S. 3-16). Stuttgart: Enke.

Slade, P., Emery, J. & Lieberman, B. E. (1997). A prospective, longitudinal study of emotions and relationships in in-vitro fertilization treatment. *Human Reproduction, 12,* 183-190.

Slade, P., Raval, H., Buck, P. & Lieberman, B. E. (1992). A 3-year follow-up of emotional, marital and sexual functioning in couples who were infertile. *Journal of Reproductive and Infant Psychology, 10,* 233-243.

Smith, D. W. E. (1993). *Human Longevity.* New York: Oxford University Press.

Sonntag, U. & Blättner, B. (1998). Gesundheitshandeln von Frauen und Männern – eine Literaturrecherche. In Gesundheitsakademie/Landesinstitut für Schule und Weiterbildung, NRW (Hrsg.), *Die Gesundheit der Männer ist das Glück der Frauen?* Frankfurt a. M.: Mabuse-Verlag.

Spangler, G. & Zimmermann, P. (1995). *Die Bindungstheorie: Grundlagen, Forschung und Anwendung.* Stuttgart: Klett-Cotta.

Spence, J. T. (1999). Thirty years of gender research: A personal chronicle. In W. B. Swann, jr., J. H. Langlois & L. A. Gilbert (Eds.), *Sexism and stereotypes in modern society* (pp. 255-289). Washington, DC: American Psychological Association.

Spence, J. T., Helmreich, R. L. & Holahan, C. K. (1979). Negative and positive components of psychological masculinity and femininity and their relationship to self-reports of neurotic and acting out behaviors. *Journal of Personality and Social Psychology, 37,* 1673-1682.

Staehler, G. & Fabricius, P. G. (1990). *Das Prostatakarzinom.* Berlin: Springer.

Stanton, A. L. (1991). Cognitve appraisals, coping processes, and adjustment to infertility. In A. L. Stanton & C. Dunkel-Schetter (Hrsg.), *Infertility: Perspectives from stress and coping research* (S. 87-108). New York: Plenum Press.

Stanton, A. L. & Dunkel-Schetter, C. (1991). Psychological adjustment to infertility: An overview of conceptual approaches. In A. L. Stanton & C. Dunkel-Schetter (Hrsg.), *Infertility: Perspectives from stress and coping research* (S. 3-16). New York: Plenum Press.

Stanton, A. L., Tennen, H., Affleck, G. & Mendola, R. (1991). Cognitive appraisal and adjustment to infertility. *Woman and Health, 17,* 1-15.

Stanton, A. L., Tennen, H., Affleck, G. & Mendola, R. (1992). Coping and adjustment to infertility. *Journal of Social and Clinical Psychology, 11,* 1-13.

Stark, K., Müller, R., Sawitzky, C., Kiese, M., Guggenmoos-Holzmann, I. & Bienzle, U. (1992). Zeittrends der HIV-Seroprävalenz bei anonym getesteten Heterosexuellen in Berlin. *AIDS-Forschung, 1993,* 202-206.

Statistisches Bundesamt (Hrsg.). (1997). *Statistisches Jahrbuch 1997 für die Bundesrepublik Deutschland.* Wiesbaden: Statistisches Bundesamt.

Statistisches Bundesamt (Hrsg.). (1998). *Gesundheitsbericht für Deutschland.* Stuttgart: Metzler-Poeschel.

Statistisches Bundesamt (1999). *Statistisches Jahrbuch für die Bundesrepublik Deutschland.* Stuttgart: Metzler-Poeschel.

Stauber, M. (1988). *Psychosomatik der sterilen Ehe* (2. Aufl.). Berlin: Grosse.

Staudinger, U. & Freund, A. (1998). Krank und „arm" im hohen Alter und trotzdem guten Mutes? Untersuchungen im Rahmen eines Modells psychologischer Widerstandsfähigkeit. *Zeitschrift für Klinische Psychologie, 27,* 78-85.

Staudinger, U., Freund, A., Linden, M. & Maas, I. (1996). Selbst, Persönlichkeit und Lebensgestaltung: Psychologische Widerstandsfähigkeit und Vulnerabilität. In K. U. Mayer & P. B. Baltes (Hrsg.), *Die Berliner Altersstudie* (S. 321-350). Berlin: Akademie Verlag.

Steiger, M. T., Peters, M., Fienbork, B., Stille, W. & Doerr, H. W. (1993). Untersuchungsergebnisse aus der AIDS-Beratungsstelle des Stadtgesundheitsamtes Frankfurt a. M. von Januar 1990 bis Dezember 1991. *Gesundheitswesen, 55,* 68-73.

Steiner, M., Lepage, P. & Dunn, E. (1997). Serotonin and gender specific psychiatric disorders. *International Journal of Psychiatry in Clinical Practice, 1,* 3-13.

Steinert, T. & Wolfersdorf, M. (1993). Aggression und Autoaggression. *Psychiatrische Praxis, 20,* 1-8.

Steirteghem, A. van, Nagy, P., Joris, H., Jansenswillen, C., Staessen, C., Verheyen, G., Camus, M., Tournaye, H. & Devroey, P. (1998). Results of intracytoplasmic sperm injection with ejaculated, fresh and frozen-thawed epididymal and testicular spermatozoa. *Human Reproduction, 13,* 134-142.

Strauß, B. (1991). *Psychosomatik der Sterilität und der Sterilitätsbehandlung.* Stuttgart: Enke.

Strauß, B., Argiriou, C., Buck, S. & Mettler, L. (1991). Die In-vitro-Fertilisation im Rückblick: Subjektives Erleben und psychische Folgen im Urteil betroffener Paare. In E. Brähler & A. Meyer (Hrsg.), *Jahrbuch der Medizinischen Psychologie 5: Reproduktionsmedizin* (S. 89-110). Göttingen: Hogrefe.

Strauß, B. & Möller, J. (1999). Androgynie: Typ oder Trait? Zur Struktur und Messung des psychologischen Geschlechts. In U. Bock & D. Alfermann (Hrsg.), *Androgynie. Vielfalt der Möglichkeiten* (Querelles. Jahrbuch für Frauenforschung, Bd. 4., S. 200-209). Metzler Verlag.

Strauß, B., Städing, G., Hepp, U. & Mettler, L. (2000). Fokale Beratungskonzepte in der Fertilitätsmedizin. In E. Brähler, H. Felder & B. Strauß (Hrsg.), *Jahrbuch der Medizinischen Psychologie 17: Fruchtbarkeitsstörungen* (S. 272-290). Göttingen: Hogrefe.

Stuck, A. E., Gloor, B. D., Pfluger, D. H., Minder, C. E. & Beck, J. C. (1995). Geschlechtsunterschiede im Medikamentenkonsum bei über 75jährigen Personen zu Hause: Eine epidemiologische Untersuchung in Bern. *Zeitschrift für Gerontologie und Geriatrie, 28*, 394-400.

Takefman, J. E., Brender, W., Boivin, J. & Tulandi, T. (1990). Sexual and emotional adjustment of couples undergoing infertility investigation and the effectiveness of preparatory information. *Journal of Psychosomatic Obestrics and Gynaecology, 11*, 275-290.

Tamir, L. M. (1982). *Men in their fourties: Transition to middle age.* New York: Springer.

Teising, M. (1996). Suizid im Alter – Männersache. Psychodynamische Überlegungen zur Erklärung einer statistischen Auffälligkeit. *Psychosozial, 19, IV*, 43-51.

Teising, M. (1999). Suizid im Alter ist Männersache. In G. Fiedler & R. Lindner (Hrsg.), „*So hab ich doch was in mir, das Gefahr bringt"* (S. 99-120). Göttingen: Vandenhoeck & Ruprecht.

Tenover, J. S. (1996). Effects of androgen supplementation in the aging male. In B. J. Oddens & A. Vermeulen (Eds.), *Androgens in the aging male* (pp. 191-204). New York: Parthenon.

Terry, D. J. (1994). Determinants of coping: The role of stable and situational factors. *Journal of Personality and Social Psychology, 66*, 895-910.

Thamm, M. (1999). Blutdruck in Deutschland – Zustandsbeschreibung und Trends. *Das Gesundheitswesen 61, Sonderheft 2*, 290-293.

Thiele, A. (1998). *Verlust körperlicher Leistungsfähigkeit. Bewältigung des Alterns beim Mann.* Idstein: Schulz-Kirchner-Verlag.

Thiele, A. & Degenhardt, A. (1998). Does correlation between psychological findings and endocrine values justify substitution in aging men? In H. Rozenbaum & M. H. Birkhäuser (Eds.), *Proceedings of the IV. European Congress on Menopause, Wien, 8.-12. Oktober 1997* (pp. 491-499). Paris: Editions ESKA.

Thomae, H. (1983). *Alternsstile und Alternsschicksale – Ein Beitrag zur Differentiellen Gerontologie.* Bern: Huber.

Thompson, E. H. (Ed.). (1994). *Older Men's Lives.* Thousand Oaks: Sage.

Thompson, L. W., Gallagher, D., Cover, H., Gilewski, M. & Peterson, J. (1989). Effects of bereavement on symptoms of psychopathology in older man and women. In D. A. Lund (Ed.), Older bereaved spouses (pp. 17-24). New York: Hemisphere Publishing Coporation.

Tillmann, K., Braun, R. & Clement, U. (1990). Veränderungen des sexuellen Verhaltens durch die Angst vor AIDS – eine empirische Untersuchung an hetero- und homosexuellen männlichen Studenten. *Öffentliches Gesundheitswesen, 52*, 323-329.

Timiras, P. S. (1994). *Physiological Basis of Aging and Geriatrics.* New York: CRC Press.

Trümper, L. & Renner, C. (1997). Non-Hodgkin-Lymphome. In M. Pfreundschuh (Hrsg.), *Onkologische Therapie. Leitlinien und Schemata zur Diagnostik, Therapie und Nachsorge* (S. 264-276). Stuttgart: Thieme.

Turner, R. J. & Marino, F. (1994). Social support and social structure: A descriptive epidemiology. *Journal of Health and Social Behavior, 35*, 193-212.

Tuschen, B. & Fiegenbaum W. (1996). Kognitive Verfahren. In J. Margraf (Hrsg.), *Lehrbuch der Verhaltenstherapie* (S. 387-400). Berlin: Springer.

Tuschen-Caffier, B., Florin, I., Krause, W. & Pook, M. (1999). Cognitive-behavioral therapy for idiopathic infertile couples. *Psychotherapy and Psychosomatics, 68,* 15-21.

UICC (1992). *TNM Klassifikation maligner Tumoren* (4. Aufl., 2. Revision). Berlin: Springer.
Ulf, Chr. (1990). *Die homerische Gesellschaft.* München: Beck.
Ulrich, D., Strauß, B., Appelt, H. & Bohnet, H. G. (1988). Psychosomatische Aspekte von Fertilitätsstörungen. In H. Appelt & B. Strauß (Hrsg.), *Psychoendokrinologische Gynäkologie* (S. 172-198). Stuttgart: Enke.
Umberson, D. (1992). Gender, marital status, and the social control of health behavior. *Social Science and Medicine, 34,* 907-917.
Umberson, D., Chen, M. D., House, J. S., Hopkins, K. & Slaten, E. (1996). The effect of social relationships on psychological well-being: Are men and women really so different? *American Sociological Review, 61,* 837-857.
Umberson, D., Wortman, C. B. & Kessler, R. C. (1992). Widowhood and depression: Explaining long-term gender differences in vulnerability. *Journal of Health and Social Behavior, 33,* 10-24.
Usuma (1996). *Fragebogen des Meinungsforschungsinstituts Usuma, Berlin.* Unveröffentlichtes Arbeitspapier.

Vaillant, G. E. (1977). *Adaption to life.* Boston: Little, Brown.
Vanfossen, B. E. (1981). Sex differences in the mental health effects of spouse support and equity. *Journal of Health and Social Behavior, 22,* 130-143.
VDR Statistik Rentenzugang (1998), Band 125. Frankfurt a. M.: VDR.
Verbrugge, L. M. (1989). Gender, Aging, and Health. In K. S. Markides (Ed.), *Aging and health: Perspectives on gender, race, ethnicity, and class.* New York: Plenum Press.
Vermeulen, A., Rubens, R. & Verdonck, L. (1972). Testosterone secretion and metabolism in male senescence. *Journal of Clinical Endocrinology and Metabolism, 34,* 730-735.
Veroff, J., Kulka, R. A. & Duvan, E. (1981). *Mental Health in Americans: Patterns of help-seeking from 1957 to 1976.* New York: Basic Books.
Verres, R., Lopau, I. & Weißbach, L. (1989). Therapiepräferenz und Lebensqualität bei Patienten mit fortgeschrittenem Prostatakarzinom. *Urologe B, 29,* 97-99.
Vinick, B. H. & Ekerdt, D. J. (1991). Retirement: What happens to husband-wife relationships? *Journal of Geriatric Psychiatry, 24,* 23-40.
Vogt, H.-J. (1992). Konzeptionsoptimum aus andrologischer Sicht. *Gynäkologische Praxis, 16,* 69-72.
Vogt, H.-J. (1995). Psychosexuelle Störungen. Einfluß auf die Fertilität des Mannes. In H. Feierlis & R. Saller (Hrsg.), *Psychosomatische Medizin und Psychotherapie* (S. 703-710). München: Hans-Marseille-Verlag.
Vogt, I. (1993). Psychologische Grundlagen der Gesundheitswissenschaften. In K. Hurrelmann & U. Laaser (Hrsg.), *Gesundheitswissenschaften. Handbuch für Lehre, Forschung und Praxis* (S. 46-62). Weinheim: Beltz.

Wagner, M. Schütze, Y. & Lang, F. R. (1996). Soziale Beziehungen alter Menschen. In K. U. Mayer & P. B. Baltes (Hrsg.), *Die Berliner Altersstudie* (S. 301-319). Berlin: Akademie Verlag.

Waller, H. (1996). *Gesundheitswissenschaft* (2., überarb. Aufl.). Stuttgart: Kohlhammer.

Weaver, S. M., Clifford, E., Hay, D. M., & Robinson, J. (1997). Psychosocial adjustment to unsuccessful IVF and GIFT treatment. *Patient Education and Counseling, 31,* 7-18.

Weidner, W. (1984). Moderne Prostatitisdiagnostik. In E. Schmiedt, J. E. Altwein & H. W. Bauer (Hrsg.), *Klinische und experimentelle Urologie, Bd. 7.* München: Zuckschwerdt.

Weidner, W., Schiefer, H. G. & Brähler, E. (1991). Refractory Chronic Bacterial Prostatitis: A Re-Evaluation of Ciprofloxacin Treatment after a Median Followup of 30 Months. *The Journal of Urology, 146,* 350-352.

Weinert, F. E. (1992). Altern in psychologischer Perspektive. In P. B. Baltes, J. Mittelstraß & U. M. Staudinger (Hrsg.), *Alter und Altern: Ein interdisziplinärer Studientext zur Gerontologie* (S. 180-203). Berlin: de Gruyter.

Weißbach, L. (1982). *Aktuelle Diagnostik und Therapie des Prostatakarzinoms* (S. 92). Grafelfing.

Wemmer, U. & Korczak, D. (1993). *Gesundheit in Gefahr. Daten-Report 1993/94.* Frankfurt a. M.: Fischer.

Werner, A. A. (1939). The male climacteric. *Journal of the American Medical Asociation, 126,* 472-477.

Whitbourne, S. K. (1985). *The Aging Body.* New York: Springer.

Whitbourne, S. K. (1991). Sexuality in the Aging Male. In L. Glasse & J. Hendricks (Eds.), *Gender and aging* (pp. 45-52). New York: Baywood Publishing.

Whitley, B. E. (1983). Sex-role orientation and self-esteem. A critical meta-analytic review. *Journal of Personality and Social Psychology, 44,* 943-953.

WHO (1993). *Laborhandbuch zur Untersuchung des menschlichen Ejakulats und der Spermien-Zervikalschleim-Interaktion* (3. Aufl., S. 3-130). Berlin: Springer.

Wieland, K. (1998). *Worte und Blut. Das männliche Selbst im Übergang zur Neuzeit.* Frankfurt a. M.: Suhrkamp.

Wittekind, C. & Wagner, G. (1997). *TNM-Klassifikation maligner Tumoren.* Berlin: Springer.

Wolfersdorf, M. (1989). *Suizid bei stationären psychiatrischen Patienten.* Regensburg: Roderer.

Wolfersdorf, M. (1994). Elektrodermale Reaktivität bei stationär bzw. nachstationär durch Suizid mit harter Methode verstorbenen depressiven Männern im Vergleich zu nicht-suizidalen Kontrollen. *Suizidprophylaxe, 21,* 58-62.

Wolfersdorf, M. (1996). Der suizidgefährdete Mensch. Zur Diagnostik und Therapie. In E. Wenglein, A. Hellwig & M. Schoof (Hrsg.), *Selbstvernichtung* (S. 89-112). Göttingen: Vandenhoeck & Ruprecht.

Wolfersdorf, M. (1997a). Suizidalität. In D. Platt (Hrsg.), *Altersmedizin* (S. 574-585). Stuttgart: Schattauer.

Wolfersdorf, M. (1998). Suizidalität. In M. Berger (Hrsg.), *Lehrbuch der Psychiatrie.* Stuttgart: Schattauer.

Wolfersdorf, M. (2000). *Der suizidale Patient in Klinik und Praxis.* Stuttgart: Wissenschaftliche Verlagsgesellschaft.

Wolfersdorf, M. (Hrsg.) (1997b). *Depressionsstationen/Stationäre Depressionsbehandlung.* Berlin: Springer.

Wolfersdorf, M., Grünewald, I., Heß, H. & Rupprecht, U. (1998). Unterschiede in der Therapie depressiver Männer und Frauen. In J.-H. Mauthe (Hrsg.), *Krankheit und Geschlecht. Konzepte und Kontroversen* (S. 79-98). Sternenfels Berlin: Verlag Wissenschaft und Praxis.

Wolfersdorf, M., Koros, G. & Blattner, J. (1992). Inanspruchnahme und Stellung der Telefonseelsorge in der psychosozialen Versorgung. *Krankenhauspsychiatrie, 3,* 107-113.

Wolfersdorf, M. & Mäulen, B. (1992). Suizidprävention bei psychisch Kranken. In H. Wedler, M. Wolfersdorf & R. Welz (Hrsg.), *Therapie bei Suizidgefährdung. Ein Handbuch* (S. 175-197). Regensburg: Roderer.

Wolfersdorf, M., Straub, R., Barg, T. & Keller, F. (1996). Depression und EDA-Kennwerte in einem Habituationsexperiment. Ergebnisse bei über vierhundert stationären depressiven Patienten. *Fortschritte Neurologie Psychiatrie, 64,* 105-109.

Wolfersdorf, M., Straub, R., Barg, T., Keller, F. & Kaschka, W. P. (1999). Depressed inpatients, electrodermal reactivity, and suicide – a study about psychophysiology of suicidal behavior. *Archives of Suicide Research, 5,* 1-10.

Wolfersdorf, M. & Welz, R. (1997). Suizidalität im höheren Lebensalter. In H. Förstl (Hrsg.), *Lehrbuch der Gerontopsychiatrie* (S. 419-426). Stuttgart: Enke Verlag.

Wright, E. T., Chmiel, J. S., Grayhack, J. T. & Schaeffer, A. J. (1994). Prostatic fluid inflammation in prostatitis. *Journal of Urology, 152,* 2300-2303.

Wright, J., Allard, M., Lecours, A. & Sabourin, S. (1989). Psychosocial distress and infertility: A review of controlled research. *International Journal of Fertility, 34,* 126-142.

Wright, J., Duchesne, C., Sabourine, S., Bissonnette, F., Benoit, J. & Girad, Y. (1991). Psychosocial distress and infertility: Men and women respond differently. *Fertility and Sterility, 55,* 100-108.

Wright, M. T., Rosser, S. B. R. & Zwart, O. (1998). *New international directions in HIV prevention for gay and bisexual men.* New York, NY: Harrington Park.

Zemann, A. (1997). Richtige Männer: Eine Analyse männlicher Identitäten im Lichte der Theorie Bourdieus. *Psychologie und Gesellschaftskritik, 21 (3/4),* 53-76.

Zerssen, D. von (1976). *Klinische Selbstbeurteilungs-Skalen (KSb-S) aus dem Münchner Psychiatrischen Informations-System (PSYCHIS München). Manuale. B) Paranoid-Depressivitäts-Skala.* Weinheim: Beltz Test.

Zimmer, D. (1997). Funktionelle Sexualstörungen. In K. Hahlweg & A. Ehlers (Hrsg.), *Psychische Störungen und ihre Behandlungen, Enzyklopädie der Psychologie* (Bd. II, 3., S. 723-788). Göttingen: Hogrefe.

Verzeichnis der Autorinnen und Autoren

Alfermann, Dorothee, Prof. Dr. phil., Institut für Sportpsychologie und Sportpädagogik der Universität Leipzig, Jahnallee 59, D-04109 Leipzig

Barth, Jürgen, Dr. phil., Universität Freiburg, Psychologisches Institut, Abteilung für Rehabilitationspsychologie, Belfortstraße 16, D-79085 Freiburg

Berberich, Hermann J., Dr. med., FA für Urologie/Umweltmedizin, Kasinostraße 31, D-65929 Frankfurt am Main

Beutel, Manfred E., Prof. Dr. med, Dipl.-Psych., Klinik für Psychosomatik und Psychotherapie der Justus-Liebig-Universität Gießen, Ludwigstraße 76, D-35392 Gießen

Brähler, Elmar, Prof. Dr. rer. biol. hum. habil., Abteilung für Medizinische Psychologie und Medizinische Soziologie der Universität Leipzig, Liebigstraße 21, D-04103 Leipzig

Degenhardt, Annette, Prof. Dr. phil., Dipl.-Psych., Institut für Psychologie, Johann Wolfgang Goethe-Universität Frankfurt, Kettenhofweg 128, D-60054 Frankfurt am Main

Deinhart, Martin, Dr. med., Praxis für Allgemeinmedizin, Stresemannstraße 14, D-61231 Bad Nauheim

Fichtner, Jörg, Dr. phil., Dipl.-Psych., Sozialwissenschaftliches Forschungsinstitut, Wilhelmstraße 15, D-79098 Freiburg

Gips, Holger, Prof. Dr. med., Hormonlabor, Max-Planck-Straße 36d, D-61381 Friedrichsdorf

Glander, Hans-Jürgen, Prof. Dr. med., Andrologische Abteilung der Hautklinik der Universität Leipzig, Liebigstr. 21, D-04103 Leipzig

Goldschmidt, Susanne, Dr. rer. nat., Dipl.-Psych., Institut für Medizinische Epidemiologie, Biometrie und Informatik, Martin-Luther-Universität Halle-Wittenberg, Magdeburger Straße 27, D-06097 Halle (Saale)

Henrich, Gerhard, Dr. rer. soc., Dipl.-Psych., Technische Universität München, Institut für Psychosomatische Medizin, Psychotherapie und Medizinische Psychologie, Langerstraße 3, D-81675 München

Herrero, Julio, Dr. med., Zentrum für Frauenheilkunde und Geburtshilfe, Klinikstraße 32, D-35392 Gießen

Hochheim, Bert, Assistenzarzt, Universitätsklinikum Jena, Klinik für Dermatologie und Allergologie / Andrologie, Erfurter Straße 35, D-07740 Jena

Jaursch-Hancke, Cornelia, Dr. med., Deutsche Klinik für Diagnostik, Aukammallee 33, D-65191 Wiesbaden

Kirchmeyer, Peter, Dr. cand. med., Klinik für Psychosomatik und Psychotherapie der Justus-Liebig-Universität Gießen, Ludwigstraße 76, D-35392 Gießen

Köhn, Frank-Michael, Priv.-Doz. Dr. med., Klinik und Poliklinik für Dermatologie und Allergologie am Biederstein der Technischen Universität München, Biedersteiner Straße 29, D-80802 München

Kupfer, Jörg, Dr. biol. hom., Dipl.-Psych., Abteilung für Medizinische Psychologie der Justus-Liebig-Universität Gießen, Friedrichstraße 36, D-35392 Gießen

Krause, Walter, Prof. Dr. med., Medizinisches Zentrum für Hautkrankheiten, Abteilung für Dermatologie mit Schwerpunkt Andrologie, Philipps-Universität Marburg, Deutschhausstraße 9, D-35033 Marburg

Kruse, Andreas, Prof. Dr. phil., Institut für Gerontologie der Universität Heidelberg, Bergheimer Straße 20, D-69115 Heidelberg

Looks, Annette, Assistenzärztin, Universitätsklinikum Jena, Klinik für Dermatologie und Allergologie / Andrologie, Erfurter Straße 35, D-07740 Jena

Maier, Gabriele, Dr. phil., Institut für Gerontologie der Universität Heidelberg, Bergheimer Straße 20, D-69115 Heidelberg

Pfendtner, Pirjo, Dipl.-Gerontol., Ärztin, Institut für Gerontologie der Universität Heidelberg, Bergheimer Straße 20, D-69115 Heidelberg

Pook, Martin, Dr. rer. nat., Dipl.-Psych., Fachbereich Psychologie, Universität-Gesamthochschule Siegen, Adolf-Reichwein-Straße 2, D-57068 Siegen

Roeder, Helgard, Dr. phil., Dipl.-Psych., Psychotherapeutische Praxis, Römerstraße 33, D-80803 München

Schmitt, Eric, Priv.-Doz. Dr. phil., Institut für Gerontologie der Universität Heidelberg, Bergheimer Straße 20, D-69115 Heidelberg

Schreiber, Birgit, studentische Mitarbeiterin, Universitätsklinikum Jena, Institut für Medizinische Psychologie, Stoystraße 3, D-07740 Jena

Schreiber, Gerhard, Prof. Dr. med. habil., Universitätsklinikum Jena, Klinik für Dermatologie und Allergologie / Andrologie, Erfurter Straße 35, D-07740 Jena

Schroeder-Printzen, Immo, Dr. med., Urologische Klinik der Justus-Liebig-Universität Gießen, Klinikstraße 29, D-35385 Gießen

Schulz-Nieswandt, Frank, Prof. Dr. rer. soc., Universität zu Köln, Seminar für Sozialpolitik, Albert-Magnus-Platz, D-50931 Köln

Seikowski, Kurt, Priv.-Doz. Dr. rer. nat. habil., Dipl.-Psych., Andrologische Abteilung der Hautklinik der Universität Leipzig, Liebigstraße 21, D-04103 Leipzig

Stiller, Jeannine, M.A., Institut für Sportpsychologie und Sportpädagogik der Universität Leipzig, Jahnallee 59, D-04109 Leipzig

Strauß, Bernhard, Prof. Dr. phil. habil., Universitätsklinikum Jena, Institut für Medizinische Psychologie, Stoystraße 3, D-07740 Jena

Thiele, Andreas, Dr. phil., Dipl.-Psych., Institut für Psychologie, Johann Wolfgang Goethe-Universität Frankfurt, Kettenhofweg 128, D-60054 Frankfurt am Main

Weidner, Wolfgang, Prof. Dr. med., Urologische Klinik der Justus-Liebig-Universität Gießen, Klinikstraße 29, D-35385 Gießen

Wolfersdorf, Manfred, Prof. Dr. med., Bezirkskrankenhaus Bayreuth, Klinik für Psychiatrie und Psychotherapie, Nordring 2, D-95445 Bayreuth

Verzeichnis der Gutachterinnen und Gutachter

Prof. Dr. Dr. Klaus Beier, Berlin

Dr. Hermann J. Berberich, Frankfurt am Main

Prof. Dr. Claus Buddeberg, Zürich

Prof. Dr. Monika Bullinger, Hamburg

Prof. Dr. Annette Degenhardt, Frankfurt am Main

Prof. Dr. Peter Diederichs, Berlin

Dr. Hildegard Felder, Gießen

PD Dr. Ursula-F. Habenicht, Hamburg

Prof Dr. Monika Hasenbring, Bochum

Prof. Dr. Dirk Hellhammer, Trier

Prof. Dr. Matthias Jerusalem, Berlin

Dr. Ortrun Jürgensen, Frankfurt am Main

Prof. Dr. Heribert Kentenich, Berlin

Priv.-Doz. Dr. Petra Kolip, Zürich

Prof. Dr. Ernst-Gerhard Loch, Wiesbaden

Prof. Dr. med. Kurt Loewit, Innsbruck

Prof. Dr. Jürgen Neuser, Aachen

Dr. Martina Rauchfuß, Berlin

Prof. Dr. Hertha Richter-Appelt, Hamburg

Prof. Dr. Lothar Schmidt, Trier

Prof. Dr. Monika Sieverding, Berlin

Prof. Dr. Gernot Sonneck, Wien

Prof. Dr. Bernhard Strauß, Jena

Dr. Kirsten von Sydow, Hamburg

Priv.-Doz. Dr. Clemens Tesch-Römer, Berlin

Prof. Dr. Uwe Tewes, Hannover

Dr. Susanne Zank, Berlin

Prof. Dr. Helmuth Zenz, Ulm